高等学校"岗课赛证"融

供临床医学、药学、食品、营养学、
护理学、助产、化妆品、医学检验等

实用人体解剖生理学

SHIYONG RENTI JIEPOU
SHENGLIXUE

陈辉芳

江振友 主编

郑沛林

柏志全 主审

化学工业出版社

·北京·

内容简介

《实用人体解剖生理学》为"岗课赛证"融合教材。全书共 15 章，主要内容包括：绪论、细胞、基本组织、运动系统、血液的组成与功能、脉管系统、呼吸系统、消化与吸收、泌尿系统、感觉器官、神经系统、内分泌系统、生殖系统、能量代谢与体温、人体胚胎概要。配套有通俗易懂、生动直观的教学动画等视频资源，还提供有学习指导、目标测试与部分参考答案、人体解剖生理学综合复习题及书中重要图片的彩图等数字化教学资源，这些资源均以二维码形式植入教材，扫码即可获取，方便学生学习。为方便教学，本书还配有电子课件。

本书紧密结合党的二十大报告中提出的推进健康中国建设的理念而编写，旨在引导学生坚定理想信念，强化责任担当。

本书可作为高等学校临床医学、药学、食品、营养学、卫生保健、护理学、助产、化妆品、医学检验等专业的教材，也可以作为相关从业人员学习专业技能的较好的学习资料和进行各种专业技能操作的参考书。

图书在版编目（CIP）数据

实用人体解剖生理学/陈辉芳，江振友，郑沛林主编 . —北京：化学工业出版社，2022.8（2023.11 重印）
高等学校"岗课赛证"融合教材
ISBN 978-7-122-41388-8

Ⅰ.①实…　Ⅱ.①陈…②江…③郑…　Ⅲ.①人体解剖学-人体生理学-高等学校-教材　Ⅳ.①R324

中国版本图书馆 CIP 数据核字（2022）第 078940 号

责任编辑：旷英姿　李　瑾　王　芳　　　　　　装帧设计：王晓宇
责任校对：刘曦阳

出版发行：化学工业出版社（北京市东城区青年湖南街 13 号　邮政编码 100011）
印　　刷：北京云浩印刷有限责任公司
装　　订：三河市振勇印装有限公司
787mm×1092mm　1/16　印张 18½　字数 501 千字　2023 年 11 月北京第 1 版第 3 次印刷

购书咨询：010-64518888　　　　　　售后服务：010-64518899
网　　址：http://www.cip.com.cn
凡购买本书，如有缺损质量问题，本社销售中心负责调换。

定　　价：49.00 元

《实用人体解剖生理学》编审人员名单

主　编　陈辉芳　广东岭南职业技术学院　广西师范大学
　　　　　江振友　暨南大学
　　　　　郑沛林　南方科技大学附属深圳人民医院

副主编（按姓氏笔画排序）
　　　　　陈　明　广西师范大学
　　　　　罗东勇　中国科学院大学深圳医院（光明）
　　　　　夏　红　广州市番禺区中心医院
　　　　　童伙清　广东岭南职业技术学院

参　编（按姓氏笔画排序）
　　　　　张杏宜　广东岭南职业技术学院
　　　　　张树琳　广东创新科技职业学院
　　　　　易志彬　佛山市顺德李兆基中学
　　　　　钟玉红　广东岭南职业技术学院
　　　　　詹丽群　广东岭南职业技术学院

主　审　柏志全　暨南大学

　　《实用人体解剖生理学》将人体解剖学、人体组织胚胎学和人体生理学等学科的知识进行了有机的结合，力求让学习者能够理解该课程的基本概念、基本理论，掌握人体组成、各重要器官的形态结构和主要功能。

　　本书在内容的选择和组织上，以基本理论和基本知识为重点，体现"适用、实用、够用"的特点，加强人文素质、临床实践能力的培养，既突出高等学校"岗课赛证"融合教材的特点，又突出通俗性、趣味性和实用性。注重知识点之间的联系和承启。在知识点上，通过前后呼应、上下联系等方式，帮助学生构建人体结构和生命活动调节的基本知识框架，为其将来学习专业知识打下基础。通过"学习目标""写在前面""小贴士"等栏目的设置，培养学生自觉将理论知识运用于实践的能力、观察分析的能力、自主学习的能力和辩证思维的能力。每一章后的"思政高地"融入社会主义核心价值观、团队协作精神、职业道德、职业规范、情感价值观等课程思政元素，明确学生的职业素质目标，将专业课程的思政功能和课程教学目标有机统一。本教材配套数字化教学资源，通过扫描书中的二维码可以获取各章重要知识点学习指导、各章思维导图、各章目标测试、部分参考答案、综合复习题以及重要图片的彩图，并且还提供有通俗易懂、生动直观的教学动画等视频资源，使学生在有限的时间内尽可能多地掌握人体解剖生理学的基础理论和基础知识，为后续的课程打下良好的基础。为方便教学，本书还配有电子课件。

　　本书由陈辉芳、江振友和郑沛林任主编；柏志全任主审，陈辉芳负责全书的统稿、定稿和总校。具体编写分工如下：陈辉芳编写第一章、第七章、第八章和第十一章；钟玉红、张杏宜、童伙清、詹丽群及张树琳共同编写第二章、第三章和第十四章；江振友编写第四章；罗东勇编写第五章和第九章、夏红编写第十三章和第十五章；陈明编写第六章；易志彬编写第十章；郑沛林编写第十二章；陈辉芳、张树琳及童伙清共同完成本书的全部微课视频和思维导图。

　　本教材在编写过程中，参考引用了相关文献资料，在此向原作者深表谢意和敬意。

　　由于编者水平有限，加之时间较仓促，书中疏漏之处在所难免，敬请各位专家、读者批评指正，方便再版时进行修订。

陈辉芳
2022 年 1 月

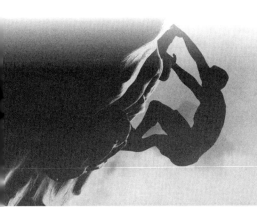

目 录

CONTENTS

二维码资源目录

综合复习题

第一章　绪　论

学习目标

1. 掌握兴奋性、阈值、内环境、稳态的概念，负反馈的概念和意义，生理功能的调节方式；常用的解剖学术语。
2. 熟悉阈刺激、阈上刺激、阈下刺激的概念，体液的正常分布，正反馈的概念和意义。
3. 了解人体解剖生理学的研究对象和方法；新陈代谢、生殖的概念。

写在前面　　　　　什么是人体解剖生理学

　　自然界的人体形形色色、种类繁多、千差万别，那么这些正常的个体（人体）有无共同特点呢？回答是肯定的，并且研究正常人体的共同特点和人体各组成部分的生命活动规律的任务就是由人体解剖生理学来完成的。人体解剖生理学包括人体解剖学和人体生理学两门学科。人体解剖学是研究正常人体形态结构的科学，人体生理学是研究人体生命活动规律的科学。人体解剖学是人体生理学的基础，人体生理学是解剖学的表达。

第一节　人体解剖生理学概述

一、人体解剖生理学的研究内容

　　人体由不同的系统、器官、组织和细胞组成，各系统和器官具有不同的结构和功能，如呼吸、消化、排泄、循环、肌肉收缩等，并在神经和内分泌系统的调节下相互协调、相互配合、相互制约，共同维持整个机体的生命活动。人体解剖学（human anatomy）简称解剖学（anatomy），是研究正常人体形态结构、主要功能及其发生、发展规律的科学，属于生物科学中形态学的范畴。一般所指的解剖学是指系统解剖学，其按照功能系统阐述人体器官的形态结构。

　　按研究手段不同，解剖学可分为巨视解剖学和微视解剖学。巨视解剖学主要用肉眼观察人体的形态结构，如系统解剖学和局部解剖学等。微视解剖学主要用显微镜观察人体的形态结构，如细胞学、胚胎学和组织学等。

　　系统解剖学是将人体按功能系统阐述其器官形态结构的解剖学。一般所说的解剖学就是指系统解剖学。

　　局部解剖学是按身体部位由浅及深，对各部位的形态结构进行叙述的解剖学。

　　此外，由于研究角度和目的不同，人体解剖学又分若干门类，如外科解剖学（或应用解剖学）、表面解剖学、X线解剖学、断面解剖学、生长（或年龄）解剖学、艺术解剖学、功能解剖学及运动解剖学等。

　　运动解剖学主要是分析研究人体运动器官的形态结构，运动对人体形态结构的影响及提高人体运动效率的解剖学。生理学则负责阐述正常人体生命活动现象、规律及其产生机制以及机体内、外环境变化对机体的影响和机体所进行的相应调节，并揭示各种生理功能在整体生命活动中的意义。

由于人体功能十分复杂，人体结构又分为许多层次（细胞→组织→器官→系统→整体），因此，对人体功能的全面研究，大致可分为以下 3 个不同水平。

1. 细胞和分子水平

细胞是组成机体最基本的结构和功能单位，而细胞及其亚微结构又由多种生物大分子所构成。因此，细胞和分子水平的研究在于探索生命现象最本质的基本规律。例如，骨骼收缩时的肌丝滑行；细胞兴奋时细胞膜上通道蛋白质通透性的改变和离子的跨膜移动等。

2. 器官和系统水平

器官和系统水平的研究主要是研究各个器官和系统的活动规律、影响因素及其调节机制等。如心脏的泵血、肺的呼吸、小肠的消化和吸收、肾的泌尿功能等。该水平的研究在于揭示各器官、系统的活动规律，有利于把握整个机体生命活动的规律。

3. 整体水平

整体水平的研究主要包括机体内各个器官、系统之间的相互联系，内外环境变化对机体生理功能的影响等。例如，体内神经系统、内分泌系统对其他器官和系统活动的调节；机体在环境急剧变化时所产生的应急反应。该水平的研究意义在于揭示整体活动规律。

二、人体解剖生理学的地位和作用

1997 年国家教育委员会颁布的医药专业课程方案，明确规定人体解剖学是医药专业主干课程。

本课程源于医用人体解剖学，但与医用人体解剖学的内容有所不同，其主要作用是：

第一，培养学生用历史唯物主义和辩证唯物主义的观点认识人体的形态结构，提高文化素质，养成实事求是、独立思考和勇于创新的科学精神。

第二，为学生学习医药专业提供人体解剖生理学知识。我国高职院校医药专业的主要任务是培养高技能的医药专业人才。作为一个从事医药保健工作的技术人员不知道身体的结构是不行的。一个合格的医药工作者，不仅要给患者治疗疾病提供建议和进行药学服务，同时也要给患者提供一些保健养生知识，包括运动健身知识和康复技能，帮助患者掌握锻炼身体的运动动作，还要传授健身原理。例如，采用某一项运动锻炼身体时，身体哪些部位参加了运动，对身体形态结构有什么影响，如何更好地发展有关肌肉的力量和伸展性，以及进行健康健身科学研究，鉴别合理运动技术动作，预防运动损伤及创造新的运动技术等，都需要人体解剖生理学知识。

第三，为学习后续课程奠定人体形态结构方面的基础。在医药专业以及相关专业，人体解剖生理学的后续课程一般有生物化学、药理学、药剂学、药物分析、药物化学，以及生物制药工艺学、中药制剂（方剂与中成药）等。这些课程都是在人体解剖生理学的基础上，从各自领域去研究人体进行医疗保健时体内物质变化、功能、保健及力学方面的规律。人体解剖生理学的一些内容与上述课程的某些内容互相交叉、互相渗透。可以说，学习人体解剖生理学直接影响学习后续课程的质量。

三、人体解剖生理学的研究方法

人体解剖学是借助解剖手术器械切割尸体的方法，用肉眼观察各部分的位置、形态和结构。人体生理学是一门实验性科学，生理学知识主要来源于对人体生命活动进行的观察以及对动物进行的实验研究，可见生理学每一项新理论的建立都离不开大量的动物实验。生理学实验是在人工控制的一定条件下，通过利用一定的仪器设备和一定的技术方法，对实验对象的生命活动现象进行观察、记录、分析，从而推理出各种生命活动的发生机制。生理学实验的类型很多，就实验的对象不同可分为人体实验和动物实验两大类。

1. 人体实验

由于大多数实验会对人体造成不同程度的伤害，受到伦理学的限制，能够直接在人体进行的实验数量很少。目前主要是在不损伤人体健康的前提下，进行一些人体生理指标的测定，例如，动脉血压、心率、心电、肺通气功能、体温、视力和视野等。随着科技的发展，越来越多的无创检测技术逐渐运用于人体功能活动的研究。即便如此，通过人体实验获得的知识仍然有限，因此，生理学实验主要是在动物身上进行。

2. 动物实验

由于人与动物在结构和功能上具有诸多相似之处，因此，利用动物实验研究的结果来探讨人体的大部分生命活动的现象、功能及其机制是符合逻辑的。同时，仍须注意的是人与动物存在结构和功能上的差异，不能简单地将动物实验的结果直接套用于人体。

（1）急性实验 是以完整动物或动物材料为研究对象，在人工控制的实验环境条件下，短时间内对某些生理活动进行观察和记录的实验。可分为离体和体内实验两种方法。

① 离体实验 离体实验是从活着的或刚处死的动物身上取出所需要的器官、组织、细胞或细胞中某些成分，置于一个人工环境以维持其正常功能活动，观察某些人为的干预因素对其功能活动的影响。例如，通过对离体蛙心进行灌流的方法，研究某些体液因素或药物对心肌生理活动的影响；制备蛙的坐骨神经——腓肠肌标本，引导并观察单收缩和复合收缩的曲线。

② 体内实验 体内实验一般是在动物麻醉条件下，手术暴露出所需研究的器官、组织，观察在人为干预条件下某些生理功能的变化。例如，暴露小肠，通过在小肠表面滴洒乙酰胆碱和肾上腺素，观察药物对小肠平滑肌舒缩活动的影响。

急性实验的优点是时间短、条件较易控制，便于直接、细致地观察和分析；其中离体实验已经深入到细胞和分子水平，有助于揭示生命现象中最为本质的基本规律。但急性实验往往带给动物麻醉或创伤，这种环境下可能会使机体的功能活动有所改变，尤其是离体实验时研究对象已经脱离整体，实验结果与体内中的真实情况相比，可能会有很大的差异。

（2）慢性实验 实验前一般需对动物做某些预处理，例如，通过手术暴露、破坏或摘除要研究的器官或组织，待动物从手术中恢复后，在较长时间内观察和记录某些生理功能的改变。例如，研究某种内分泌功能时，常先摘除动物某个内分泌腺，进而观察相应激素缺乏时动物生理功能的改变，了解该激素的生理作用。

慢性实验的优点是实验动物机体完整，生存环境没有改变，所观察到的结果更符合正常的生理活动。其缺点是时间长、干扰因素较多、实验条件较难控制，故在生理学实验教学中较少安排。

🩺 小贴士　　　　　　　　　　**生理学发展简史**

早在两千多年前，我国最早的医学著作《黄帝内经》中就有对经络、脏腑、七情六欲、营卫气血等生理学理论的记载。古希腊医师和医学伦理家 Galen 曾对多种动物进行活体解剖，并用解剖学的知识来推断人体生理功能。生理学真正成为一门实验性科学是从 17 世纪开始的。1628 年，英国医生 Harvey 所著的《心与血的运动》一书出版，是历史上第一部基于实验的生理学著作。Harvey 首次在若干动物身上应用活体解剖的方法，并经反复多次实验观察，推断出血液循环的途径：心脏是循环系统的中心，血液由心脏射入动脉，再由静脉回流到心脏而不断循环。随后显微镜的发明和毛细血管的发现，证实了 Harvey 对循环系统结构的推论是正确的。

四、人体解剖生理学与医药学的关系

在现代医学课程体系中，人体解剖生理学是一门重要的基础医学课程，是药理学、病理学等后续课程的基础。不具备人体解剖生理学的基本知识，就不能正确认识疾病，只有了解人体正常的结构和功能，才能理解人体异常时的生命活动规律。药物作用的对象是人体，其作用途径、机制和效果均与人体的生命活动密切相关，只有不断研究人体正常的结构和功能，才能为药物运用、新药开发、防病治病等提供科学的理论依据。

第二节　人体的基本结构

一、人体的组成和分部

细胞是人体形态结构、生理功能和发育分化等生命现象的基本单位。了解人体的形态结构和生命活动过程应从细胞开始。人体的细胞数量巨大，形态多种多样，功能千差万别，但细胞的基本结构是相同的，其由细胞膜、细胞质和细胞核3个主要部分组成。

组织是细胞的集合群体。参与构成组织的细胞既可以是单一类型的细胞也可以是功能相关的多种类型细胞。一些组织有明显的细胞间质，其中有细胞产生的非细胞物质，有纤维、基质和组织液等，它们构成了细胞生存的微环境，有支持、保护、连接和营养细胞的功能，并对细胞的分裂、分化、运动和通信具有重要作用。人体的组织有多种，较普遍存在的是上皮组织、结缔组织、肌组织和神经组织。每一类型组织在发生来源、细胞与细胞间质组成及功能上有一定的共同特点，但由于所处环境和功能状态不同，即使同一种组织，其组织结构方式、参与组成的细胞种类形态与功能、细胞间质的组成与数量等均有一定差异。

器官是由几种不同的组织按一定的方式结合，且具有一定的形态特征和一定生理功能的人体结构。器官可以单独或者与其他器官共同完成某些生理功能。人体的器官众多，如脑、肝、肺、心脏、胃肠、肾、皮肤等。

系统由各种器官组成，它们的发生、形态结构和功能存在一定的内在联系，并能协同完成某种连续性的生理过程。人体主要分为：运动系统、消化系统、呼吸系统、泌尿系统、生殖系统、脉管系统、神经系统、内分泌系统及感觉系统等。在人体解剖生理学的学习过程中，将按系统逐一学习各系统和感官的形态结构。

二、常用的解剖学术语

为正确描述人体器官的位置关系和形态结构，必须使用国际认可的统一标准姿势和描述用语，这些描述用语是学习人体结构学须首先掌握的。

1. 标准姿势

标准姿势又称解剖学姿势，为身体直立，两眼向前平视，两腿并拢，足尖向前，上肢下垂于躯干两侧，掌心向前。

2. 轴和面

依据标准姿势，人体任何部位均可设置3个相互垂直的轴和面（图1-1）。

（1）轴

① 垂直轴　为上下方向与人体长轴平行，且垂直于地面的轴。

② 矢状轴　为前后方向与垂直轴垂直，且与地面平行的轴。

③ 冠（额）状轴　为左右方向与上述两轴垂直的轴。

（2）面

① 矢状面　是沿矢状轴，按前后方向将人体或器官纵切为左右两部分的断面。其中正中矢状面将人体分为左右对等的两半。

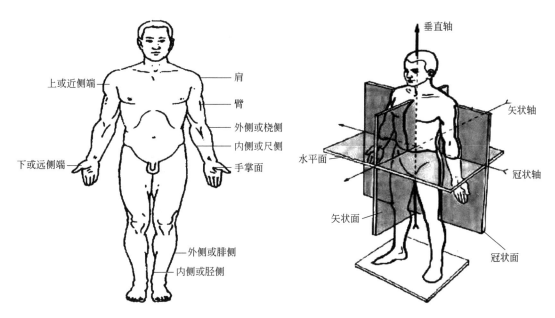

图 1-1 解剖学姿势、方位术语及人体的轴与面图

② 冠（额）状面 是沿冠状轴，按左右方向将人体纵切为前后两部分的断面。
③ 水平面 又称横断面，为与垂直轴垂直，将人体分为上、下两部分的断面。

3. 常用方位术语

（1）上和下 近头者为上或颅侧，近足者为下或尾侧。
（2）前和后 近腹侧者为前或腹侧，近背侧者为后或背侧。
（3）内侧和外侧 近正中矢状面者为内侧，反之为外侧。
（4）内和外 凡空腔器官，近内腔者为内，远离者为外。
（5）浅和深 以体表为准，接近体表者为浅，远离者为深。
描述四肢各部结构时，常采用下列术语代替上下、前后和内外侧：
近侧和远侧：接近躯干者为近侧，远离者为远侧。
尺侧和桡侧：分别为前臂的内侧和外侧。
胫侧和腓侧：分别为小腿的内侧和外侧。

第三节 生命活动的基本特征

生物学家通过研究发现，生命活动至少包括四种共同的现象，即新陈代谢、兴奋性、生殖和适应性。这些现象是具有生命活动的个体所特有的，是生命活动的基本特征。

生命活动的
基本特征
（视频）

一、新陈代谢

新陈代谢是指机体与周围环境之间不断地进行物质交换和能量交换，以实现自我更新的过程。它包括合成代谢（同化作用）和分解代谢（异化作用）两个方面。为了维持生命，机体需要不断地从外界摄取营养物质，将其合成、转变为自身的物质，并且储存能量（合成代谢）；同时，机体需要不断地分解自身的物质，释放能量，从而供应生命活动的需要，并将分解的代谢产物排出体外（分解代谢）。可见，新陈代谢不仅有物质的合成和分解，也有能量的储存和释放，前者称为物质代谢，后者称为能量代谢。新陈代谢是生命活动的最基本特征。新陈代谢一旦停止，生命也随之终止。

二、兴奋性

兴奋性是指机体接受刺激后产生反应的能力或特性。兴奋性能使机体对环境的变化做出适当的反应，因此它是机体生存的必要条件。

1. 反应

反应是指机体接受刺激后产生的变化。如手被开水烫了会立刻缩手；外界气温过高时，汗腺分泌汗液。不同组织对刺激的反应不同，但基本表现形式有两种，即兴奋和抑制。兴奋是指机体接受刺激后，由相对静止转变为活动状态，或活动由弱变强。如剧烈运动时，心跳加强加快，呼吸加深加快。抑制是指机体接受刺激后，由活动转变为相对静止状态，或活动由强变弱。如运动后休息片刻，心跳和呼吸逐渐减弱、缓慢。组织接受刺激引起的反应是兴奋还是抑制，取决于刺激的质和量以及机体所处的功能状态。例如，刺激交感神经使妊娠子宫收缩，而使非妊娠子宫舒张。

2. 刺激

刺激是指作用于机体的环境变化。刺激按其性质可分为：①物理性刺激，如声、光、电、机械、温度及放射线等；②化学性刺激，如酸、碱、药物等；③生物性刺激，如细菌、病毒、寄生虫等；④社会心理性刺激，如社会环境改变、情绪波动等。

实验表明，任何刺激要引起机体产生反应均必须具备三个条件，即足够的刺激作用时间、强度和强度-时间变化率。如果将刺激作用时间和强度-时间变化率保持固定不变，刺激必须达到一定的强度，才能引起组织产生反应。这种能引起组织产生反应的最小刺激强度被称为阈强度，又称阈值，强度等于阈值的刺激，称为阈刺激；强度大于阈值的刺激，称为阈上刺激；强度小于阈值的刺激，称为阈下刺激。

不同组织或同一组织在不同的功能状态下，兴奋性均有不同，可以用阈强度衡量。阈强度越大说明组织的兴奋越低，阈强度越小说明组织的兴奋性越高。可见，阈强度与兴奋性成反比关系。神经、肌肉和腺体三种组织的兴奋性较高，生理学习惯称为可兴奋组织。

三、生殖

生物体生长发育到一定阶段后，能产生与自己相似的子代个体，这种功能称为生殖。任何生物个体的生命都是有限的，只有依靠生殖活动产生新的个体来延续种系。所以，生殖是生命活动的基本特征之一。

四、适应性

机体根据外部环境的变化来调整自身活动以保持自身生命的能力称为适应性。例如，当外界气温升高时，机体就会产生适应性的反应，皮肤血管舒张以增加热量，甚至汗腺分泌汗液增加蒸发散热，从而维持体温的相对稳定，这些属于生理性反应。此外，人体还可以通过减少衣着、安装降温设备等措施，有意识地进行体温调节，这些属于行为性适应。因此，人体不仅有被动适应环境的能力，还有主动改造环境的能力，从而使环境更适合人体生命活动的需要。

适应性是以兴奋性为基础，同时适应性有一定限度，超过此限度，机体就会出现适应不全，甚至完全不能适应。

第四节　人体体液与内环境

一、体液

人和动物体内都含有大量液体，机体内的液体总称为体液。成人的体液约占体重的60%，其中约2/3（约占体重的40%）存在于细胞内，称为细胞内液；约1/3（约占体重的20%）存在于细胞外，称为细胞外液。细胞外液中，3/4分布于组织间隙内，称为组织液；1/4在血管中不断循环流动，称为血浆。此外，还有少量的淋巴液和脑脊液等。

体液的各部分彼此隔开但又相互沟通。细胞内液与组织液之间通过细胞膜进行物质交换；血浆与组织液之间通过毛细血管壁进行物质交换。血浆的组成与性质不仅可以反映机体与外环境之间的物质交换情况，而且还能沟通各部分液体与外界环境进行物质交换的媒介，并能反映组织代谢与内环境诸多部分之间物质交换情况。

二、内环境与稳态

1. 内环境

人体内绝大多数细胞并不直接与外界环境相接触，而是生活于体内的细胞外液中。细胞代谢所需的营养物质由细胞外液提供，并且细胞代谢产生的代谢产物也直接排到细胞外液中。因此，细胞外液是细胞直接接触和赖以生存的环境，称为机体的内环境。

2. 稳态

作为细胞直接生活的场所，内环境必须给细胞创造一个适宜的环境，提供细胞正常生存和维持正常的生理功能所必需的理化条件。因此，即使外环境的各种因素经常发生变化，但内环境的各种理化因素总是相对稳定的。这种内环境的理化性质（如温度、pH、渗透压和各种液体成分等）保持相对稳定的状态，称为稳态。例如，外环境的温度有春夏秋冬的变化，但机体的体温总是维持在37℃左右。同时，内环境理化性质的相对稳定并非固定不变，而是在一定范围内变动。例如，机体的正常体温可在37℃上下波动，但每天的波动幅度不超过1℃。稳态是生理学中最重要的基本概念之一。

机体生存过程中，内环境的稳态时刻受到双重干扰；一方面受外环境多种因素变化的影响，如高温或严寒可以影响体温；另一方面受细胞自身代谢活动的影响，通过不断消耗氧和营养物质，并不断产生CO_2和H^+等代谢产物来破坏内环境的稳态。但机体可通过多个系统和器官的活动，使遭受破坏的内环境及时得到恢复，从而维持其相对稳定。例如，通过呼吸系统的活动摄入O_2，并排出CO_2；依靠消化系统的活动补充机体的能量，以保证各种系统和器官的共同参与和相互协调。总之，内环境稳态是一种动态平衡。机体的正常生命活动正是在稳态的不断被破坏和不断调整恢复中得以维持和进行的。如果稳态不能维持，就会影响人体的正常生理功能，疾病就会随之发生，甚至危及生命。

实际上，关于稳态的概念，已不仅仅指内环境的理化性质，也可泛指从细胞和分子水平、器官和系统水平到整体水平的各种生理功能保持相对稳定的状态。

第五节　人体生理功能的调节

正常情况下，机体能够保持自身的稳态和对环境的适应。这有赖于机体调节机构对各种生理功能的调节作用。

一、人体功能的调节方式

人体对各种生理功能的调节方式主要有三种，即神经调节、体液调节和自身调节。

1. 神经调节

神经调节是指通过神经系统的活动对机体生理功能进行的调节。神经调节的基本方式是反射。所谓反射，是指在中枢神经系统的参与下，机体对内、外环境刺激做出的规律性应答。反射活动的结构基础是反射弧，它由感受器、传入神经、神经中枢、传出神经和效应器5个部分组成（图1-2）。反射活动的完成有赖于反射弧的结构完整以及功能正常。反射弧任何一部分受到破坏或出现功能障碍，该反射活动就不能完成。反射活动按其形成过程，可分为非条件反射和条件反射两类（见第十一章）。神经调节是机体最重要的调节方式，具有迅速、短暂而精确的特点。

2. 体液调节

体液调节是指体内某些化学物质（激素、代谢产物等）通过体液途径对生理功能进行的调节。上述化学物质（如激素）可通过血液途径作用于全身各处的靶细胞，产生一定的调节作用，这种方式称为全身性体液调节。有些化学物质（如代谢产物）通过在组织液中扩散，作用于邻近细胞，这种方式称为局部性体液调节。体液调节的特点是缓慢持久和广泛。

机体大多数内分泌腺或内分泌细胞接受神经的调控，在这种情况下，体液调节成为神经调节反射弧的传出部分来发挥作用，称为神经-体液调节。如肾上腺髓质受交感神经节前纤维的支配，交感神经兴奋时，可引起肾上腺髓质释放肾上腺素和去甲肾上腺素，从而使神经与体液因素共同参与机体的调节活动。

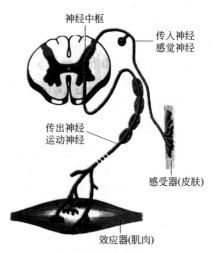

图 1-2　反射弧模式图

3. 自身调节

自身调节是指组织、细胞在不依赖于神经或体液因素的情况下，自身对刺激产生的一种适应性反应。例如，肾动脉灌注压在 $80 \sim 180 mmHg$（$1 mmHg = 0.133 kPa$）范围内变动，肾血管可通过舒缩活动来改变血流阻力，使肾血液量基本保持稳定，从而保证生成尿量的相对稳定。自身调节的幅度和范围都较小，反应比较局限，也不十分灵敏，但对于某些生理功能的调节仍有一定意义。

二、人体功能调节的控制系统

人体生理功能的调节效果如何，往往需要受控部分发出信息并返回控制部分，从而随时纠正调整控制部分的活动。由受控部分发出的信息反过来影响控制部分的活动，称为反馈（图 1-3）。反馈有负反馈和正反馈两种形式。反馈系统是一个闭环系统，因而具有自动控制的能力。

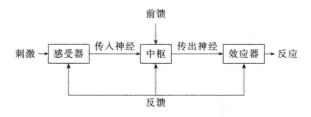

图 1-3　人体功能调节的自动控制示意图

1. 负反馈

受控部分发出的反馈信息使控制部分的活动朝着与它原先活动相反的方向改变，称为负反馈。人体内的负反馈极为多见，维持动脉血压相对恒定的压力感受性反射就是以负反馈的形式发挥重要作用。当动脉血压升高时，可通过反射抑制心脏和血管的活动，使心脏活动减弱，血管舒张，血压下降；相反，当动脉血压降低时，也可通过反射增强心脏和血管的活动，使血压回升，从而维持血压的相对稳定。可见，负反馈在维持机体生理功能的稳态中具有重要意义。

2. 正反馈

受控部分发出的反馈信息使控制部分的活动朝着与它原先活动相同的方向改变，称为正反馈。正反馈比较少见，包括排尿、排便、分娩和血液凝固等过程。如排尿反射过程中，当排尿中枢发动排尿后，由于尿液刺激了后尿道的感受器，后者不断发出反馈信息进一步加强排尿中枢的活动，使排尿反射一再加强，直至尿液排完为止。可见，正反馈的意义在于使某项生理功能一旦启动便在短时间内迅速完成。

小贴士 前馈控制系统

　　控制部分在反馈信息尚未到达前已受到纠正信息的影响，及时纠正其指令可能出现的偏差，这种自动控制形式称为前馈。体内前馈控制的例子有很多。例如，食物的外观、气味等有关信号在食物进入口腔之前就能引起唾液、胃液分泌等消化活动；运动员在到达运动场地尚未开始比赛之前，循环和呼吸活动就已发生改变等。这些都属于条件反射，也属于前馈控制。

本章小结

　　人体解剖生理学包括人体解剖学和人体生理学两门学科。人体解剖学是研究正常人体形态结构的科学，人体生理学是研究人体生命活动规律的科学。人体解剖学是人体生理学的基础；人体生理学是人体解剖学的表达。

　　生理学研究内容大致可分为整体水平、器官和系统水平、细胞和分子水平 3 个不同水平。根据实验进程可以将生理学实验分为慢性实验和急性实验，后者又分为体内实验和离体实验两种。

　　新陈代谢、兴奋性、生殖和适应性是生命活动的基本特征，新陈代谢是生命活动的最基本特征。

　　人和动物体内都含有大量液体，机体内的液体总称为体液。成人的体液约占体重的 60%，其中约 2/3（约占体重的 40%）存在于细胞内，称为细胞内液；约 1/3（约占体重的 20%）存在于细胞外，称为细胞外液。细胞外液中，3/4 分布于组织间隙内，称为组织液；1/4 在血管中不断循环流动，即为血浆。此外，还有少量的淋巴液和脑脊液等。细胞外液是细胞直接接触和赖以生存的环境，称为机体的内环境。作为细胞直接生活的场所，内环境必须给细胞创造一个适宜的环境，提供细胞正常生存和维持正常的生理功能所必需的理化条件。因此，即使外环境的各种因素经常发生变化，但内环境的各种理化因素总是相对稳定的。这种内环境的理化性质（如温度、pH、渗透压和各种液体成分等）保持相对稳定的状态，称为稳态。

　　人体对各种生理功能的调节方式主要有 3 种，即神经调节、体液调节和自身调节。

重要知识点学习指导 1

目标测试 1

参考答案 1

思政高地 生命教育撼人心

　　恩格斯曾说过："没有解剖学，就没有医学。"医药及相关专业学生们接触的第一门专业基础课是"人体解剖生理学",是医学生的启蒙课程。医学本源与人之生命和健康息息相关,医学与人文是互相配合的美妙音乐,是一种和谐的双重奏。进入 21 世纪后,现代医学技术水平发展迅速,而疏离了医学职业中的人文气息,两者发展不协调,医学发展和医疗实践常常缺少了对人的关怀,医学生的培养和教育常常缺乏对医者仁心的人文精神的关照。在我们的医学基础教育环境中,应当关注强调人文精神的培养。大体老师是专属于医学生的"无语良师",是医学界对于遗体捐献者的尊称。大体老师是医学生进行解剖练习的对象,是医学生的第一个"手术"患者。大体老师让医学生从真正的人体上而不是书本上认识肌肉、神经、血管,为医学生之后在临床的工作打下坚实的基础。因此,当我们第一次面对人体标本的时候,我们感受到这些无语良师用伟大的行为向我们诠释了"人道、博爱、奉献"的红十字精神的真正内涵;他们将自己的身躯献给了踏上医学道路的医学生们、奉献给了正在不断进取的医学事业。"无言良师,授吾医理;敬若先贤,临如活体;正心恭行,追深辨细;德彰术精,修成大医"。作为医药类院校的学生,面对现在或者未来将要遇到的那些"无言良师",应该认真学习实验操作本领:珍惜机会,不负良师的无私奉献,心怀虔诚,时刻牢记生命面前没有儿戏。以实际行动来表达尊重:铭记奉献,不忘医路的启蒙之师,拒绝冷漠,心怀仁爱,方为良医。常怀感恩之心,方能医路同行。

第二章 细 胞

1. 掌握细胞膜液态镶嵌模型，细胞膜的跨膜物质转运方式，静息电位和动作电位的概念与形成机制，动作电位的引起及兴奋在同一细胞上的传导机制，神经-肌肉接头处的兴奋传递。

2. 熟悉静息电位和动作电位的特点，负荷与肌肉收缩能力的改变对肌肉收缩的影响。

3. 了解细胞的跨膜信号转导功能，生物电现象的观察和记录方法，骨骼肌的收缩机制。

写在前面　　　　　什么是细胞

　　除病毒以外，绝大多数生物都由细胞构成，细胞是构成机体的基本结构和功能单位。每种细胞都分布于不同的部位，具有不同的形态，执行不同的功能，但对所有细胞而言，它们有许多共同的结构和功能活动。本章主要介绍细胞的这些共同的基本结构和功能，包括细胞的跨膜物质转运功能、信号转导功能、细胞的生物电现象和肌细胞的收缩功能。

第一节　细胞的基本结构

　　人体细胞依据不同的结构和功能分类，可达两百余种。尽管细胞形态各异、大小不同，但都是由细胞膜、细胞质和细胞核组成。

一、细胞膜

　　从原始生命物质向细胞进化所获得的重要特征之一，是生命物质外面出现一层膜性结构即细胞膜，又称质膜。细胞膜不但是细胞和环境之间的屏障，也是细胞和环境之间进行物质交换、信息传递的门户。

　　细胞膜主要由脂质、蛋白质和少量糖类物质组成。在电子显微镜下，细胞膜呈现为三层，即在膜的靠内外两侧各有一条 2.5mm 的电子致密带，中间夹有一条厚约 2.5nm 的透明带。这种结构不仅见于各种细胞的细胞膜，亦见于各种细胞器的膜性结构，如线粒体膜、内质网膜等。因而它被认为是一种细胞中普遍存在的基本结构形式，称为生物膜。

　　目前人们普遍认可的细胞膜结构模型（图 2-1）是 Singer 和 Nicholson 于 1972 年提出的液态镶嵌模型。其基本内容是：细胞膜是以有极性的液态脂质双分子层为基本骨架，其中镶嵌着具有不同分子结构、不同生理功能的蛋白质。①脂质分子排列成双层，主要由磷脂、胆固醇和少量糖脂构成。每层的脂质分子亲水性基团分别朝向细胞膜的内外两侧，疏水性基团相互靠近位于膜的内部。脂质的熔点较低，在体温条件下呈液态，因此膜具有流动性。②蛋白质分子有的附着在膜的内或外表面，有的半镶嵌在膜的内或外表面，有的贯穿整个脂质双分子层，两端暴露在膜的内外两侧。它们发挥着受体、载体、通道和离子泵等作用。

糖和细胞膜上的脂质或蛋白质结合，形成糖脂和糖蛋白。糖脂和糖蛋白的糖链部分，几乎都裸露于膜的外表面，作为细胞的特异性标志，具有受体或抗原的功能。

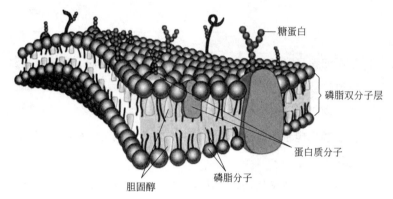

图 2-1　细胞膜液态镶嵌模型

二、细胞质

细胞膜和细胞核之间的部分称为细胞质，包括：细胞基质、细胞器、包含物和细胞骨架。细胞基质呈透明的胶状，主要由水、无机盐、核糖核酸、蛋白质和糖类等组成，构成细胞的内环境。细胞器是具有一定形态结构和生理功能的结构，包括线粒体、核糖体、内质网、高尔基复合体、溶酶体和中心体等，各自的功能既相对独立，又相互协调。

1. 线粒体

线粒体是由内外两层单位膜形成的圆形或椭圆形的囊状结构。线粒体中存在着催化物质代谢和能量转化的各种酶和辅酶，因而供能物质在线粒体内能得到彻底氧化分解，生成更多高能磷酸化合物 ATP 以备细胞其他生命活动需要。细胞生命活动中所需要能量约有 95% 来自线粒体，因此，线粒体的主要功能是进行细胞的氧化供能，故有细胞内"动力工厂"之称。

2. 核糖体

又称核蛋白体，是由核蛋白体核糖核酸（简称 rRNA）和蛋白质构成的椭圆形颗粒小体。核糖体是细胞内蛋白质合成的主要场所，因此有人喻之为"装配蛋白质的机器"。有的核糖体附着在内质网壁外，称为附着核糖体，主要合成输送到细胞外面的分泌蛋白，如酶原、抗体和蛋白质类的激素等。另一些核糖体散在于细胞质中，称为有粒核糖体，主要合成结构蛋白，如分布于细胞基质或供细胞本身生长所需要的蛋白质分子。

3. 内质网

内质网是分布在细胞基质中的膜性管道系统。呈小管状或小囊状，彼此互相联络成网。内质网膜可与核膜、高尔基复合体膜和细胞膜等相连，这说明整个细胞的膜性结构是互相连接的一个整体。内质网膜表面附着许多核糖体的称为粗面内质网，没有核糖体附着的称为滑面内质网。①粗面内质网：是蛋白质合成、储存和运输的场所。②滑面内质网：其功能比较复杂。例如，肝细胞内的滑面内质网可能与糖原的合成和储存有关，骨骼肌细胞内的滑面内质网又称"肌质网"，与骨骼肌细胞的兴奋-收缩偶联机制有关等。

4. 高尔基复合体

高尔基复合体是由数层重叠的扁平囊泡、若干小泡及大泡三部分组成的膜性结构。与细胞内一些物质的积聚、加工和分泌颗粒的形成密切相关。此外，高尔基体也参与溶酶体酶的形成。

5. 溶酶体

溶酶体是一种囊状小体，内含多种水解酶，可分解细胞内衰老的细胞器和被吞噬到细胞内的细菌等物质，因此是细胞内重要的消化器官。

6. 中心体

中心体由 1～2 个中心粒组成，位于细胞核附近，靠近细胞中心，故名中心体。在电子显微镜下观察，中心粒呈圆筒状结构。当细胞有丝分裂时，中心粒四周有呈放射状的微管出现，形成纺锤丝，参与细胞分裂。

7. 细胞骨架

细胞骨架是由蛋白质纤维组成的网状结构，包括：微管、微丝和中间丝等结构。其功能与细胞运动、细胞内物质的运输、细胞结构的支持和固定等密切相关。

三、细胞核

细胞核，在形态上是核物质的集中区域，一般靠近细胞中央部分，在功能上是遗传信息传递的中枢及细胞主要遗传物质的所在地，并控制细胞内蛋白质合成的数量和质量，从而调节细胞的各种生命活动。结构上包括核膜、核仁、染色质、染色体和核液等。

1. 核膜

核膜是位于细胞核表面的薄膜，由两层单位膜组成。核膜的特殊作用就是把核物质集中在靠近细胞中央的一个区域内，核物质的区域化有利于实现其功能。核膜上还有许多散在的孔，称为核孔，核孔是核与细胞质进行物质交换的孔道。在核内形成的核糖核酸（RNA）可经核孔进入细胞质。

2. 核仁

绝大多数真核细胞的细胞核内部有 1 个或 1 个以上的核仁，它通常只出现于间期的细胞核中，在有丝分裂期则消失。其化学成分主要是蛋白质和核酸（主要是核糖核酸）。

3. 染色质和染色体

间期细胞核中，能被碱性染料着色的物质即染色质。染色质的基本化学成分是脱氧核糖核酸（简称 DNA）和组蛋白，二者结合形成染色质结构的基本单位——核小体。在细胞有丝分裂时，若干核小体构成的染色质纤维反复螺旋、折叠，最后组装成中期染色体。因此，染色质和染色体实际上是同一物质在间期和分裂期的不同形态表现。DNA 分子的功能主要有：①储藏、复制和传递遗传信息；②控制细胞内蛋白质的合成。

由上可知，细胞各组成部分在结构和功能方面都有各自的特点。同时它们也是密切联系、相互配合、相互统一的整体，从而保证细胞生命活动的正常进行。

第二节　细胞的基本功能

一、细胞膜的物质转运功能

细胞在新陈代谢过程中，需要与周围环境之间进行活跃的物质交换。因此，细胞膜作为细胞与周围环境之间的屏障，必须帮助膜两侧物质有选择性地通过，方能维持细胞正常的新陈代谢。然而细胞膜的结构组成特点，决定了其对于不同理化性质的溶质具有不同的转运机制：脂溶性物质和少数分子很小的水溶性物质可直接穿越细胞膜；大部分水溶性溶质分子和所有离子的跨膜转运需要由膜蛋白介导来完成；大分子物质或物质团块则以复杂的入胞或出胞方式整装进出细胞。

1. 单纯扩散

单纯扩散是指脂溶性小分子物质由膜的高浓度一侧向低浓度一侧移动的过程。由于细胞膜的基本骨架是脂质双分子层，因此只有 O_2、CO_2 和乙醇等脂溶性物质才能以单纯扩散的方式通过。扩散的速度取决于该物质在膜两侧的浓度差和膜对物质的通透性。膜两侧该物质的浓度差越大，单纯扩散的速度越快；膜本身对该物质的通透性越大，单纯扩散的速度越快。

2. 易化扩散

易化扩散是指脂溶性很低或非脂溶性的小分子物质或离子，借助特殊膜蛋白的帮助，由膜的高浓度一侧向低浓度一侧移动的过程。根据参与帮助转运的膜蛋白不同，可分为以下两种类型。

（1）载体转运　载体转运是在细胞膜上载体蛋白帮助下完成的。载体蛋白能与某些物质结合，并发生构型改变，将物质由膜的高浓度一侧转运至低浓度一侧后，载体与被转运物质分离并恢复原来的构型（图 2-2）。葡萄糖和氨基酸等小分子亲水物质就是依靠载体通过细胞膜转运的。

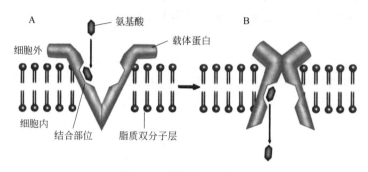

图 2-2　载体转运示意图
A—载体蛋白在膜的一侧与被转运物结合；B—载体蛋白在膜的另一侧与被转运物分离

载体转运具有以下特点：①相对特异性，一种载体只能转运一种或几种结构相似的物质；②饱和现象，由于载体数量有限或载体上能与被转运物质结合的位点数目是相对固定的，当膜一侧物质浓度增加到一定限度时，转运速度就不再随浓度差的增加而增大；③竞争性抑制，一个载体同时对 A 和 B 两种结构相似的物质都有转运能力，增加 A 物质的浓度，将会使该载体对 B 物质的转运减少，这是由于一定数量的结合位点被 A 物质竞争性占据的结果。

（2）通道转运　通道转运是在细胞膜上通道蛋白的帮助下完成的。通道蛋白贯穿于整个细胞膜，其中心具有亲水性通道。通道开放时，物质由膜的高浓度一侧通过通道向低浓度一侧转运，通道关闭时，物质转运停止（图 2-3）。Na^+、K^+、Cl^- 和 Ca^{2+} 等离子顺浓度差转运就是依靠通道完成的。

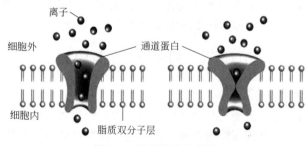

图 2-3　通道转运示意图

通道转运具有以下特点：①离子选择性，通常一种通道只允许一种或几种离子通过。②门控性，通道开放是暂时的，并且是有条件的。根据通道开放条件的不同，通常分为受膜电位调控的电压门控通道、受膜外或膜内化学物质调控的化学门控通道以及受机械刺激调控的机械门控通道等。③有相应的通道阻断剂，通道可被某些药物或毒物选择性阻断，这些物质称为通道阻断剂，如河豚毒可阻断 Na^+ 通道，四乙胺可阻断 K^+ 通道。

上述单纯扩散和易化扩散两种转运方式，由于被转运物质都是顺浓度差跨膜移动的，不需要消耗机体的能量，因此均属于被动转运。

3. 主动转运

主动转运是指借助特殊膜蛋白的作用，通过耗能过程，将小分子物质或离子逆着电-化学梯度跨膜转运的过程。这种逆浓度差的转运方式就像水泵泵水一样，因此也称为"泵"转运。"泵"是镶嵌在膜脂质双分子层上的有 ATP 酶活性的特殊蛋白质，按其转运物质不同可分为钠-钾泵、钙泵、碘泵等。

钠-钾泵简称钠泵，又称 Na^+-K^+ 依赖式 ATP 酶。当细胞内的 Na^+ 浓度升高或细胞外的 K^+ 浓度升高时，钠泵就被激活，可分解 ATP，为 Na^+ 和 K^+ 的逆浓度差转运提供能量。一般情况下，钠泵每分解 1 分子 ATP 可将 3 个 Na^+ 移出胞外，同时将 2 个 K^+ 移入胞内（图 2-4）。细胞膜上的钠泵不断将 ATP 储存的化学能转变为维持 Na^+、K^+ 跨膜梯度的势能，其消耗的能量占机体代谢产能的 $20\%\sim30\%$。

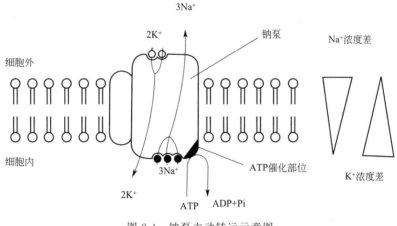

图 2-4　钠泵主动转运示意图

小贴士

钠-钾泵的发现

20 世纪 50 年代，科学家在用枪乌贼巨大神经轴突进行的实验中，直接证实了 Na^+ 逆浓度梯度跨膜转运。同时还证实这一转运过程须在细胞外 K^+ 存在时才发生，表明 Na^+ 的外流与 K^+ 的内流是相偶联的，并计算出偶联比例是 $3Na^+$：$2K^+$：1ATP，即在分解 1 分子 ATP 时，将细胞内的 3 个 Na^+ 逆着浓度差转运到细胞外，同时将 2 个 K^+ 逆着浓度差转运到细胞内，这是一个主动转运过程，因此称之为钠-钾泵。此外还证明，钠泵可被强心苷特异性抑制。1957 年，丹麦的 Skou 在蟹的外周神经膜上分离出一种 ATP 酶，这种酶在同时存在 Na^+ 和 K^+ 的条件下被激活，此酶的活性还可被强心苷所抑制。根据这些结果，他提出这种 Na^+-K^+ 依赖式 ATP 酶就是钠-钾泵的设想，并在以后的大量实验中得到证实。Skou 因此于 1997 年获得诺贝尔化学奖。

钠泵活动的生理意义：①建立并维持细胞内外的 Na^+、K^+ 浓度梯度，可使细胞内的 K^+ 浓度约为细胞外液中的 30 倍，而细胞外液中的 Na^+ 浓度约为胞内的 10 倍；②细胞内外的 Na^+、K^+ 浓度梯度是细胞发生生物电活动的前提条件；③细胞内高 K^+ 是细胞许多代谢反应进行的必要条件；④维持细胞正常的渗透压和容积，钠泵及时把进入胞内的 Na^+ 不断转运出去，稳定细胞内的渗透压，防止细胞水肿；⑤建立 Na^+ 的跨膜浓度梯度，为继发性主动转运提供势能储备；⑥钠泵活动是生电性的，可直接影响膜电位，使膜内电位的负值增大。

4. 入胞和出胞

大分子物质或团块状物质进出细胞的过程称为出胞或入胞。

（1）入胞

入胞是指大分子物质或团块状物质（如细菌、细胞碎片等）从细胞外进入细胞内的过程（图 2-5）。固态物质的入胞过程称为吞噬，如巨噬细胞将异物（如细菌、病毒等）吞噬到细胞内部的过程。首先是异物被细胞识别，然后细胞向异物周围伸出伪足逐渐将异物包裹起来，形成吞噬小体，再通过细胞膜的融合断裂，最终将吞噬物连同包裹它的细胞膜一起移入细胞内。液态物质的入胞过程称为吞饮，如小肠上皮细胞对营养物质的吸收过程。该过程与吞噬过程相似，由细胞膜包裹液态物质而内陷形成吞饮泡，从而进入细胞。

（2）出胞

出胞是指胞质内的大分子物质排出细胞的过程（图 2-5）。例如，腺体的分泌活动，神经递质的释放过程等。大分子物质在细胞内合成后，由膜性结构包裹形成分泌囊泡。当分泌活动开始时，这些囊泡开始向细胞膜移动，并与细胞膜发生融合、破裂，最后将囊泡内的物质一次性排出细胞，而囊泡膜随即成为细胞膜的一部分。

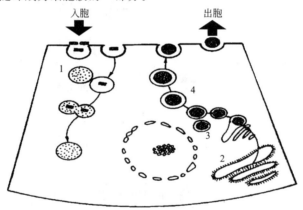

图 2-5　入胞与出胞示意图
1—入胞过程；2～4—出胞过程

二、细胞膜的受体功能

机体所完成的任何一种生命活动，都需要其中许多细胞相互协调、相互配合。细胞外的各种信息大部分作用于细胞表面引起膜结构中的数种特殊蛋白质分子发生变构作用，从而对细胞的代谢、功能、分化、生长、形态结构、生存状态等方面产生影响。上述过程，称为细胞的跨膜信号传导过程。所有细胞外信息都是与受体结合，通过几种方式将信号传递到细胞内。

1. 受体的概念及分类

受体是能够识别和选择性结合某种特定信号，通过信号传导作用将细胞外信号传递到细胞内，从而引起细胞的生物学效应的大分子物质。能与受体发生特异性结合的活性物质称为配体。根据受体的存在部位，分为细胞表面受体和细胞内受体；根据受体的功能特征分为离子通道受体、蛋白偶联受体和酶偶联受体。

2. 受体与配体结合的主要特征

（1）特异性　配体和受体的结合是一种分子识别过程，通常一种受体只与一种配体结合，保证了信号传导的精确性。

　　（2）饱和性　细胞表面受体数量有限，较低浓度的配体就能使受体处于饱和状态。

　　（3）可逆性　受体与配体结合引起生物学效应后，二者便解离，受体恢复到原来状态，可再次被利用。

小贴士　　　　　　　　　受体分子的确定

　　药物和毒素的使用对受体的确定十分关键，人类利用药物和毒素来影响神经系统功能的历史一直可以追溯到人类起源时期。1857 年，法国著名生理学家 Claude Bernard 对箭毒产生的肌肉麻痹效应进行了实验研究，他指出箭毒并不损伤肌肉，也不损伤神经，而是阻断了运动神经与骨骼肌相连接的神经-肌接头。1905 年，英国生理学家 John Newport Langley 在 Bernard 工作的基础上，推测在神经末梢下方的肌肉表面存在可与烟碱和箭毒相结合的物质，这是人类历史上第 1 次提出受体分子的概念。

三、细胞的膜信号转导过程

1. 离子通道受体介导的跨膜信号转导

　　离子通道受体本身又是离子通道。例如，骨骼肌终板膜上的 N_2 型 ACh 受体与神经末梢释放的 ACh 结合后，通道的构象发生改变，离子通道开放，Na^+ 和 K^+ 发生跨膜流动，引起终板电位，并进一步引发肌细胞的兴奋和收缩。该信号转导的特点是路径简单、速度快，从递质结合至产生电效应的时间仅约 0.5ms，这与神经电信号的快速传导是相适应的。

2. G 蛋白偶联受体介导的跨膜信号转导

　　G 蛋白偶联受体位于细胞膜表面，当外来配体（又称第一信使）与之结合后，引起细胞内第二信使生成增加或减少，而第二信使影响着细胞的代谢、功能等方面，最终完成细胞的跨膜信号转导。根据第二信使不同分为以下两类。

　　（1）cAMP 信号通路　激素或递质（第一信使）与 G 蛋白偶联受体结合，激活 G 蛋白，激活腺苷酸环化酶，催化细胞内的 ATP 转化为 cAMP（第二信使），激活蛋白激酶 A，实现细胞内生物学效应，完成跨膜信号转导。

　　（2）磷脂酰肌醇信号通路　激素或递质（第一信使）与 G 蛋白偶联受体结合，激活 G 蛋白，激活磷脂酶 C，催化二磷酸磷脂酰肌醇转化为三磷酸磷脂酰肌醇（IP_3）和二酯甘油（DG）两个第二信使，IP_3 动员细胞的内源性 Ca^{2+} 释放，使细胞内的 Ca^{2+} 浓度升高；DG 激活蛋白激酶 C，实现细胞内生物学效应，完成跨膜信号转导。

3. 酶偶联受体介导的跨膜信号转导

　　酶偶联受体是指细胞上的此类受体同时又有酶的作用。如酪氨酸激酶受体和鸟苷酸环化酶受体。酪氨酸激酶受体的胞外端一旦与胰岛素分子结合，就会引起胞内端酪氨酸激酶的活化，随即引起一系列的磷酸化反应，最终产生生物效应。

第三节　细胞的生物电现象

　　一切活细胞在进行生命活动时都存在电活动，这种电活动称为生物电。临床上，借助于仪器可以将这种电信号引导并记录下来，如心电图、脑电图、肌电图等临床诊断用的体表电图。人体和各个器官表现出来的这些电现象，均是以细胞水平的跨膜电位为基础的。细胞的跨膜电位有两种表现形式，分别是安静状态下具有的静息电位和受刺激时产生的动作电位。

一、静息电位

1. 静息电位的概念

静息电位是指细胞在静息状态下（未受刺激时），存在于细胞膜内外两侧的电位差。

将记录电极插入细胞内，参考电极置于细胞外并接地，记录到的电位是以细胞外为零电位的膜内电位。例如，骨骼细胞的静息电位约$-90mV$，神经细胞约$-70mV$，平滑肌细胞约$-55mV$，红细胞约$-10mV$，说明膜内电位比膜外电位低，膜外相对为正而膜内相对为负。通常把这种内负外正的电荷分布状态称为极化。

> **小贴士**
>
> ### 生物电现象的记录方法
>
> 细胞内微电极记录法是将连有记录指示装置的仪器上的一个电极放在细胞膜表面，另一个则由毛细玻璃管加热拉制而成、管内充有KCl溶液、尖端直径通常$<0.5\mu m$的微型记录电极刺入细胞膜内，测量细胞在不同功能状态时膜内与膜外的电位差。因为微型记录电极只有尖端导电，故用此法记录到的电变化只与该细胞有关，几乎不受其他细胞电变化的影响。

在静息电位基础上，膜内外电位差增大的过程称为超极化；膜内外电位差减小的过程称为除极；膜电位除极后，向静息电位恢复的过程，称为复极；膜内电位由负值转为正值时，称为反极化。

2. 静息电位的形成机制

静息电位的形成是由于离子的跨膜流动。产生离子流动的条件有两个：一是细胞膜内外两侧各种离子分布不均衡，存在膜内、外离子的浓度差（表2-1）；二是静息状态时，细胞膜对某些离子，主要是对K^+具有一定的通透性。于是细胞内的K^+就顺着浓度差向膜外扩散，细胞外的正电荷便随之增多。同时，细胞内带负电荷的蛋白质在电荷异性相吸的作用下，也有外流的倾向，但由于蛋白质分子量较大，膜对其基本没有通透性，蛋白质就被阻隔在膜的内侧面，因此形成了细胞膜内负外正的电荷分布状态。

表 2-1　哺乳动物骨骼肌细胞外和细胞内主要离子的浓度

离子	胞外浓度/(mmol/L)	胞内浓度/(mmol/L)
Na^+	145	12
K^+	4.5	155
Cl^-	116	4.2
Ca^{2+}	1.0	10^{-4}

随着K^+外流的增多，细胞外的正电荷也就越多，根据同性相斥的原理，其反而阻碍细胞内K^+的进一步外流，成为阻止K^+外流的阻力。因此，随着K^+外流的增多，阻碍其外流的阻力（电位差）逐渐增大，促进其外流的动力（K^+浓度差）逐渐缩小，当阻力与动力平衡时，K^+外流就会停止，K^+净外流为零。此时，膜内外的电位差就保持在一个相对稳定的状态，就是静息电位。可见，静息电位主要是由K^+外流形成的K^+的电-化学平衡电位。

二、动作电位

（一）动作电位的概念

动作电位是指细胞膜在静息电位的基础上受到有效刺激时，产生的一次快速的、可逆的、可扩步的电位变化。

图 2-6 是神经纤维动作电位。膜电位首先从 −70mV 迅速除极至 +30mV，形成动作电位的上升支，随后迅速复极至接近静息电位水平，形成动作电位的下降支，两者共同形成尖峰状的电位变化，称为峰电位。峰电位是动作电位的主要组成部分，具有动作电位的主要特征。峰电位持续约 1ms，在峰电位后出现的膜电位缓慢而微小地波动，称为后电位。后电位包括两个部分，前一部分的膜电位仍小于静息电位，称为除极后电位；后一部分大于静息电位，称为超极化后电位。

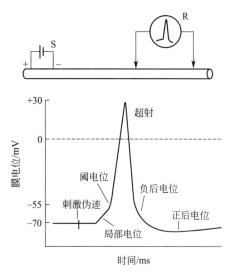

图 2-6 单一神经纤维动作电位示意图

（二）动作电位的形成机制

动作电位的形成机制与静息电位相似，都是离子跨膜流动引起的。

1. 除极过程

当细胞受到有效刺激时，膜对 Na^+ 通透性增大，于是细胞外的 Na^+ 便会顺其浓度差和电位差（两个动力）向膜内扩散，导致膜内正电荷逐渐增多，膜内负电位逐渐减少，直至膜内电位比膜外高，形成内正外负的反极化状态。此时随着 Na^+ 内流的增多，细胞内的正电荷也就越多，反而阻碍 Na^+ 的进一步内流，成为阻止 Na^+ 内流的阻力。可见，促进 Na^+ 内流的动力（浓度差）逐渐减小，阻碍其内流的阻力逐渐增大，当二者平衡时，Na^+ 内流就会停止，此时 Na^+ 净内流为零。因此，动作电位的除极过程是由 Na^+ 内流所形成的 Na^+ 的电-化学平衡电位。

2. 复极过程

当细胞膜除极到峰电位时，细胞膜的 Na^+ 通道迅速关闭，而对 K^+ 的通透性增大，于是细胞内的 K^+ 便顺其浓度差和电位差向膜外扩散，导致膜内负电位逐渐增大，直至恢复到静息时的数值。因此，动作电位的复极过程是由 K^+ 外流所形成的 K^+ 的电-化学平衡电位。

细胞每发生一次动作电位，总有少量 Na^+ 扩散到细胞内，并有少量 K^+ 扩散到细胞外，于是钠-钾泵加速运转，将进入膜内的 Na^+ 泵出，同时把逸出膜外的 K^+ 泵入，以恢复静息状态的离子分布，保持细胞正常的兴奋性。如果说静息电位是细胞产生兴奋的基础，那么，动作电位是细胞产生兴奋的标志。

（三）动作电位的引起

1. 阈电位

细胞受到有效刺激后，首先是膜上 Na^+ 通道少量开放，出现 Na^+ 少量内流，使膜内负电位减小。当膜内电位减小到某一临界值时，受刺激部分的 Na^+ 通道大量开放，使 Na^+ 快速大量内流，形成动作电位的极化过程。这个引起细胞膜对 Na^+ 通透性突然增大的膜电位临界值，称为阈电位。阈电位与静息电位差 10～20mV，两者差距越小，则细胞的兴奋性越高；反之，则越低。

2. 局部电位

细胞在受阈下刺激时细胞膜对 Na^+ 的通透性轻度增加，使膜内负电位减少，发生除极但达不到阈电位，所以不能产生动作电位。这种在电位以下的轻度除极，称为局部电位或局部反应。其特点为：①等级性，刺激强度越强，局部电位的幅度越大；②可以总合，多个阈下刺激引起的局部电位可叠加起来，如果达到阈电位水平即可产生动作电位；③紧张性扩布，发生在细胞膜上某一点的局部电位，可向邻近细胞膜传导，但是局部电位的幅度会随着传导距离的增加而减小，故不能做远距离的传播。

3. 动作电位的特点

（1）"全或无" "全"是指当给予阈刺激或阈上刺激时，同一细胞产生的动作电位的幅度都是相同的，其幅度不会随着刺激强度的增强而增大；"无"是指如果刺激强度达不到阈值，就无法产生动作电位。

（2）脉冲式发放 因为动作电位存在不应期，如果第二次有效刺激与上一次刺激时间间隔太短，细胞就不会产生反应，因此多个动作电位不可能叠加或总和，两个动作电位之间总有一定的间隔，故其传导时就像脉冲一样。

（3）不衰减性传导 在细胞膜上任意一点产生动作电位，就会向整个细胞膜传导，其幅度不会因传播距离的增加而减小（表 2-2）。

表 2-2　动作电位和局部电位的特点比较

局部电位特点	动作电位特点
等级性	"全或无"
可以总和	脉冲式
紧张性扩布	不衰减性传导

（四）动作电位的传导

细胞膜上某一点产生动作电位，就会沿着细胞膜向周围传导，使整个细胞膜依次产生动作电位，此现象称为动作电位的传导。所谓神经冲动，就是在神经纤维上传导的动作电位。

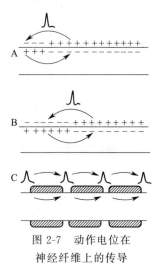

图 2-7　动作电位在神经纤维上的传导

动作电位在同一细胞上的传导机制可以用局部电流学说来解释。当无神经纤维产生动作电位时，该处膜电位由内负外正的电荷分布状态变为内正外负的状态，而邻近的细胞膜仍处于内负外正的状态。于是兴奋部位和未兴奋部位之间出现了电位差，导致局部电荷的流动，这种电荷流动，称为局部电流。此电流的方向是膜外电流由未兴奋部位流向兴奋部位，膜内电流由兴奋部位流向未兴奋部位，这就造成未兴奋部位膜内电位发生除极而达到阈电位，从而爆发动作电位。新产生的动作电位又会以同样方式作用于它的邻点。这个过程依次逐点传导下去，就使兴奋传至整个细胞。不论在哪一点上，动作电位峰值都是由离子流动决定的。而同一细胞的离子成分及其电化学梯度都是一致的。所以动作电位传导时其幅度绝不会因传导距离增大而减小。因此，动作电位传导的特点是不衰减的。

有髓神经纤维，由于髓鞘具有绝缘性，只能在郎飞结之间形成局部电流，故动作电位在有髓神经纤维上呈现跳跃式传导，传导速度较无髓神经纤维快得多，并且可以减少能量消耗（图 2-7）。

第四节　骨骼肌的收缩功能

根据肌肉的功能特性，可将肌肉分为骨骼肌、心肌和平滑肌。不同的肌细胞在结构和功能上各有其特点，本节主要讨论骨骼肌细胞的收缩功能。

骨骼肌的收缩是在中枢神经系统控制下完成的，每个肌细胞都受到来自运动神经元轴突分支的支配；只有当支配肌肉的神经纤维发生兴奋时，动作电位经神经-肌接头传递给肌肉，才能引起肌肉的兴奋和收缩。

一、神经-肌接头处兴奋的传递

（一）神经-肌接头的结构

运动神经末梢和与它接触的骨骼肌细胞膜构成神经-肌接头。它由接头前膜、接头间隙和接头后膜 3 部分组成（图 2-8）。运动神经末梢在接近肌细胞处失去髓鞘，其末梢部位膨大，半嵌入与之相对的肌细胞膜的凹陷处，这部分轴突末梢膜称为接头前膜，与其相对的肌细胞膜称为接头后膜或终板膜，二者之间存在约 20nm 的接头间隙，其中充满细胞外液。终板膜进一步向内凹陷形成许多皱褶，增加了接头后膜的面积。神经轴突末梢中含有许多囊泡，囊泡内含有大量的 ACh。在终板膜上有能与 ACh 发生特异性结合的 N_2 型 ACh 受体以及胆碱酯酶，它可将 ACh 分解为胆碱和乙酸。

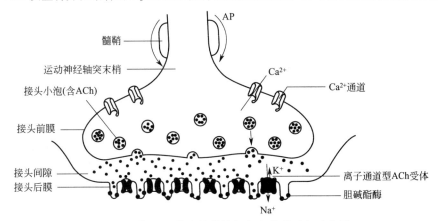

图 2-8　神经-肌接头的结构与兴奋传递过程示意图

（二）神经-肌接头处的兴奋传递过程

当动作电位传导到运动神经末梢时，引起接头前膜上的电压门控 Ca^{2+} 通道瞬间开放，Ca^{2+} 流入神经末梢内，促使大量囊泡向接头前膜移动，囊泡膜与接头前膜融合、破裂，将囊泡内的 ACh 释放到接头间隙。ACh 在接头间隙内扩散至终板膜，与终板膜上的 N_2 型 ACh 受体结合并使之激活，于是离子通道开放导致 Na^+ 内流和 K^+ 外流，其中以 Na^+ 内流为主，促使终板膜发生除极。这一除极的电位变化称为终板电位。终板电位属于局部电位，可通过紧张性扩布传导到邻近的一般肌细胞膜，终板电位多个总和达到阈电位，使之产生动作电位，并传播至整个肌细胞膜，从而完成兴奋从神经轴突末梢到肌细胞的传递。

（三）神经-肌接头兴奋传递的特征

1. 单向传导

兴奋只能从神经末梢传向肌细胞膜，而不能反向传递。这是因为神经轴突的囊泡中有乙酰胆碱，接头后膜上有 N_2 型 ACh 受体。

2. 时间延搁

神经-肌接头的兴奋传递与单根神经纤维兴奋传导相比，耗时较长，这与递质的释放、扩散以及递质与受体结合等化学过程有关。

3. 一对一

通常运动神经末梢每产生一次动作电位，所释放的 ACh 量，超过引起肌细胞动作电位需要量的 3~4 倍，可保证每一次神经冲动都能使肌细胞兴奋一次，进而骨骼肌收缩一次；同时，ACh 在发挥作用后立即被终板膜表面的胆碱酯酶迅速分解，这样就保证了一次神经冲动仅引起一次肌细胞兴奋，产生一次骨骼肌收缩。如果乙酰胆碱发挥作用后不能及时清除，而在神经-肌接头处蓄积，将使肌细胞持续地兴奋而发生痉挛。例如，有机磷农药中毒，由于有机磷农药抑制了胆碱酯酶的活性，造成 ACh 在接头间隙内大量蓄积，引起中毒症状；新斯的明等胆碱酯酶抑制剂，可通过抑制胆碱酯酶增加 ACh 在接头间隙的浓度，因而能改善肌无力患者的症状。

4. 易受环境因素变化的影响

神经-肌接头兴奋传递的过程受到很多因素的影响，包括细胞外液的 pH、温度和某些药物等。

例如，筒箭毒碱可与 ACh 竞争终板膜上的 N_2 型 ACh 受体，使神经-肌接头传递的过程受到影响，从而抑制肌细胞兴奋，肌肉表现为松弛，故临床上常用筒箭毒碱作为肌松剂，用于外科手术。

二、骨骼肌细胞的微细结构

详见第三章第三节。

三、骨骼肌细胞的收缩机制

1. 肌丝的滑行过程

骨骼肌细胞的收缩机制用肌丝滑行学说解释。该学说认为，肌肉收缩并不是肌丝本身长度的缩短或卷曲，而是肌节两端细肌丝向粗肌丝内滑行，从而引起肌节长度缩短。

肌丝滑行的主要过程（图 2-9）：肌细胞兴奋时，终池膜对 Ca^{2+} 的通透性增大，Ca^{2+} 由终池释放入肌质，Ca^{2+} 与细肌丝上的肌钙蛋白结合，使其构型发生变化，牵拉原肌凝蛋白滚动移位，暴露肌动蛋白与横桥的结合位点，横桥立即与细肌丝中的肌动蛋白结合。它们的结合导致横桥上 ATP 酶活性被激活，分解 ATP，释放能量，使横桥扭动，牵拉肌节两端的细肌丝向中间的粗肌丝中央（M 线）滑行，肌节缩短，出现肌肉收缩。当肌质中的 Ca^{2+} 浓度下降时，Ca^{2+} 与肌钙蛋白脱离，肌钙蛋白恢复安静时的构型，原肌凝蛋白恢复原位，把肌动蛋白上的结合位点掩盖起来，横桥脱离了肌动蛋白，细肌丝滑出，肌节恢复原长，出现肌肉舒张。

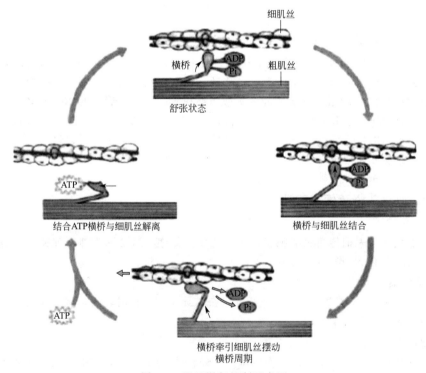

图 2-9　肌丝滑行机制示意图

2. 骨骼肌的兴奋-收缩偶联

把肌细胞兴奋的电活动与肌肉收缩的机械活动联系起来的中介过程，称为兴奋-收缩偶联。基本过程包括：①肌细胞膜上的动作电位沿横管系统传向肌细胞深部；②三联体把横管的电变化转变为终池释放 Ca^{2+}，触发肌丝滑行；③肌质网上的钙泵将胞质中的 Ca^{2+} 回收入肌质网，使胞质中 Ca^{2+} 浓度降低，肌肉舒张。可见，在这个中介过程中发挥关键作用的偶联物质是 Ca^{2+}，结构基础是三联体。

四、骨骼肌收缩的外部表现

（一）骨骼肌的收缩形式

1. 等长收缩与等张收缩

（1）等长收缩　是指肌肉收缩时只表现为张力的增加而无长度的缩短。由于没有肌肉长度的缩短，被作用的物体不会发生移动，故肌肉并没有做功。等长收缩的意义在于维持人体一定的位置和姿势。

（2）等张收缩　是指肌肉收缩时只有长度的缩短而张力保持不变。等张收缩的意义在于使被作用物体产生位移，对物体做功。人的肢体特别是上肢在一般情况下的运动主要是等张收缩，如提起重物等。

2. 单收缩与强直收缩

（1）单收缩　肌细胞接受一次有效刺激时，产生一次动作电位，引起一次收缩，称为单收缩（图 2-10）。其可分为潜伏期、缩短期和舒张期。

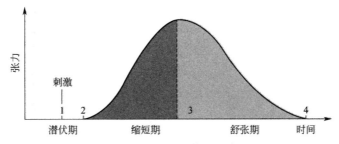

图 2-10　骨骼肌的单收缩曲线

（2）强直收缩　是指肌细胞连续接受刺激，肌肉产生收缩的复合。根据刺激的频率不同可分为不完全强直收缩和完全强直收缩。前者是当刺激频率较低时，后一刺激落在前一次收缩的舒张期内，导致前一次收缩的舒张期还没有结束，就发生第二次收缩，表现为舒张不完全，记录的收缩曲线是锯齿状（图 2-11B，图 2-11C）。后者是当刺激频率较高时，后一刺激落在前一次收缩的收缩期内，导致后一次收缩的收缩期与前一次收缩的收缩期叠加，记录到的收缩曲线完全融合起来（图 2-11A）。强直收缩可以产生更大的收缩效果，正常体内的骨骼肌收缩都是强直收缩。

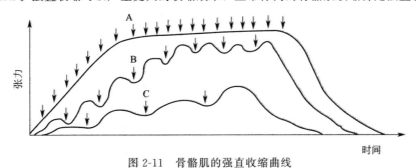

图 2-11　骨骼肌的强直收缩曲线

（二）影响骨骼肌收缩的因素

骨骼肌的收缩受多种因素的影响，主要包括前负荷、后负荷和肌肉收缩能力。

1. 前负荷

前负荷是指肌肉在收缩前所承受的负荷。前负荷决定了肌肉的初长度，故可以用初长度来代表前负荷。在一定限度内，肌肉的初长度越长，肌肉收缩产生的张力就越大，但当超过一定限度时二者则呈反比关系。使肌肉产生最大收缩力时的肌肉初长度称为最适初长度，此时的前负荷称为最适前负荷。

2. 后负荷

后负荷是指肌肉在收缩过程中所承受的负荷。后负荷阻碍肌肉的缩短，是肌肉做功的对象。后负荷越大，肌肉开始出现缩短的时间越晚，缩短的速度就越慢，缩短的长度也越小，产生的张力越大。因此，在一定范围内，后负荷与肌肉收缩产生的张力呈正比关系，与收缩速度呈反比关系。

3. 肌肉收缩能力

肌肉收缩能力是指与负荷无关的影响肌肉收缩效果的肌肉本身的内在特性。显然，肌肉收缩能力提高时，收缩时产生的张力的大小、肌肉缩短的程度，以及产生张力或肌肉缩短的速度均将提高，肌肉收缩能力降低时则发生相反的改变。肌肉这种内在的收缩特性与多种因素有关，如兴奋-收缩偶联过程中胞质内 Ca^{2+} 浓度的变化、肌球蛋白的 ATP 酶活性、细胞内各种功能蛋白及其亚型的表达水平等。许多神经递质、体液因子、病理因素和药物，都可通过上述途径来调节和影响肌肉收缩能力。

**本章
小结**

本章主要介绍了细胞结构、细胞膜的结构特点和功能以及整个细胞的功能，包括物质出入细胞的各种方式，同时阐述了静息电位、动作电位的特点，产生的机制等；最后介绍了骨骼肌的收缩功能，本章重点是细胞的定义、物质出入细胞的方式和特点、静息电位、动作电位等。

重要知识点学习指导 2

目标测试 2

参考答案 2

**思政
高地**　　"外科之父"裘法祖院士的高尚医德

我国现代外科学创始人和器官移植学科奠基人裘法祖院士在会议上提出了"好医生的标准"。裘法祖院士指出，一个好医生最重要的一条就是能否把病人当作自己亲人一样对待，急病人所急，想病人所想。现在病人看病负担很重，而有的年轻医生太多依赖各种检查报告和化验单看病，不愿意亲自检查病人，甚至病人都没有看就敢去开刀。裘法祖院士说："医生有 3 种，只看报告不看片子的不是好医生，先看报告后看片子的是较好的医生，先看片子再看报告的才是好的医生。"裘法祖院士还随手掏出放在衣袋里精心保存的《左传》，上面有一段话：太上立德，其次立功，再次立言。裘法祖院士指着解释说：立德，就是指做人；立功，指做事；立言，指做学问。所以说，先做好人才能做事、做学问。好医生首先应是个有爱心、有同情心的好人。如果你尽了努力，病也治不好的话，病人会原谅你的，这样医患关系就和谐了，社会也就和谐了。医生给予病人的，首先是心、语言，然后才是药草。

所以从事医药事业者一定要牢记"医者之心，仁者之心"，医乃仁术。

思维导图3

第三章　基本组织

上皮组织：

被覆上皮（视频）

学习目标

1. 掌握上皮组织的一般特点和分类，疏松结缔组织的特点和组成成分，三种肌组织的光镜结构和功能特点，神经组织的构成，神经元的光镜结构、分类与功能，神经纤维的结构，几种神经末梢的结构与功能。
2. 熟悉腺上皮和腺的概念，腺的分类及特点，肌组织的类型和特点，神经胶质细胞的分类、结构特点与功能。
3. 了解致密结缔组织、网状组织、脂肪组织的基本结构和功能，心传导系统的细胞类型。

写在前面

　　患者，男性，16岁。因过量进食河虾，皮肤多处瘙痒，出现皮疹而就诊。查体：颈、躯干部及四肢可见散发性大片红色疹块。搔刮或用力划皮肤后会出现红晕反应，疹块消退后不留痕迹。

　　临床诊断：荨麻疹

　　问题：　1. 在日常生活中，你对该病了解吗？

　　2. 该病的组织学基础是什么？

　　提示：荨麻疹是多种不同原因所致皮肤、黏膜小血管扩张及渗透性增加而出现的一种局限性水肿反应，临床表现为大小不等的风疹块损害，骤然发生、迅速消退、瘙痒剧烈。

　　荨麻疹的发病原因可分为变态反应和非变态反应两型。Ⅰ型变态反应主要是抗原与抗体IgE作用于肥大细胞与嗜碱性粒细胞，使它们的颗粒脱落而产生一系列化学介质的释放，从而引起毛细血管扩张、通透性增加、平滑肌痉挛、腺体分泌增加等，产生皮肤、黏膜、消化道和呼吸道等症状。Ⅱ型是抗原抗体复合物激活补体，形成过敏毒素，吸引中性粒细胞释放溶酶体酶，刺激肥大细胞释放组胺与组胺类物质而发病，例如呋喃唑酮或注入异种血清蛋白引起荨麻疹等反应。非变态反应是由某些生物的、化学的及物理的因素直接作用于肥大细胞与嗜碱性粒细胞，使其释放颗粒而发病。本章详细介绍组织的结构和功能。

　　组织由细胞和细胞间质构成，是构成器官的基本成分。根据其结构和功能特点，人体的组织分为四种基本类型：上皮组织、结缔组织、肌组织和神经组织。

第一节　上皮组织

　　上皮组织由大量细胞和少量细胞间质组成。上皮细胞分布有极性，分游离面和基底面。游离面朝向身体表面或有腔器官的腔面；基底面与游离面相对，朝向深部的结缔组织，附着在基膜上。上皮组织中没有血管，细胞所需的营养由结缔组织内的血管透过基膜供给。上皮组织主要分为被覆上皮和腺上皮两大类，具有保护、吸收、分泌和排泄等功能。

一、被覆上皮

被覆上皮覆盖于身体表面或体内某些管腔器官的内表面，根据构成细胞的层次和细胞的形状，被覆上皮可分为以下几种类型（表 3-1，图 3-1）。

表 3-1　被覆上皮的类型及分布

项目	类型	分布
单层上皮	单层扁平上皮	内皮:心、血管及淋巴管腔面
		间皮:胸、腹膜及心包膜表面
		其他:肺泡上皮及肾小囊壁层等
	单层立方上皮	肾小管及甲状腺滤泡等
	单层柱状上皮	胃、肠、子宫、输卵管及胆囊等腔面
	假复层纤毛柱状上皮	呼吸管道等腔面
复层上皮	复层扁平上皮	未角化的:口腔、食管及阴道等腔面
		角化的:皮肤的表皮
	复层立方上皮	汗腺导管、肛管和女性尿道近开口处
	复层柱状上皮	眼结膜及男性尿道等腔面
	变移上皮	肾盂、肾盏、输尿管及膀胱等腔面

1. 单层扁平上皮

仅由一层扁平细胞组成。从表面看：细胞呈不规则或多边形，边缘呈齿状或波浪状，互相嵌合；核呈椭圆形，位于细胞中央。从垂直切面看：细胞核呈扁椭圆形，胞质菲薄，有核的部分略厚。

衬贴在心、血管和淋巴管腔面的单层扁平上皮，称内皮。内皮很薄，游离面光滑，有利于血液和淋巴液流动及物质通过；被覆于胸膜、腹膜和心包膜表面的单层扁平上皮称间皮。间皮表面湿润光滑，利于脏器之间的运动。

2. 单层立方上皮

由一层立方形细胞组成。从表面看：细胞呈六角形或多角形。从垂直切面看：细胞呈立方形；细胞核呈圆形，位于细胞中央。单层立方上皮主要见于肾小管、甲状腺滤泡等处，有吸收和分泌功能。

3. 单层柱状上皮

由一层棱柱状细胞组成。从表面看：细胞呈六角形或多角形。从垂直切面看：细胞呈柱状，细胞核呈长椭圆形，多位于近基底部。在肠的单层柱状上皮中，柱状细胞间有散在的杯状细胞。杯状细胞形似高脚酒杯，顶部膨大，基底部较窄；细胞顶部充满黏液性分泌颗粒，在常规切片中分泌颗粒常溶解，胞质顶部呈空泡状。胞核位于基底部，呈倒三角形或扁椭圆形，着色较深。杯状细胞分泌黏液，滑润和保护上皮。单层柱状上皮主要见于胃、肠、子宫和输卵管等腔面，有吸收或分泌功能。

4. 假复层纤毛柱状上皮

是一种特殊的单层上皮，由柱状细胞、杯状细胞、梭形细胞和锥体形细胞组成。柱状细胞较多、游离面有纤毛，能摆动。几种细胞高矮不等，只有柱状细胞和杯状细胞的顶端伸到上皮游离面，细胞核的位置深浅不一，看上去很像复层上皮，但这些细胞的基底面都附着在基膜上，故仍为单层上皮。此种上皮主要分布在呼吸管道的腔面。

5. 复层扁平上皮

由多层细胞组成，是最厚的一种上皮。表层为几层扁平细胞；中间是数层多边形细胞，胞

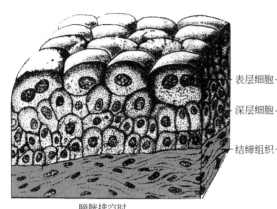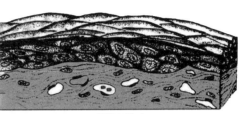

表层细胞
深层细胞
结缔组织

膀胱排空时　　　　　　膀胱充盈时

变移上皮

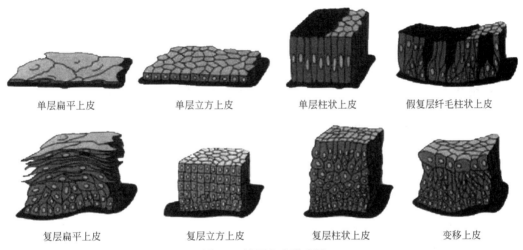

单层扁平上皮　　　单层立方上皮　　　单层柱状上皮　　　假复层纤毛柱状上皮

复层扁平上皮　　　复层立方上皮　　　复层柱状上皮　　　变移上皮

图 3-1　被覆上皮模式图

体较大，染色浅；基底面是一层立方形或矮柱状细胞，胞质呈强嗜碱性，此层细胞有较强的分裂增殖能力，可分化形成上皮中的其他细胞并向表层移动，以补充表层脱落的细胞。上皮与深部结缔组织的连接面凹凸不平，扩大了两者之间的接触面积，也加固了两者之间的连接。

　　复层扁平上皮具有很强的机械性保护作用。位于皮肤表面的复层扁平上皮，浅层细胞无核，胞质中充满硬韧的角蛋白，细胞死亡、不断脱落，称角化的复层扁平上皮，具有更强的保护作用。衬贴在口腔、食管和阴道等腔面的复层扁平上皮，浅层细胞是有核的活细胞，称未角化的复层扁平上皮。

6. 复层立方上皮

　　由两层或数层细胞组成，表面细胞为立方形。上皮深层的细胞为立方形或多边形，附于基膜上。中间层细胞为梭形或多边形。此种上皮少见，可见于肛管和女性尿道近开口处。汗腺导管是较典型的复层立方上皮，由 2～3 层立方形细胞组成。

7. 复层柱状上皮

　　由数层细胞组成。表层细胞为矮柱状，胞质内含较多糖原，游离面常有分散的微绒毛。深层细胞为立方形或多边形，附于基膜上。中间层细胞多为横行的梭形细胞。细胞间形成嵌合连接，利于上皮的伸展。此种上皮也较少见，见于眼结膜穹隆部、尿道海绵体部、肛门、咽、会厌喉面和一些腺的大导管等。有时也见于软腭鼻面和喉。有人将釉器的上皮也归入此类。位于咽、会厌、软腭和喉的上皮和胎儿食管的上皮，其柱状细胞的游离面常见纤毛，称为复层纤毛柱状上皮。

8. 变移上皮

又称移行上皮，主要见于排尿管道（肾盂、肾盏、输尿管和膀胱）的腔面，上皮细胞形状和层数可随所在器官的功能状态而发生变化。以膀胱为例：当膀胱空虚时，上皮细胞层数较多。表层细胞呈大立方形，顶部胞质较厚，可防止尿液侵蚀，有的细胞有两个核；中层细胞为多边形；基底细胞为矮柱状或立方形。当膀胱充盈时，上皮变薄，细胞层数减少，细胞形状也变扁。

二、腺上皮和腺

由腺细胞构成，以分泌功能为主的上皮，称腺上皮。以腺上皮为主要成分的器官称腺，分为外分泌腺和内分泌腺。

1. 外分泌腺的结构

外分泌腺由分泌部和导管两部分组成。

（1）分泌部　也称腺泡，根据构成腺泡的细胞的不同，可分为 3 种类型。浆液性腺泡由浆液性腺细胞组成。腺细胞呈锥体形；核圆形，位于中央或近细胞基底部；细胞顶部充满嗜酸性的酶原颗粒，基部胞质呈嗜碱性。黏液性腺泡由黏液性腺细胞组成。腺细胞呈锥体形或柱形；核扁椭圆形，位于细胞基底部；胞质内充满粗大的黏原颗粒。在 HE 染色切片中，颗粒不易被保存，故胞质呈泡沫状。混合性腺泡由浆液性腺细胞和黏液性腺细胞共同组成。以黏液性腺细胞为主，几个浆液性腺细胞位于腺泡的底部，在切片中呈半月形结构，称浆半月。

（2）导管　导管与分泌部相连，由单层或复层上皮构成，将分泌物排到体表或器官腔内。有的导管还有分泌或吸收水和电解质的功能。

2. 外分泌腺的分类

（1）按组成腺的细胞数目　可分为单细胞腺（杯状细胞）和多细胞腺。大多数腺为多细胞腺。

（2）按导管有无分支　可分为单腺和复腺。导管无分支为单腺；导管有分支为复腺。

（3）按分泌部的形状　可分为管状腺、泡状腺和管泡状腺。通常是把分泌部的形状和导管是否分支两个因素结合在一起分类。

（4）按分泌物的性质　可分为浆液性腺、黏液性腺和混合性腺。

第二节　结缔组织

结缔组织是人体内分布广泛、形态多样的组织，由多种细胞和丰富的细胞间质组成。细胞散在细胞间质中，分布无极性，细胞的类型和数量随结缔组织的类型不同而有差异；细胞间质由细胞产生，包括纤维、无定形基质和不断循环更新的组织液。广义的结缔组织包括松软的固有结缔组织、液态的血液和淋巴以及固态的骨和软骨。结缔组织具有连接、支持、保护、运输、营养、免疫及预防等功能。

固有结缔组织即狭义的结缔组织，包括：疏松结缔组织、致密结缔组织、脂肪组织和网状组织。

一、疏松结缔组织

疏松结缔组织又称蜂窝组织。广泛分布于器官、组织之间，起连接、支持、营养、防御、保护和修复等作用。其细胞种类多，纤维数量较少，排列稀疏，基质丰富（图 3-2）。

（一）细胞

1. 成纤维细胞

成纤维细胞是结缔组织中数量最多的细胞，常附在胶原纤维上。胞体较大，扁平多突起；

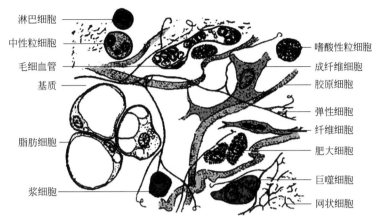

淋巴细胞
中性粒细胞
毛细血管
基质
脂肪细胞
浆细胞

嗜酸性粒细胞
成纤维细胞
胶原细胞
弹性细胞
纤维细胞
肥大细胞
巨噬细胞
网状细胞

图 3-2 疏松结缔组织模式图

胞质弱嗜碱性；胞核大，椭圆形，染色浅，核仁明显。电镜下，胞质内有丰富的粗面内质网、游离核糖体和发达的高尔基复合体。成纤维细胞合成分泌疏松结缔组织的各种纤维和基质。

成纤维细胞功能处于静止状态时，细胞较小，呈长梭形；胞核小而细长，染色深；胞质嗜酸性，称纤维细胞。

2. 巨噬细胞

巨噬细胞分布广泛，形态因功能状态不同而变化，呈圆形、椭圆形或不规则形；胞核较小，圆形或椭圆形，染色深；胞质丰富，嗜酸性，含空泡和异物颗粒。电镜下，胞质内含有大量溶酶体、吞噬小泡和吞噬体，以及发达的高尔基复合体、少量线粒体和粗面内质网等。巨噬细胞来源于血液中的单核细胞，具有吞噬、消化、清除异物及免疫等功能。

3. 浆细胞

圆形或卵圆形；核圆形，多偏于细胞一侧，核中异染色质呈块状，沿核膜内面呈辐射状排列形似车轮；胞质丰富，嗜碱性。电镜下，胞质内有大量粗面内质网、游离核糖体及发达的高尔基复合体。浆细胞合成及分泌免疫球蛋白，又称抗体。抗体与抗原特异性结合，形成抗原-抗体复合物，从而抑制或杀灭细菌和病毒。

4. 肥大细胞

常沿小血管和小淋巴管分布。细胞较大，呈圆形或卵圆形；胞核小而圆，居中；胞质内充满粗大嗜碱性颗粒，这些颗粒具有异染性，可被甲苯胺蓝染成紫红色，被醛复红染成紫色。颗粒内含有肝素、组胺和嗜酸性粒细胞趋化因子；胞质中含有白三烯。肥大细胞参与过敏反应。

🧑‍⚕️ 小贴士 **肥大细胞与花粉过敏**

某些花粉对某些人是过敏原，吸入这种花粉后，体内的浆细胞分泌 IgE 抗体。IgE 与肥大细胞表面的 IgE 受体结合，机体对该过敏处于致敏状态。当再次吸入相同花粉时，该过敏原与结合在肥大细胞表面的 IgE 结合，肥大细胞受刺激脱颗粒，释放组胺和白三烯等，引起过敏反应。

---

5. 脂肪细胞

单个或成群分布。胞体大，呈圆形或椭圆形，胞质内含一大脂滴，在常规染色标本中，脂滴被溶解，细胞呈空泡状；胞核和少量胞质被挤到细胞的一侧。脂肪细胞合成和储存脂肪，参与脂质代谢。

6. 未分化的间充质细胞

有分化潜能，在炎症及创伤修复时，可分化为成纤维细胞、脂肪细胞、平滑肌细胞和内皮细胞等，参与结缔组织和小血管的修复。

7. 白细胞

从血液中游走到疏松结缔组织内的白细胞，包括嗜酸性粒细胞、中性粒细胞和淋巴细胞等，参与免疫和炎症反应。

（二）纤维

1. 胶原纤维

胶原纤维是结缔组织中数量最多的纤维，新鲜时呈白色，又称白纤维。纤维粗细不等，呈波浪形，互相交织；嗜酸性，粉红色。胶原纤维是由大量胶原原纤维黏合而成，电镜下呈现明暗交替的周期性横纹；韧性大，抗拉力强。

2. 弹性纤维

新鲜时呈黄色，又称黄纤维。纤维较细，末端常见分支或卷曲。弹性纤维以弹性蛋白为核心，外周覆盖着微原纤维；有较强的弹性。

弹性纤维和胶原纤维交织在一起，使疏松结缔组织既有弹性又有韧性，有利于组织和器官保持形态和位置的相对恒定，又具有一定的可塑性。

3. 网状纤维

网状纤维较细，分支多，交织成网，经硝酸银染色呈黑色，又称嗜银纤维。网状纤维由Ⅲ型胶原蛋白构成，表面被覆蛋白多糖和糖蛋白；主要分布在网状组织；也见于结缔组织与其他组织交界处。

（三）基质

基质是一种无定形的胶状物质，主要化学成分为蛋白多糖和糖蛋白。蛋白多糖为基质的主要成分，其分子排列成多孔隙的筛状结构，称为分子筛，允许水、营养物、代谢产物、激素和气体分子通过，细菌等大分子物质则不能通过，是限制细菌扩散的防御屏障。此外基质中含有大量的组织液，是从毛细血管渗入基质内的液体，是血液与组织细胞间进行物质交换的场所，保持细胞赖以生存的体液环境的稳定。

二、致密结缔组织

致密结缔组织以纤维成分为主，且纤维粗大、排列致密而细胞和基质成分较少，起支持和连接作用。以胶原纤维为主的致密结缔组织，细胞主要是成纤维细胞。胶原纤维密集平行排列成束，主要见于肌腱、腱膜、韧带和关节等处；或纵横交错排列，主要见于真皮、硬脑膜、巩膜及许多器官的被膜等处。以弹性纤维为主的致密结缔组织，称弹性组织。粗大的弹性纤维平行排列成束，见于项韧带和黄韧带，适应脊柱的运动；或成层排列，见于大动脉的中膜，缓冲血流的压力。

三、脂肪组织

大量脂肪细胞聚集在一起，被疏松结缔组织分隔成许多小叶，构成脂肪组织。新鲜时呈黄色，称黄色脂肪组织（某些哺乳类动物为白色）。细胞中含有一个大脂滴，称单泡脂肪细胞。黄色脂肪组织主要分布在皮下、网膜和系膜等处，是体内最大的储能库，参与能量代谢，还具有维持体温、缓冲、保护和填充等作用。

四、网状组织

网状组织由网状细胞、网状纤维和基质构成。网状细胞呈星形，多突起，互连成网；胞核较大，呈圆形或卵圆形，染色浅，核仁明显。网状纤维由网状细胞产生，分支交织连接成网。网状组织构成造血组织和淋巴组织的支架结构，为血细胞发生和淋巴细胞发育提供适宜的微环境。

第三节　肌组织

肌组织主要由具有收缩功能的肌细胞组成。肌细胞间有少量的结缔组织、血管、淋巴管和神经。肌细胞呈细长纤维状，又称肌纤维，其细胞膜称肌膜，细胞质称肌质，肌质内的滑面内质网称肌质网。肌组织分为 3 类：骨骼肌、心肌和平滑肌（图 3-3）。

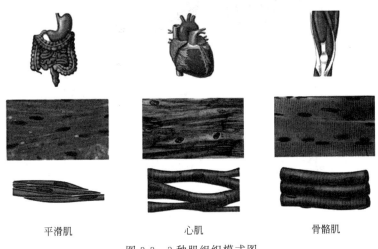

平滑肌　　　　　　　心肌　　　　　　　骨骼肌

图 3-3　3 种肌组织模式图

一、骨骼肌

骨骼肌由许多平行排列的骨骼肌纤维外面包裹着结缔组织组成。包在整块肌肉外面的致密结缔组织，称为肌外膜，其结缔组织伸入肌肉内，将肌纤维分隔和包裹成大小不等的肌束，形成肌束膜。包裹在每根肌纤维外面的薄层结缔组织，称肌内膜。这些结缔组织有支持、连接、营养和保护肌组织的作用。

（一）骨骼肌纤维的光镜结构

骨骼肌纤维为长圆柱形；每根肌纤维有多个核，呈扁椭圆形，位于肌质的边缘；肌质内含许多与细胞长轴平行排列的肌原纤维，其上有明暗相间的带，构成了骨骼肌纤维明显的周期性横纹。暗带又称 A 带，电镜下，其中央可见一条浅色窄带，称 H 带，H 带中间有一条深色细线，称 M 线；明带又称 I 带，其中央可见一条深色细线，称 Z 线。相邻两条 Z 线之间的一段肌原纤维，称肌节。

（二）骨骼肌纤维的超微结构

1. 肌原纤维

肌原纤维是由许多更细的粗、细两种肌丝构成。两种肌丝沿肌原纤维长轴规律地平行排列，形成光镜下可见的明带和暗带。粗肌丝位于 A 带，固定于 M 线，两端游离。细肌丝一端固定于 Z 线，另一端向 A 带伸入，止于 H 带外侧。这种排列的结果，I 带内只有细肌丝，H 带内只有粗肌丝，而 H 带两侧的 A 带内既有粗肌丝又有细肌丝。粗、细肌丝的这种规则排列关系以及它们的分子结构是肌节完成收缩功能的结构基础。

粗肌丝由肌球蛋白分子组成（图 3-4）。肌球蛋白形如豆芽，分为头和杆两部分，两者的连接点及杆上有两处类似关节的结构，可以屈动。肌球蛋白的杆朝向 M 线；头游离，朝向邻近的

Z线，并突出于粗肌丝的表面，形成横桥。肌球蛋白的头部具有 ATP 酶活性，能分解 ATP 释放能量，使横桥屈动。

　　细肌丝由肌动蛋白、原肌球蛋白和肌钙蛋白构成。肌动蛋白分子单体为球形，相互接连成串珠状，并缠绕形成双股螺旋链。每个肌动蛋白单体上都有一个可以与肌球蛋白头部相结合的位点。原肌球蛋白由 2 条多肽链缠绕形成双股螺旋状长链，嵌于肌动蛋白双股螺旋链的浅沟内，在肌纤维处于非收缩状态时，原肌球蛋白掩盖肌动蛋白单体上的结合位点。肌钙蛋白由 3 个球形亚单位构成，可与 Ca^{2+} 结合，影响肌动蛋白和肌球蛋白相互作用。

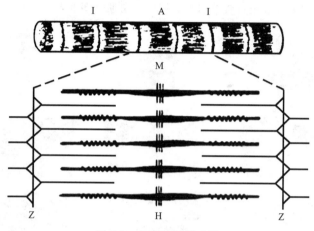

图 3-4　肌原纤维模式图

2. 横小管

　　横小管也称 T 小管（图 3-5），是肌膜向肌质内凹陷形成的管状结构，与肌纤维长轴垂直走行，包绕每条肌原纤维，位于 A 带与 I 带交界处，同一平面的横小管分支吻合，互连成网。横小管可将肌膜的兴奋迅速传到肌纤维内。

3. 肌质网

　　肌质网是肌质内的滑面内质网（图 3-5），位于横小管之间，纵行包绕每条肌原纤维，称纵小管。纵小管在靠近横小管处膨大呈扁囊状，称终池，每一个横小管与其两侧的终池共同组成三联体，可将兴奋从肌膜传到肌质网。肌质网可调节肌质中 Ca^{2+} 的浓度。

　　除上述结构外，骨骼肌纤维肌质中还含有大量线粒体、糖原、肌红蛋白及少量脂滴，为骨骼肌提供氧和能量。

二、心肌

　　心肌主要分布于心脏和邻近心脏的大血管壁，呈自动节律性收缩。

1. 心肌纤维的光镜结构

　　心肌纤维呈短柱状，有分支，互联成网；核呈卵圆形，位于细胞中央，有时含有双核；核周胞质中可见脂褐素，随年龄的增长而增多；心肌纤维的横纹不

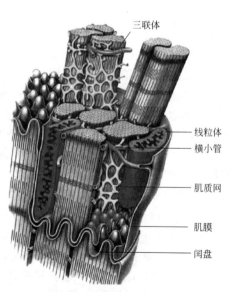

图 3-5　骨骼肌纤维超微结构模式图

如骨骼肌明显。心肌纤维的连接处染色较深，在光镜下呈与横纹平行的竹节样粗线条，称闰盘。

2. 心肌纤维的超微结构

在电镜下，心肌纤维的结构与骨骼肌相似，具有以下特点：①肌原纤维粗细不等，分界不清；②横小管较粗，位于 Z 线水平；③肌质网比较稀疏，纵小管不发达，只在横小管一侧形成较小的终池，形成二联体，三联体极少见；④闰盘的横向部分位于 Z 线水平，有中间连接和桥粒；纵向部分有缝隙连接，便于细胞间传递化学信息和电冲动；⑤肌质中含有较多的线粒体和肌红蛋白。

三、平滑肌

平滑肌广泛分布于血管、呼吸道和消化道等中空性器官的管壁，又称内脏肌。

1. 平滑肌纤维的光镜结构

平滑肌纤维呈梭形；无横纹；细胞核一个，长椭圆形或杆状，位于细胞中央，常规切片中，由于细胞收缩，细胞核呈波浪形。

2. 平滑肌纤维的超微结构

平滑肌纤维内没有肌原纤维，主要由粗肌丝、细肌丝、中间丝、密斑和密体组成。密斑和密体为电子致密的小体。密斑位于肌膜下，是细肌丝的附着点；密体位于肌质中，为细肌丝和中间丝的共同附着点，一般认为密体相当于横纹肌的 Z 线。平滑肌纤维的收缩机制与骨骼肌相同，但其收缩更慢，持续时间更长。相邻肌纤维之间以缝隙连接，借以传递化学信息和电冲动。

第四节 神经组织

神经组织由神经细胞和神经胶质细胞组成。神经细胞又称神经元，能接受刺激、整合信息和传导冲动。神经胶质细胞对神经元起支持、保护、营养和绝缘等作用。

一、神经元

神经元是神经系统的结构和功能单位。

（一）神经元的结构

神经元形态多样，大小不一，分为胞体和突起两部分，突起包括树突和轴突（图 3-6）。

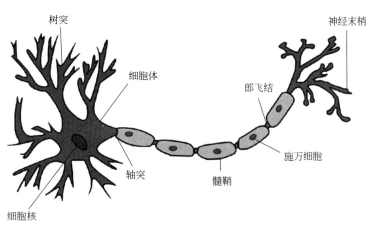

图 3-6 神经元结构模式图

1. 胞体

胞体是神经元功能活动中心；有圆形、锥体形、梭形和星形等；神经元细胞膜是可兴奋膜，膜上有离子通道和受体；细胞核位于胞体的中央，大而圆，染色浅，核仁大而明显；胞质中含有丰富的细胞器，其中有两种特殊的细胞器——尼氏体和神经原纤维，是神经元的特征性结构。

尼氏体又称嗜染质，为嗜碱性颗粒或斑块。电镜下观察，尼氏体由发达的粗面内质网和游离核糖体组成，故神经元合成蛋白质的功能活跃。神经原纤维：HE染色切片中难以分辨。镀银染色切片中，神经原纤维呈棕黑色细丝，互相交错成网，并伸入树突和轴突内，电镜下观察，神经原纤维由神经丝和微管构成。神经丝与微管构成神经元的细胞骨架；此外，微管还参与物质的运输。

2. 树突

树突一个或多个，分支较短呈树枝状，在分支上可见大量短小突起，称树突棘，增大了神经元的接触面积。树突的胞质结构与胞体相似，主要功能是接受刺激并传向胞体。

3. 轴突

一般只有一个，比树突细而长，末端的分支较多，形成轴突终末。光镜下胞体发出轴突的部位常呈圆锥形，称轴丘，此区域内无尼氏体，染色浅淡。轴突内含的胞质，称轴质，轴质中含有大量的神经丝、微丝、微管等，构成轴质中的立体网架结构，是神经元运输物质的通道。轴突表面的胞膜，称轴膜，神经冲动沿轴膜传递，因此轴突的主要功能是传导神经冲动。

（二）神经元的分类

1. 按突起数量分为三类

① 多极神经元：有一个轴突和多个树突。

② 双极神经元：有一个轴突和一个树突。

③ 假单极神经元：从胞体发出一个轴突，在不远处呈"T"形分支，一支进入中枢神经系统，称中枢突，传出冲动；另一支分布到周围的其他器官，称周围突，接受刺激。

小贴士　　　　　　　　**神经元变性与老年痴呆**

老年痴呆症又称阿尔茨海默病，患者大脑皮质中出现大量淀粉样蛋白沉积，神经元中的神经原纤维缠结成团。变性的神经元不断死亡，大脑皮质广泛萎缩，以海马区最重。患者出现记忆、认知、思维等能力障碍。

---

2. 按神经元的功能分为三类

① 感觉神经元：又称传入神经元，多为假单极神经元，能将刺激信号转换为神经冲动传向神经中枢。

② 运动神经元：又称传出神经元，一般为多极神经元，把神经冲动传递给效应细胞。

③ 中间神经元：主要为多极神经元，位于前两种神经元之间，起联络作用。

3. 按神经元释放的神经递质分类

分为胆碱能神经元、胺能神经元、氨基酸能神经元和肽能神经元等。

二、神经胶质细胞

（一）中枢神经系统的神经胶质细胞

1. 星形胶质细胞

最大，胞体呈星形；核大，圆形或卵圆形，染色较浅；细胞突起末端扩大形成脚板，在脑和脊髓表面形成胶质界膜，或贴附在毛细血管壁上，构成血-脑屏障。中枢神经系统损伤时，星形胶质细胞可增生，形成胶质瘢痕来补充。

2. 少突胶质细胞

胞体较小；核小，卵圆形，染色深；突起较少，末端扩展成扁平薄膜，包卷神经元的轴突形成髓鞘，是中枢神经系统的髓鞘形成细胞。

3. 小胶质细胞

最小，胞体细长；核小，扁平或三角形，染色深；突起细长有分支。当神经系统损伤时，小胶质细胞可转变成巨噬细胞，吞噬死亡细胞的碎屑。

4. 室管膜细胞

细胞呈立方形或柱状，分布于脑室和脊髓中央管的腔面，在脉络丛的室管膜细胞可产生脑脊液。

中枢神经系统的神经胶质细胞模式图见图 3-7。

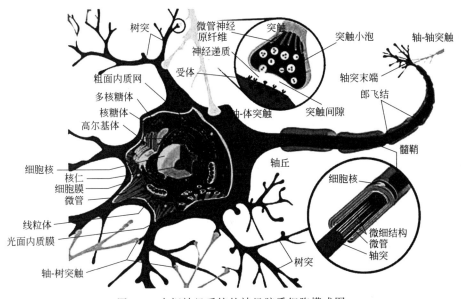

图 3-7　中枢神经系统的神经胶质细胞模式图

（二）周围神经系统的神经胶质细胞

1. 施万细胞

是周围神经系统的髓鞘形成细胞；参与外周神经纤维的构成，也称神经膜细胞。

2. 卫星细胞

是神经节内包裹神经元胞体的一层扁平或立方形细胞，核圆形或卵圆形，染色深。

小贴士

血-脑屏障

血-脑屏障是血液与神经组织之间存在的一种屏障结构。由毛细血管内皮、基膜和神经胶质膜构成。中枢神经系统的毛细血管为连续型，内皮细胞间以紧密连接封闭，内皮外基膜完整，可有效阻止血液中某些有害物质进入神经组织，而营养物质和代谢产物可顺利通过，以维持神经组织内环境的稳定。

三、神经纤维和神经

1. 神经纤维

神经纤维由神经元的长轴突以及包绕轴突的神经胶质细胞构成。根据神经胶质细胞是否形成髓鞘可将其分为有髓神经纤维和无髓神经纤维两类。

（1）有髓神经纤维　轴突表面包绕髓鞘和神经膜。髓鞘呈节段性，相邻节段之间有一狭窄部位，称郎飞结，此处轴膜裸露。相邻两个郎飞结之间的一段神经纤维，称结间体，每一个结间体由一个髓鞘形成细胞包绕。在 HE 染色切片中，髓鞘中的类脂被溶解，残留的少量蛋白质呈粉红色细网。

（2）无髓神经纤维　无髓鞘，轴突外面包裹神经膜或完全裸露。

神经冲动的传导是在轴膜上进行的，故有髓神经纤维的神经冲动传导是从一个郎飞结跳到下一个郎飞结，呈跳跃式传导，传导速度快；无髓神经纤维的神经冲动只能沿轴膜连续传导，传导速度慢。

2. 神经

由周围神经系统的神经纤维和外面包裹的结缔组织构成。每条神经纤维表面的薄层结缔组织膜，称为神经内膜；若干神经纤维集合在一起形成神经纤维束，表面包绕几层平细胞，称神经束膜；若干条神经纤维束聚集构成神经，外面包裹致密结缔组织膜，称神经外膜。

四、神经末梢

神经末梢是周围神经纤维的终末部分，遍布全身，按功能分为两大类。

（一）感觉神经末梢

感觉神经末梢是感觉神经元周围突的末端伸入周围其他组织，构成感受器。能感受刺激，并将其转化为神经冲动上传至中枢，产生感觉。

1. 游离神经末梢

感觉神经纤维的终末部分脱去鞘，末端反复分支，广泛分布于表皮、角膜和毛囊的上皮细胞之间或真皮、关节囊、肌腱、韧带、骨膜及脑膜等各型结缔组织内；感受冷、热、痛觉和轻触觉。

2. 有被囊神经末梢

神经纤维终末有结缔组织的被囊包绕，有 3 种形式。

（1）触觉小体呈卵圆形，小体内有许多平行排列的扁平细胞，有髓神经纤维靠近小体时失去髓鞘，轴突盘绕在扁平细胞之间。触觉小体主要分布于皮肤的真皮乳头层；感受精细触觉。

（2）环层小体较大，呈卵圆形或圆形，小体内有许多层同心圆排列的扁平细胞，中央为均质状圆柱体，有髓神经纤维终末失去髓鞘，裸露的轴突进入小体中央圆柱体内。环层小体广泛分布于皮下组织、腹膜、肠系膜、韧带和关节囊等处；感受较强的应力，产生压觉、张力觉和振动觉。

（3）肌梭呈梭形，内含若干条较细的骨骼肌纤维，称梭内肌纤维。感觉神经纤维进入肌梭前失去髓鞘，其轴突分成多支，包绕梭内肌纤维。此外，肌梭内还有运动神经末梢，分布在肌纤维的两端。肌梭分布在骨骼肌内，可感受肌张力的变化，是调控骨骼肌活动的本体感受器。

（二）运动神经末梢

运动神经末梢是运动神经元的轴突终末分布于肌组织和腺体等处，形成效应器。支配肌纤维的收缩和腺细胞的分泌。

1. 躯体运动神经末梢

神经元的轴突抵达骨骼肌时失去髓鞘，其末端反复分支形成葡萄状的终末，与骨骼肌纤维建立突触连接；终末的末端膨大呈椭圆形板状隆起，故也称运动终板或神经-肌连接。躯体运动神经末梢分布于骨骼肌，支配骨骼肌收缩。

2. 内脏运动神经末梢

轴突较细，分支末端呈串珠样膨体，贴附于肌纤维表面或穿行于腺细胞之间。内脏运动神经末梢分布于心肌、内脏及血管的平滑肌和腺体等处，调节肌纤维收缩和腺体的分泌。

本章小结

组织由细胞和细胞间质组成。人体的组织可分为上皮组织、结缔组织、肌组织和神经组织。上皮组织由紧密排列的细胞和少量的细胞间质组成，分为被覆上皮和腺上皮两类。被覆上皮被覆于体表及体内各种管、腔的内表面，又可分为单层扁平上皮、单层立方上皮、单层柱状上皮、假复层纤毛柱状上皮、复层扁平上皮和变移上皮；腺上皮是以分泌功能为主的上皮组织，是构成腺的主要成分。结缔组织由少量细胞和大量细胞间质构成，分为固有结缔组织、血液、软骨组织和骨组织 4 类。固有结缔组织又分为疏松结缔组织、致密结缔组织、脂肪组织和网状组织。疏松结缔组织的细胞数量少、种类多，分布稀疏，细胞间质包括纤维和基质；致密结缔组织是以纤维为主的固有结缔组织；脂肪组织以脂肪细胞为主；网状组织主要由网状细胞和网状纤维构成。血液是液态的结缔组织，由血细胞和血浆组成。软骨组织是由软骨细胞、凝胶状的基质和纤维构成的结缔组织。骨组织是由骨细胞和钙化的细胞间质构成的结缔组织。肌组织主要由能收缩的肌细胞构成，分为骨骼肌、心肌和平滑肌三类。骨骼肌在镜下可见明暗相间的横纹；心肌亦有横纹，但不如骨骼肌明显，在细胞连接处有闰盘；平滑肌呈长梭形，没有横纹。神经组织由神经细胞和神经胶质细胞组成。神经细胞又称神经元，具有感受刺激、传导冲动的功能，其结构包括胞体和突起两部分。神经胶质细胞分布在神经元之间，对神经元起支持、保护、营养和绝缘等作用。

重要知识点学习指导 3

目标测试 3

参考答案 3

思政高地　学习优秀医师陈健宁　培养学生职业责任感使命感

2021 年 8 月 19 日是第四个中国医师节，这一年恰逢中国共产党建党 100 周年，中山大学第三附属医院评选出陈健宁等 15 位优秀医师，以表彰他们为推动健康中国建设、增进人民健康福祉做出的重要贡献，号召全院医务工作者崇尚先进、见贤思齐，不忘初心、牢记使命，立足岗位、奋发有为。

病理科的医生被称为"医生的医生"，病理诊断作为疾病诊断的金标准，是临床医生开展下一步工作最为关键的依据，直接影响临床的治疗决策。想要做好一名病理医生，需要精通"十八般武艺"。"病理工作的质量与医院医疗质量密切相关，病理诊断的错误将导致患者整个治疗的错误。因此对待每一份病理，都要谨小慎微，马虎不得。"陈健宁说。

　　一次，一位汕头的老乡慕名找到陈健宁。几个月前，他的父亲在体检时发现肝脏长了 10 多厘米的肿瘤，当地 PET-CT 等影像学检查考虑为巨块型肝癌，于是做了肝脏肿瘤切除术，术后病理也诊断：高分化肝细胞癌。这个突如其来的变故，像晴天霹雳。尽管影像学检查尚未发现肿瘤转移，手术也非常顺利，肿瘤已完整切除，但患者还需要接受化疗等一系列综合治疗。对这个家庭而言，这不仅带来经济上的负担，更有巨大的精神心理压力。"我爸平时身体都挺好的，也没有肝炎，怎么突然就得肝癌呢？"

　　怀着忐忑不安的心情，患者家属带着从汕头当地医院借来的病理切片找到了陈健宁。听完患者家属的描述，陈健宁一边耐心安抚，一边拿起患者的病理切片，在显微镜下仔细观察。"镜下见肿瘤由增生的肝细胞构成，失去了正常的肝小叶结构，与周围肝组织分界不清，的确是肝细胞来源的肿瘤。尽管肿瘤巨大，但肿瘤性的肝细胞都比较温和，异型性不明显，肝板也没有明显增厚，形态上诊断恶性证据不足；再结合临床上患者没有乙肝病史，也没有自觉症状，按理说肿瘤在体内长这么大了，不应该没有临床症状。"

　　陈健宁怀疑这不是肝细胞癌，而是巨大肝细胞腺瘤。可是当地医院诊断为肝细胞癌，要推翻原单位诊断，就必须有足够的证据。根据自己的初步推断，陈健宁让家属到原单位再切点白片过来，进一步做检测。后来，免疫组化结果证实了陈健宁的诊断，肝细胞腺瘤是良性肿瘤，手术切除后只需定期随访，不需要进行化疗。

　　对于患者一家，这简直是天大的好消息，一家人近日来满布阴霾的情绪终于退去，患者家属长呼出一口气，对陈健宁连连道谢："多亏了陈医生，我父亲才能免遭这一回罪。"

　　看到这样的结果，陈健宁很欣慰。"患者在自己诊断后能有效治疗，就是病理医生最大的回报。必须要对患者负责。"

　　发生在陈健宁身上这样的事例不胜枚举。从医十二年，陈健宁辛勤耕耘，不断精进技艺，尽力帮助他人，陈健宁医生值得我们这些从事医药事业的工作者学习。

第四章　运动系统

学习目标

1. 掌握骨的构造和关节的基本结构，脊柱的整体观，胸廓的组成、颞下颌关节、肩关节、肘关节、腕关节、骨盆、髋关节、膝关节、踝关节的组成和结构特点。

2. 熟悉全身各部骨的名称和所在部位，主要肌的位置名称和功能。

3. 了解骨的形态和分类、骨的化学成分和物理特性。

写在前面

患者，男性，46岁，弯腰劳动时感觉腰痛。近4个月来，疼痛范围扩大到右下肢，右下肢直腿抬高试验阳性，加强试验阳性，腰部前屈运动受限。CT显示：腰4～5椎间盘向右后突出。

诊断：椎间盘突出。

问题：　1. 椎间盘突出是什么样的疾病？

2. 诊断依据是什么？

提示：　1. 椎间盘突出症是临床上较为常见的脊柱疾病之一，青春期后人体各种组织即出现退行性改变，其中椎间盘的退变发生较早，主要变化是髓核脱水，脱水后椎间盘失去其正常的弹性和张力。在此基础上，由于外伤造成纤维环破裂，髓核即由破裂处突出（或脱出）。椎间盘的后外侧正对椎间孔，同时椎间盘纤维环的后部较为薄弱，故髓核多向后外侧或后部突出，突出的髓核进入椎间孔或椎管，压迫脊神经根，导致腰腿痛（主要是坐骨神经痛）等一系列的临床症状。由于下腰部负重大、活动多，故椎间盘突出症常常发生在第4、第5腰椎间隙或第5腰椎与骶骨之间。

2. ①46岁；②腰痛合并下肢牵扯痛；③影像学CT显示：腰4～5椎间盘突出。要想深入了解椎间盘突出产生的原因以及如何防治，请认真学习本章内容。

运动系统由骨、骨连结和骨骼肌3部分组成，约占体重的60%，全身各骨由骨连结构成人体的支架，骨骼肌附着于骨骼上，收缩时产生运动，运动系统对人体起支持、运动和保护的作用。

第一节　骨和骨连结

一、概述

（一）骨（成人）

全身有骨206块（图4-1），约占体重的20%。按其所在部位可分为躯干骨、颅骨和四肢骨。

每块骨都是个器官，坚硬而有弹性，有丰富的血管、神经和淋巴管。骨的功能除支持、保护和运动外，还有修复和改建再生等功能。

1. 骨的形态和分类

分为长骨、短骨、扁骨和不规则骨4类。

（1）长骨　长管状，可分一体两端，体位于中部，又称骨干，内有空腔称骨髓腔，容纳骨髓。两端膨大称骺，有光滑的关节面，附着关节软骨，长骨分布于四肢，如肱骨和股骨等。

（2）短骨　形似立方体，多成群分布于承受压力较大、运动较复杂的部位，如腕骨、跗骨等。

（3）扁骨　呈板状，主要构成颅腔、胸腔、盆腔的壁，如颅盖骨、胸骨等，对腔内器官起保护作用。

（4）不规则骨　形状不规则，如椎骨等。有些不规则骨内含有空腔，称含气骨，如上颌骨。

2. 骨的构造

骨由骨膜、骨质和骨髓3部分构成（图4-2）。

（1）骨膜　骨膜由致密结缔组织构成，富含血管、神经和淋巴管。骨膜分骨外膜和骨内膜。骨外膜覆盖于除关节面外的骨表面。骨膜含有成骨细胞和破骨细胞，对骨的生长、再生、修复和愈合具有重要的作用。

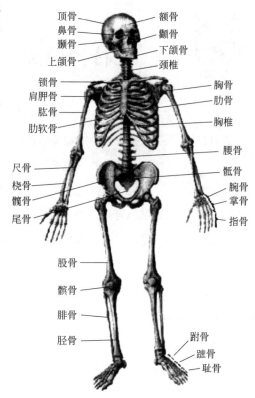

图 4-1　全身骨骼

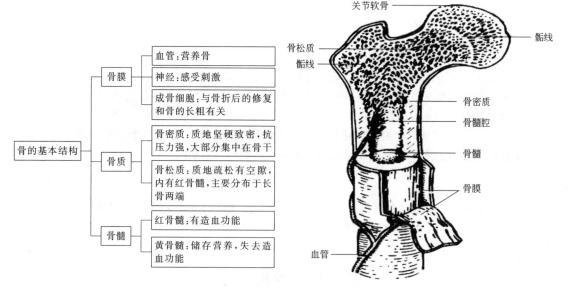

图 4-2　骨的基本结构图

（2）骨质　由骨组织构成，分为骨密质和骨松质。骨密质分布于骨的外表面及长骨的骨干，致密坚硬。骨松质分布于长骨两端和其他骨的内部，由交错排列的骨小梁构成。

（3）骨髓　充填于骨髓腔和骨松质间隙内，可分为红骨髓和黄骨髓两种。胎儿和婴幼儿期的骨髓都是红骨髓，具有造血功能。一般 5 岁以后，长骨骨髓腔内的红骨髓逐渐被脂肪组织所代替，故称黄骨髓，失去造血功能。长骨两端的骺、扁骨和不规则骨，终生都是红骨髓。临床怀疑有造血功能疾病时，常在髂骨等处抽取少量红骨髓来进行检查确定。

3. 骨的化学成分和物理特性

骨质的化学成分包括无机质和有机质。有机质主要是骨胶原纤维和黏多糖蛋白等，使骨具有一定的弹性和韧性；无机质主要是磷酸钙和碳酸钙等，使骨坚实有硬度。幼年者骨的有机质相对多，故弹性大，不易骨折，而老年人的骨无机质比例较大，脆性较大易发生骨折。

（二）骨连结

骨与骨之间的连结装置称骨连结。按照骨连结的方式，可分为直接连结和间接连结两种。

1. 直接连结

骨与骨之间借软骨、致密结缔组织或骨直接相连，其间没有腔隙，这类连结运动性能很小或完全不能运动。

2. 间接连结

又称滑膜关节，简称关节，骨与骨之间借结缔组织囊互相连结而成，囊内有腔隙，这类连结具有较大的活动性，也是连结的主要方式。

（1）关节的基本结构　关节的基本结构包括关节面、关节囊和关节腔（图 4-3）。

① 关节面　是构成关节各骨的邻接面，常为一凸一凹，分别构成关节头和关节窝。关节面覆盖关节软骨，其表面光滑，有弹性，可减少运动时的摩擦。

② 关节囊　为包绕关节周围的结缔组织膜性囊，分为内、外两层。外层为纤维层，内层为滑膜层。滑膜衬于纤维层内面，可分泌滑液，具有减少摩擦和营养作用。

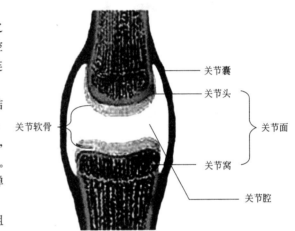

图 4-3　关节的基本结构模式图

③ 关节腔　是由关节软骨和关节囊滑膜共同围成的密闭腔隙，正常状态下腔内含少量滑液，有润滑关节、减少摩擦的作用，关节腔内为负压。

（2）关节的辅助结构　关节除具备上述基本结构外，还有韧带、关节盘、关节唇辅助结构，以增加关节的稳固性和灵活性。

（3）关节的运动形式　关节的运动一般都是围绕一定的轴而运动，运动形式为：①屈和伸，运动时相关节的两骨互相靠拢，夹角变小称为屈，反之为伸。②内收和外展，关节围绕矢状轴进行的运动，骨向正中矢状面靠拢为内收，反之为外展。③旋转，是骨围绕本身的垂直轴进行的运动。骨的前面转向内侧称旋内，反之称旋外。在前臂，手背转向前方称旋前，反之称旋后。④环转，骨的近端在原位转动，远端做圆周运动，是屈、收、伸、展 4 种形式不断转换的连续动作。

二、躯干骨及其连结

躯干骨由椎骨、胸骨和肋组成，借助骨连结构成脊柱、胸廓和骨盆。

（一）脊柱

脊柱由 24 块椎骨、1 块骶骨、1 块尾骨，借助骨连结构成。

1. 椎骨

在未成年前有 33 块椎骨，即颈椎 7 块、胸椎 12 块、腰椎 5 块、骶椎 5 块和尾椎 3～5 块。青春期后 5 块骶椎融合成 1 块骶骨，3～5 块尾椎融合成 1 块尾骨。

（1）椎骨的一般形态　椎骨由前方的椎体和后方的椎弓组成（图 4-4）。椎体位于椎骨的前方，呈短柱形，借椎间盘与相邻椎骨相连结，它是脊柱承重的主体。椎体与椎弓共同围成椎孔，所有椎孔相互连通形成椎管，容纳脊髓。椎弓与椎体相连接的部分称椎弓根，其上方、下方有椎上、椎下切迹。相邻椎骨的上、下切迹围成椎间孔，有脊神经通过。由椎弓向后下方伸出 1 个棘突，向两侧伸出 1 对横突，向上方伸出 1 对上关节突，向下方伸出 1 对下关节突。

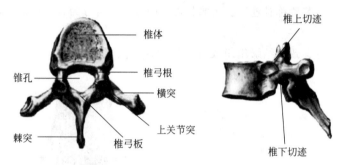

图 4-4　椎骨的一般形态（胸椎上面）

（2）各部椎骨的主要特征

① 颈椎　椎体较小（图 4-5），椎孔较大，呈三角形；横突根部有横突孔，第 2～6 颈椎棘突末端分叉。第 1 颈椎又称寰椎呈环状，无椎体，由前弓、后弓和 2 个侧块组成。第 2 颈椎又称枢椎，在椎体上方伸出一指状突起称齿突。第 7 颈椎又称隆椎，棘突特别长，末端不分叉，在活体容易看到和摸到。

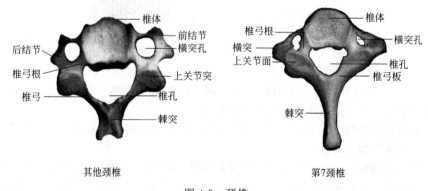

图 4-5　颈椎

② 胸椎　椎体从上向下逐渐增大，椎体两侧肋凹与肋头相关节，棘突细长向后下方倾斜，呈叠瓦状排列。

③ 腰椎（图 4-6）　椎体高大，前高后低，呈肾形。椎孔大，呈三角形，大于胸椎，小于颈椎。

④ 骶椎　位于对耳轮上下脚起始部隆起处至肾穴外上方，由下而上依次为骶 1 至骶 5。骶骨（图 4-7）的前面有 4 对骶前孔，背侧面中线处有纵行骶正中嵴，其两侧有 4 对骶后孔。骶骨中央有骶管，其上端通椎管，下端开口为骶管裂孔，此孔两侧的突起称骶角，临床上进行骶管麻醉时以骶角作为定位的标志。

⑤ 尾骨　尾骨形体较小（图 4-7），由 3～4 块退化的尾椎融合而成，在体表可触及。

2. 椎骨的连结

椎骨之间借椎间盘，前纵韧带、后纵韧带、棘上韧带、黄韧带、棘间韧带等相连结。

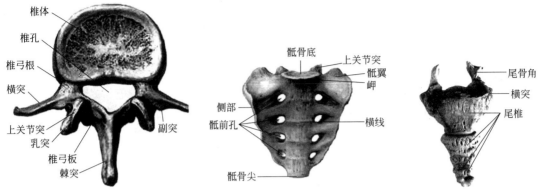

图 4-6　腰椎（上面）　　　　　　　图 4-7　骶骨和尾骨（前面）

椎间盘是连结相邻两个椎体间的纤维软骨盘，由中央部分髓核和周围部分纤维环构成椎间盘，既坚韧又富有弹性，还可缓冲震荡。在椎间盘损伤时，纤维髓核容易向后外侧脱出，突入椎管或椎间孔，压迫脊髓或脊神经根，产生相应的临床症状称椎间盘突出症。椎骨间的连接见图 4-8。

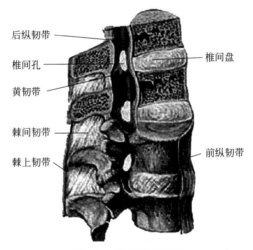

图 4-8　椎骨间的连接

小贴士　　　　　　　　椎间盘突出症

　　腰椎间盘突出症是脊柱外科常见病，其主要病因是椎间盘组织在退变、老化等内因基础上，再遇扭伤、劳损、受寒等外因，使纤维环破裂、松弛，髓核突出于椎管或椎间孔，刺激或压迫脊神经根、马尾神经所表现的一种综合征。主要症状表现为腰痛、坐骨神经痛和马尾综合征等。腰椎间盘突出症诊断根据病史，结合体征和辅助检查（CT 和 MRI）并不困难。腰椎间盘突出症的治疗关键是解除神经刺激或压迫，消除神经炎症，神经修复和腰椎功能恢复。治疗方法有手术疗法、非手术疗法——腰间操康复治疗法和介入疗法。

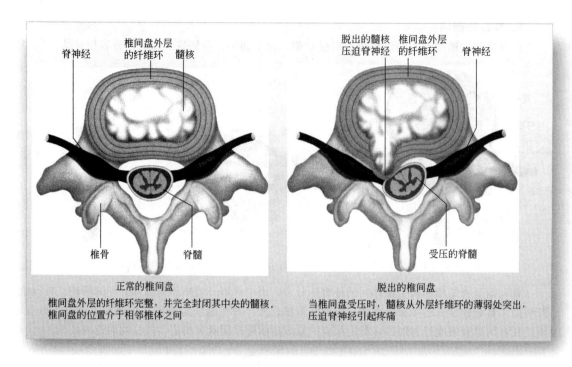

正常的椎间盘	脱出的椎间盘
椎间盘外层的纤维环完整，并完全封闭其中央的髓核，椎间盘的位置介于相邻椎体之间	当椎间盘受压时，髓核从外层纤维环的薄弱处突出，压迫脊神经引起疼痛

3. 脊柱的整体观 （图 4-9）

（1）脊柱前面观　可见椎体的宽度自上而下逐渐增大。

（2）脊柱后面观　可见棘上韧带纵贯脊柱全长，棘突纵列成一条直线。

（3）脊柱侧面观　可见脊柱有 4 个生理弯曲，即颈曲和腰曲凸向前，胸曲和骶曲凸向后。脊柱的生理弯曲增大了脊柱的弹性，可减轻振荡。

4. 脊柱的功能

脊柱可作屈、伸、侧屈、旋转和环转运动，尤其腰部运动的幅度最大。

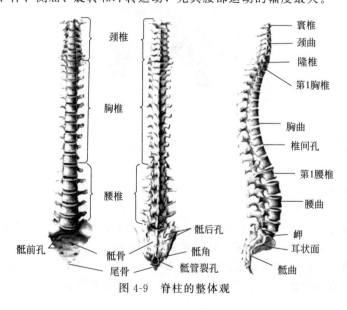

图 4-9　脊柱的整体观

（二）胸廓（图 4-10）

胸廓由 12 块胸椎、12 对肋和 1 块胸骨连结构成，呈前后略扁的圆锥形。

1. 胸骨

位于胸前壁正中，分胸骨柄、胸骨体和剑突 3 部分。胸骨柄与体相连处形成稍向前微突的角称胸骨角，两侧平对第 2 肋，是计数肋的重要标志。

2. 肋

由肋骨和肋软骨两部分组成，第 1~7 肋其前端直接与胸骨相连，第 8~10 肋前端依次与上位的肋软骨相连形成肋弓，可在体表摸到，第 11~12 肋其前端游离，相邻两肋之间的间隙称肋间隙，被软组织封闭。

胸廓上口较小，是颈部与胸腔之间的通道。胸廓下口比较大，被膈封闭。胸廓对胸腔内器官起支持、保护和参与呼吸运动的功能。

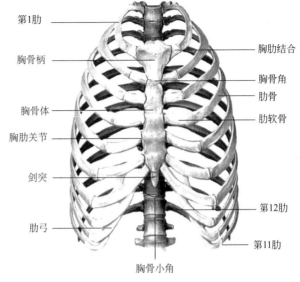

图 4-10　胸廓

三、颅骨及其连结

颅位于脊柱上方，颅骨有 23 块，另外 3 对听小骨位于颞骨内，详见第十章感觉器官。

（一）颅的组成

颅骨按所在部位分为脑颅骨和面颅骨两部分，通常以经眶上缘和外耳门上缘的连线为分界线。线以上为脑颅骨，围成颅腔，容纳脑，故称脑颅；线以下为面颅骨，构成面部支架，故称面颅。

1. 脑颅骨（图 4-11）

位于颅的后上部分，共 8 块，它们共同围成颅腔。脑颅包括：不成对的额骨突出向前；枕骨突出向后；蝶骨蝴蝶形，位于颅底中部；筛骨位于颅底前部；成对的顶骨位于头顶两侧；颞骨位于颅两侧。

2. 面颅骨

位于颅的前下部分，共 15 块，它们构成面部支架，并围成眶、骨性鼻腔和骨性口腔，

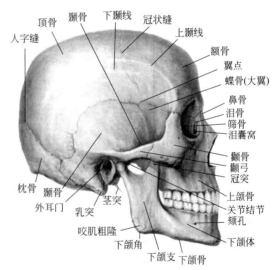

图 4-11　颅的侧面观

容纳视器、嗅觉和味觉器官。面颅包括：成对的上颌骨与下颌骨相对应，有容纳牙根的牙槽；腭骨位于上颌骨之后；鼻骨位于两上颌骨之间形成鼻背；颧骨位于上颌骨外上方，形成面颊部的骨性突起；下鼻甲位于鼻腔外侧壁下方；泪骨位于两眶内侧壁，不成对的下颌骨位于下方，可活动；舌骨游离于喉上方的舌肌群中；犁骨位于鼻腔正中后下方，参与鼻中隔的形成。

（二）颅的整体观

1. 颅的前面观（图 4-12）

位于前面中央的是骨性鼻腔，骨性鼻腔的外上方有一对容纳眼球的眶，下方是不完整的骨性口腔。

（1）眶　为四面锥体形腔，容纳眼球及附属结构。眶尖朝向后内，有视神经管，通入颅中窝。眶有四个壁：上壁前外侧面有一深窝称泪腺窝，容纳泪腺；内侧壁前下部有泪囊窝，容纳泪囊，此窝向下经鼻泪管通向鼻腔。

（2）骨性鼻腔（图4-13）　位于面颅中央，骨性鼻腔被骨性鼻中隔分为左、右两部分，左、右鼻腔共同的前口称梨状孔，通向外界；后口有两个称鼻后孔，通向鼻咽部。每侧鼻腔的外侧壁自上而下有上鼻甲、中鼻甲和下鼻甲，鼻甲的下方有上鼻道、中鼻道和下鼻道。在鼻腔周围，有额窦、筛窦、蝶窦和上颌窦，并开口于鼻腔。

（3）骨性口腔　由上颌骨、腭骨和下颌骨围成。

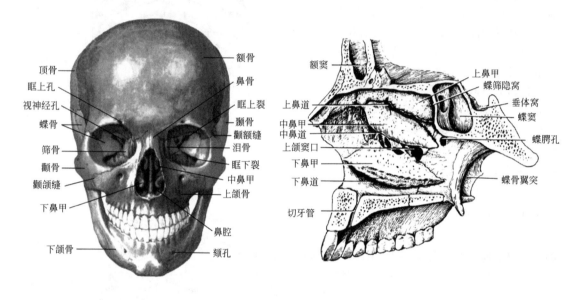

图 4-12　颅的前面观　　　　　　　　　　图 4-13　鼻腔外侧壁

2. 颅的侧面观

中部有外耳门，外耳门前方有颧弓，颧弓上方有颞窝，下方称颞下窝。颞窝为骨质最薄弱区，额骨、顶骨、蝶骨和颞骨四骨会合而成的"H"形缝称为翼点。

3. 颅底内面观（图4-14）

自前向后呈现3级阶梯状的窝，分别称颅前窝、颅中窝、颅后窝。

颅前窝中央有许多筛孔通鼻腔。颅中窝中央有垂体窝，容纳垂体；此窝前外侧有视神经管通眶。垂体窝两侧由前向后外依次排列有眶上裂、圆孔、卵圆孔和棘孔。颅后窝中央有枕骨大孔，前外侧有舌下神经管内口、内耳门、颈静脉孔。

4. 新生儿颅的特征

新生儿颅顶（图4-15）各骨间有一定的缝隙，由结缔组织膜封闭。缝隙交接处

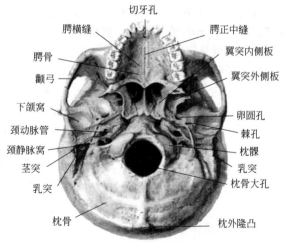

图 4-14　颅底内面观

的膜称囟，其中有较大的前囟和后囟，前囟一般于一岁半左右闭合，后囟于生后不久即闭合。

前囟闭合的早晚可作为婴儿发育的标志。

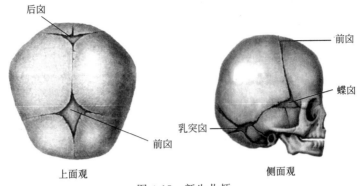

图 4-15 新生儿颅

（三）颅骨的连结

颅骨大多借缝和软骨直接相连，唯一的关节是颞下颌关节，又称下颌关节（图 4-16），由颞骨的下颌窝、关节结节与下颌头构成。可使下颌骨上提、下降、向前、向后和侧方运动。

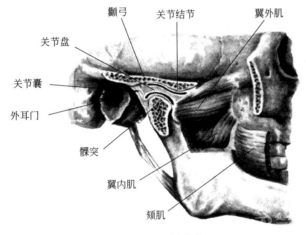

图 4-16 下颌关节

四、四肢骨及其连结

（一）上肢骨及其连结

人类由于身体直立，上肢骨变得轻巧而细小，以适于灵活的运动。

1. 上肢骨

上肢骨包括锁骨、肩胛骨、肱骨、桡骨、尺骨和手骨。

（1）锁骨 位于胸廓前上部两侧，内侧端粗大称胸骨端，外侧端扁平称肩峰端。

（2）肩胛骨 位于胸廓的后外侧上份，介于第 2～7 肋之间。为三角形扁骨，分为两面、三缘和三角。外侧角膨大，有朝外的关节面称关节盂，与肱骨头相关节；后面有横位的骨嵴称肩胛冈，冈的外侧为肩峰，体表易于摸到。

（3）肱骨 位于上臂，是长骨，分为一体及上、下两端，上端有朝向后内方的半球形，称肱骨头，与肩胛骨的关节盂构成肩关节；体中部后内侧有一由内上斜向外下的浅沟称桡神经沟；下端前后较扁，左右较宽，末端有 2 个关节面，内侧部关节面称肱骨滑车，与尺骨相关节；外侧的呈半球形称肱骨小头，与桡骨相关节。

（4）桡骨　位于前臂的外侧，分一体两端。上端细，有圆柱形的桡骨头，桡骨头周围由环状关节面包围；下端较大，外侧向下突起称桡骨茎突，是重要的体表标志。

（5）尺骨　位于前臂的内侧，分一体两端，上端粗大，下端细小。上端有一向前的深凹称滑车切迹，与肱骨滑车相关节。

（6）手骨　包括腕骨、掌骨和指骨。

① 腕骨　共8块，排成近远两列，近侧列为手舟骨、月骨、三角骨和豌豆骨；远侧列为大多角骨、小多角骨、头状骨和钩骨。

② 掌骨　共5块，从桡侧向尺侧，分别称为第1～5掌骨。

③ 指骨　共14块，拇指有2节指骨，其余各指均为3节。由近侧及远侧依次称近节指骨、中节指骨和远节指骨。

2. 上肢骨的连结

（1）肩关节　由肱骨头与肩胛骨的关节盂构成（图4-17），肱骨头大，关节盂浅而小，关节囊薄而松弛，囊内有肱二头肌长头腱通过。肩关节是全身最灵活的关节。可作屈、伸、内收、外展、旋转和环转运动。

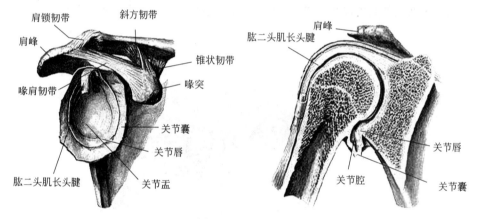

图 4-17　肩关节

（2）肘关节　由肱骨下端与尺骨、桡骨上端构成（图4-18），包括3个关节：肱尺关节、肱桡关节和桡尺近侧关节。3个关节包在1个关节囊内，节囊两侧有韧带加强；关节囊的前、后部最为薄弱。肘关节可作屈、伸运动。

（3）手关节　手关节包括桡腕关节、腕骨间关节、腕掌关节、掌指关节、指骨间关节。

桡腕关节又称腕关节，由手舟骨、月骨和三角骨近侧的关节面共同组成关节头，与桡骨腕关节面和尺骨头下方关节盘共同构成的关节窝组成。关节囊松弛，周围有韧带加强。可作屈、伸、收、展、环转运动。

腕骨间关节是相邻各腕骨之间构成的微动关节。

腕掌关节由远侧列腕骨与5块掌骨底构成。其中拇指腕掌关节的关节囊松弛，运动灵活，可作屈、伸、收、展、环转、对掌等运动。

掌指关节由掌骨头与近节指骨底构成，共5个。可作屈、收、展、环转等运动。

指骨间关节由上一节指骨滑车与下一节指骨底构成，只能作屈、伸运动。

（二）下肢骨及其连结

人类下肢的功能主要是支持承受躯体体重和行走，一般下肢骨均比上肢骨粗壮。

1. 下肢骨

下肢骨包括髋骨、股骨、髌骨、胫骨、腓骨和足骨。

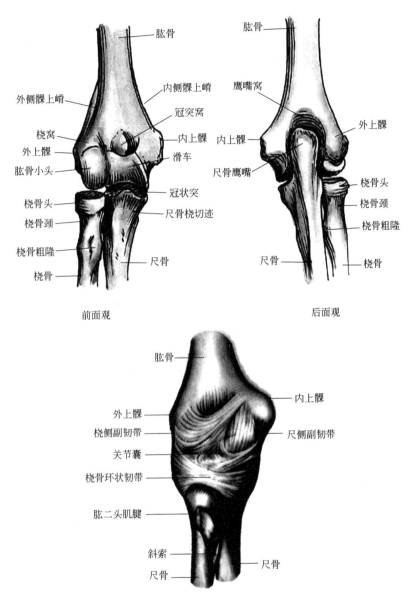

前面观　　　　　　　　后面观

图 4-18　肘关节

（1）髋骨　由髂骨、坐骨和耻骨融合而成。上份扁阔，中份窄厚，一般在 15 岁以前，三骨间由软骨连结，15 岁后软骨逐渐骨化使三骨融为一体，三骨体融合处外侧为一大而深的窝称髋臼，与股骨头相关节。

①髂骨　分为髂骨体和髂骨翼两部。上缘肥厚弯曲成弓形称髂嵴，髂嵴的前后突起分别称髂前上棘和髂后上棘；髂前上棘后方 5～7cm 处有一向外的突起称髂结节，它是重要的体表标志，临床上进行骨髓穿刺术常选择于此。髂骨翼内面平滑稍凹称髂窝，髂窝下界为弓状线，其后方为耳状面，与骶骨耳状面相关节。

②坐骨　分坐骨体和坐骨支。坐骨体下端后份的粗大隆起称坐骨结节，是坐骨最底部，体表可以摸到。

③耻骨　分体和上、下两支。耻骨体较肥厚，耻骨上、下支移行处的内侧，有一椭圆形的粗糙面称耻骨联合面，两侧联合面相结合形成耻骨联合。

（2）股骨　位于大腿，其长度约为身高的 1/4，是人体最长最粗的长骨，分为一体和两端，上端有的股骨头，与髋臼相关节；头下外侧缩细部分称股骨颈，颈与体交界处的上外侧有粗糙隆起称大转子，大转子是重要的体表标志；下端两侧各有一个向后下方突出的膨大，分别称为内侧髁和外侧髁，内侧髁、外侧髁的前面、下面和后面都是光滑的关节面，前面与髌骨相关节称髌面。

（3）髌骨　是人体内最大的籽骨，位于膝关节前方，包于股四头肌腱内。

（4）胫骨　位于小腿内侧，分为一体和两端，上端粗大，形成与股骨内侧、外侧髁相对应的胫骨内、外侧髁。上端与体移行处的前面有粗糙隆起称胫骨粗隆，体表可以摸到；下端内侧有一向下的突起称内踝，是重要的体表标志。

（5）腓骨　位于小腿的外侧，上端膨大称腓骨头，下端膨大称外踝。

（6）足骨　包括跗骨、跖骨和趾骨。

① 跗骨　7块，其排列为前、中、后 3列，后列有距骨，与胫、腓骨形成关节，距骨下方为跟骨；中列为足舟骨，位于距骨前方偏内侧；前列由内侧向外侧，依次为内侧楔骨、中间楔骨、外侧楔骨和骰骨。

② 跖骨　属于长骨，共 5块，相当于掌骨。

③ 趾骨　属于长骨，共 14块。

2. 下肢骨的连结

（1）骨盆　由骶骨、尾骨和左右髋骨及其间的骨连结构成（图 4-19）。骨盆由骶骨岬经两侧弓状线、耻骨梳、耻骨结节和耻骨联合上缘连成的环形线称界线。骨盆以界线为界分为前上方的大骨盆和后下方的小骨盆。大骨盆较宽大，向前开放，参与腹腔的构成。小骨盆的上口称骨盆上口，由界线围成；下口由尾骨尖、骶结节韧带、坐骨结节、坐骨支、耻骨下支和耻骨联合下缘围成。上、下口之间的内腔称骨盆腔。骨盆具有承受、传递重力和保护盆内器官的作用，女性骨盆还是胎儿娩出的通道。

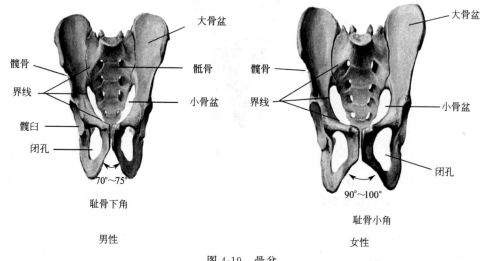

图 4-19　骨盆

（2）髋关节　由髋臼与股骨头构成（图 4-20）。髋臼深，其周缘附有髋臼唇，股骨头几乎全部纳入髋臼内，关节腔内有股骨头韧带，它连于股骨头凹与髋臼横韧带之间，内含营养股骨头的血管；关节囊厚而坚韧，股骨颈的前面全部包在关节囊内，后面仅内侧 2/3 包在囊内，外侧 1/3 露于囊外，所以股骨颈骨折分囊内骨折和囊外骨折。髋关节可作屈、伸、收、展、旋转和环转运动，其运动幅度比肩关节小，但稳固性较大，以适应下肢的负重和行走功能。

（3）膝关节 由股骨下端、胫骨上端和髌骨构成（图 4-21），为人体最大最复杂的关节，在关节腔内，股骨与胫骨相对关节面之间垫有两块纤维软骨板，分别称内侧半月板和外侧半月板，半月板使关节面相适应，增强了关节的稳固性，还可起缓冲作用。关节囊前方有股四头肌腱及其延续而成的髌韧带；关节囊两侧分别有胫侧副韧带和腓侧副韧带；关节囊内有前交叉韧带和后交叉韧带，交叉韧带可牢固地连结股骨和胫骨，可防止胫骨向前和向后移动。膝关节主要作屈、伸运动，在半屈位时，还可作小幅度的旋内和旋外运动。

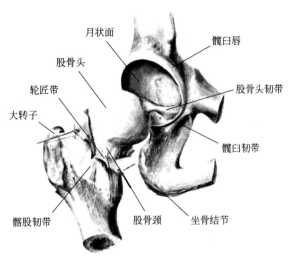

图 4-20 髋关节

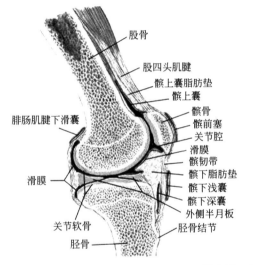

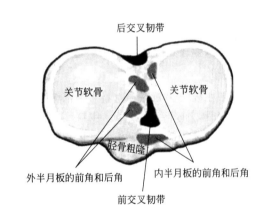

图 4-21 膝关节内部结构

膝关节损伤

　　膝关节损伤常见于运动员与体力劳动者，男性多于女性，包括膝关节半月板损伤、膝关节韧带损伤、髌骨脱位、肌腱断裂等一系列损伤性疾病。膝关节半月板损伤患者多有膝关节突然旋转、跳起落地时扭伤史，或有多次膝关节扭伤、肿痛史。损伤时患者膝内有撕裂感。急性期膝关节有明显疼痛、肿胀和积液，关节屈伸活动障碍。急性期过后，肿胀和积液可自行消退，但活动时关节仍有疼痛，尤以上下楼、上下坡、下蹲起立、跑、跳等动作时疼痛更明显，严重者可跛行或屈伸功能障碍，部分患者在膝关节屈伸时有弹响。膝关节韧带损伤常常合并膝关节半月板损伤，MRI 检查可以帮助诊断。

（4）足关节 包括距小腿关节、跗骨间关节、跗跖关节、跖趾关节、趾骨间关节。

距小腿关节又称踝关节，由胫、腓骨下端与距骨滑车构成。关节囊前、后部松弛，两侧有韧带加强。内侧韧带较厚；外侧韧带较薄弱，足过度内翻易引起外侧韧带扭伤。距小腿关节能作背屈和跖屈运动。足尖向上称背屈，足尖向下称为跖屈。

第二节　骨骼肌

一、概述

运动系统的肌附着于骨，故又名骨骼肌，是运动系统的动力部分。全身肌有 600 余块，占体重的 40% 左右。每块肌分为中间的肌腹和两端的肌腱。肌腹是肌肉的主体，由横纹肌纤维组成，有收缩能力。肌腱呈条索或扁带状，由胶原纤维构成，常附着于骨，无收缩能力。

肌的形态多种多样，按其外形可分为长肌、短肌、扁肌和轮匝肌 4 种（图 4-22），骨骼肌通常以两端附着于 2 块或 2 块以上骨，中间跨过 1 个或多个关节，肌收缩时，使两骨彼此靠近，使关节产生运动。

根据全身肌的分布部位，可分为头肌、颈肌、躯干肌和四肢肌。

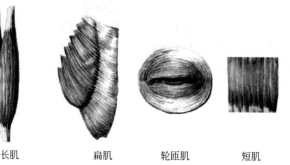

长肌　　扁肌　　轮匝肌　　短肌

图 4-22　肌的形态

二、头肌

头肌主要分为面肌和咀嚼肌两部分（图 4-23）。面肌也称表情肌，位于颅顶和面部皮下，大多起于颅骨，止于面部皮下，围绕面部孔裂环绕和放射状排列。面肌的作用是开大或闭合孔裂，并能牵拉面部皮肤，产生各种表情。

咀嚼肌包括颞肌、咬肌、翼内肌和翼外肌，参与咀嚼运动。

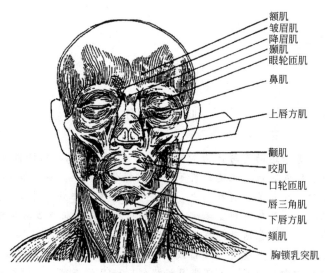

额肌
皱眉肌
降眉肌
颞肌
眼轮匝肌
鼻肌
上唇方肌
颧肌
咬肌
口轮匝肌
唇三角肌
下唇方肌
颏肌
胸锁乳突肌

图 4-23　头肌示意图

三、颈肌

颈肌分为颈浅肌群，舌骨上、下肌群和颈深肌群。

颈浅肌群包括颈阔肌和胸锁乳突肌。胸锁乳突肌斜位于颈部两侧，于体表可见其轮廓。一侧收缩使头向同侧屈、面转向对侧，两侧同时收缩，可使头后仰。

舌骨上、下肌群位于舌骨上方和下方，使舌骨和喉上、下活动，协助吞咽。

四、躯干肌

躯干肌可分为背肌、胸肌、膈、腹肌和盆底肌。

1. 背肌

背肌位于躯干后面，分浅、深两群（图4-24）。浅群肌有斜方肌、背阔肌；深层有竖脊肌纵列于脊柱两侧的纵沟内，竖脊肌在维持人体直立方面起重要作用，同时收缩，可使脊柱后伸和仰头。

2. 胸肌

主要有胸大肌和肋间肌等（图4-25）。胸大肌起自胸廓，止于肱骨，收缩时，可使内收、旋内肩关节。肋间肌分为肋间外肌和肋间内肌，它们位于肋间隙，肋间外肌居浅层，收缩时，可提肋以协助吸气。肋间内肌位于肋间外肌深面，收缩时，可降肋以协助呼气。

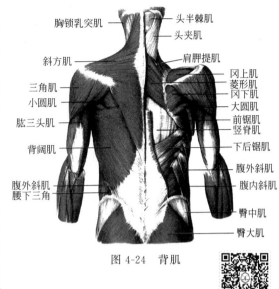

图 4-24 背肌

背肌彩图

3. 膈

膈（图4-26）位于胸、腹腔之间呈穹隆状，为胸腔的底和腹腔的顶。膈的中央为中心腱，膈的周边是肌性部。膈上有3个孔，主动脉裂孔、食管裂孔和腔静脉孔，分别有降主动脉、食管和下腔静脉通过。膈是重要的呼吸肌，收缩时，膈顶下降，胸腔容积扩大，产生吸气；舒张时，膈顶上升，胸腔容积变小，产生呼气。

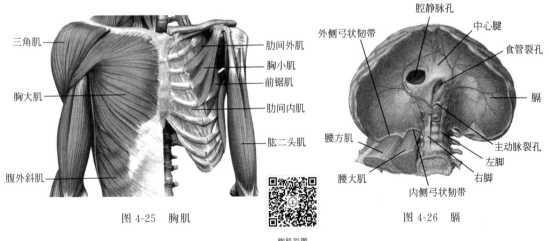

图 4-25 胸肌

胸肌彩图

图 4-26 膈

4. 腹肌

腹肌是构成腹前壁的主要部分（图4-27），有腹直肌和3块扁肌。腹直肌位于前正中线的两侧，被腹直肌鞘包裹，为上宽下窄的带状肌。3块扁肌位于腹直肌两侧，由外向内依次为腹外斜肌、腹内斜肌和腹横肌，腹外斜肌腱膜的下缘卷曲增厚，连于髂前上棘与耻骨结节之间，称为腹股沟韧带。腹肌具有保护腹腔脏器的作用，收缩时，可增加腹压，并能降肋以助呼气，也能使脊柱前屈、侧屈和旋转。

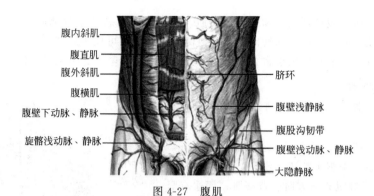

图 4-27   腹肌

腹肌彩图

5. 盆底肌

盆底肌是指封闭小骨盆下口的诸肌，主要有肛提肌和会阴深横肌等。肛提肌以及覆盖在它们上、下面的筋膜，共同构成盆膈，其中部有直肠穿过。会阴深横肌以及覆盖在它们上、下面的筋膜，共同构成尿生殖膈。尿生殖膈封闭小骨盆下口的前下部，其中有尿道穿过；在女性尿道的后方，还有阴道通过。

五、四肢肌

四肢肌分为上肢肌和下肢肌。

（一）上肢肌

1. 肩肌

肩肌配布于肩关节周围，主要有三角肌，位于肩外侧部，呈三角形，形成肩部的膨隆，收缩时，主要可使肩关节外展。

2. 臂肌

臂肌分为前、后两群（图 4-28，图 4-29）。前群包括肱二头肌、喙肱肌和肱肌，主要作用为屈肘关节。后群为肱三头肌，其主要作用是伸肘关节。

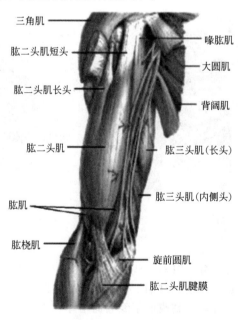

图 4-28   肩肌和臂肌（前）

3. 前臂肌

前臂肌位于尺、桡骨的周围，分前、后两群。前群位于前臂的前面，主要有屈腕、掌、指关节的作用。后群位于前臂的后面，主要有伸腕、掌、指关节的作用。

4. 手肌

主要集中在手掌侧面，可分为外侧、内侧和中间3群。外侧群较发达，在手掌桡侧形成一隆起，称大鱼际。内侧群位于手掌尺侧，也形成一个隆起，称小鱼际。中间群位于手掌心。

（二）下肢肌

下肢肌比上肢肌粗大，与下肢肌直立、行走有关，下肢肌按部位可分为髋肌、大腿肌、小腿肌和足肌（图4-30，图4-31）。

1. 髋肌

髋肌主要起自骨盆的内面和外面，止于股骨。与髋关节运动有关，分为前、后两群，前群主要是髂腰肌，可使髋关节前屈和旋外。后群主要是臀大肌，主要作用是伸髋关节，由于肌质厚，是成人肌内注射的首选部位。

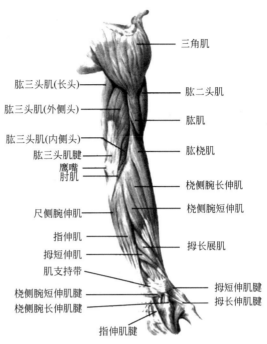

图 4-29　肩肌和臂肌（后）

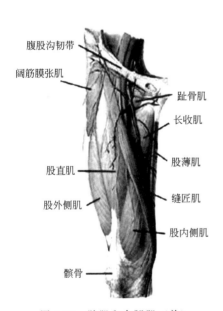

图 4-30　髋肌和大腿肌（前）

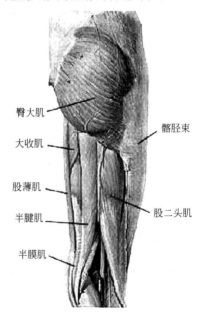

图 4-31　髋肌和大腿肌（后）

2. 大腿肌

大腿肌位于股骨周围，分前、后和内侧3群。前群主要是股四头肌，向下形成肌腱包绕髌骨，形成髌韧带，止于胫骨，主要作用是伸膝关节。内侧群主要作用为内收髋关节。后群肌主要是屈膝关节、伸髋关节。

3. 小腿肌

位于胫骨和腓骨的周围，分为前群、后群和外侧群。前群肌主要作用是使足背屈、伸趾和内翻。外侧群肌的主要作用是足跖屈和足外翻。后群分浅深两层，浅层是小腿三头肌，肌腹向下形成强大的跟腱，止于跟骨。后群肌主要作用是跖屈踝关节、屈趾和足内翻。

4. 足肌

大部分位于足底，主要作用是屈趾。

小贴士　肌内注射

肌内注射是一种常用的药物注射治疗方法，指将药液通过注射器注入肌内组织，达到治病的目的。最常用的注射部位为臀大肌，其次为臀中肌、臀小肌及三角肌。肌内注射很重要的是对注射部位的精确定位。十字法臀大肌注射定位：从臀裂顶点向左或右划一水平线，从髂嵴最高点向下做一垂直平分线，将臀部分为 4 个象限，其中外上象限避开内角为注射区。连线法臀大肌注射定位：从髂前上棘到尾骨连线的外 1/3 为注射部位。上臂三角肌注射定位：上臂外侧，肩峰下 2～3 横指处。此处肌肉较臀部肌肉薄，只能做小剂量注射。

本章小结

本章主要阐述了运动系统的结构与功能，主要知识点是要掌握骨的结构及分类和特点，骨连结、肌肉等的分类与功能等。运动系统由 206 块骨、600 多块骨骼肌及骨连结组成。骨包括颅骨、躯干骨、四肢骨，全身各骨借骨连结相连，构成坚硬的骨支架，支持体重，保护内脏，赋予人体基本形态。骨骼肌分为头肌、颈肌、躯干肌、四肢肌，各肌附着于骨，在神经系统支配下收缩和舒张，以关节为支点牵引骨改变位置、产生运动。学习本章内容时，要紧扣解剖学姿势分清上下左右，掌握各骨、关节、肌的位置、形态与结构，认真体会结构与功能的一致。人体的各结构互相依存，其他器官均存在于运动系统周围。运动系统中相关结构是器官、血管、神经等的附着点和识别标志，只有深入了解运动系统的内容，才能在今后的学习中掌握其他器官的位置、血管及神经的走行等。尤为重要的是，全身骨性标志、肌性标志与临床操作应用关系密切，故应在活体准确指认。

重要知识点学习指导 4

目标测试 4

参考答案 4

思政高地　培养健康素养、工匠精神及争做"民族脊梁"的崇高思想

结合本章运动系统的理论知识的讲解，融入运动健康的思想，以职业教育的核心理念为依托，倡导我运动我健康的健康生活理念，促进学生积极参加运动、加强体育运动、增强健康体质。

在讲解长骨和短骨本质性区别时，可以用"如盐入水"的方式融入辩证唯物主义思想，引导学生透过现象看本质，全面认识事物，进而提升学生探索问题实质的能力以及科学求实的创新精神。

人体骨骼系统由 206 块骨组成，只有所有骨都正常，才能执行正常的生理功能。比如即使很小的听小骨被破坏，也不能很好地执行听觉功能，由此延伸到全社会弘扬的精益求精的"工匠精神"，激励广大青年学者在平凡的岗位上以严谨细致、专注负责的工作态度，精雕细琢、精益求精的工作理念，作为实现中华民族伟大复兴中国梦的强大精神力量。对于将来从事医药卫生工作的大学生来说，更要有对医药卫生职业的认同感、责任感，用最朴实的行动诠释爱岗敬业的精髓。

椎骨主要由颈椎、胸椎、腰椎、骶椎和尾椎组成，进而构成人体的"脊梁"，在讲授时可以引入争做"民族脊梁"的崇高思想，在进行课堂讨论后，引出以下案例：当新冠病毒疫情暴发时，以钟南山院士、李兰娟院士为代表的广大医务工作者选择逆行，毫不犹豫地奔向第一线，他们是中国屹立于世界的"民族脊梁"。引导学生敬畏生命、尊重科学、刻苦学习，努力成为祖国未来的"民族脊梁"。

第五章　血液的组成与功能

学习目标

1. 掌握生理止血的概念、过程和意义；血液凝固的基本过程；ABO 血型系统；输血原则。
2. 熟悉血细胞的生理特性和功能；抗凝系统的作用和纤维蛋白溶解；血小板在生理止血中的作用。
3. 了解血液的组成及理化特性；血细胞生成的调节与破坏；Rh 血型系统。

写在前面　　您知道人体的血液组成吗？有什么功能？

在第三章组织一章中我们知道了血液是一种结缔组织，要想知道人体的血液组成、功能，一个人一次最多能献多少毫升的血，咱们来学习第五章血液的组成与功能。

第一节　血液组成及理化特性

血液（blood）是存在于心血管系统中不断循环流动的结缔组织，是内环境中最活跃的部分，具有重要的生理功能：①运输功能，将机体必需的营养物质、激素和氧等输送至各个器官、组织和细胞，同时将机体的代谢产物和二氧化碳等运送到排泄器官排出体外；②缓冲功能，血液中含有多对缓冲物质，可缓冲进入血液的酸性或碱性物质；③参与体温的维持，血液中的水比热大，可吸收大量的热量而本身温度升高不多；④免疫防御功能，能抵抗入侵机体的微生物、病毒、寄生虫以及其他有害物质的侵袭，保护机体免遭损害；⑤在生理止血过程中发挥重要作用。

一、血液的组成和血量

正常血液为红色黏稠液体，由血浆（plasma）和悬浮其中的血细胞（blood cell）组成。将经抗凝剂处理的血液置于刻度管（如比容管）中离心后，血液被分为 3 层：上层淡黄色的透明液体是血浆，下层深红色的是红细胞（erythrocyte 或 red blood cell，RBC），二者之间的白色薄层为白细胞（leukocyte 或 white blood cell，WBC）及血小板（platelet 或 thrombocyte）（图 5-1）。血细胞在血液中所占的容积百分比称血细胞比容（hematocrit，HCT）。正常成年男性的血细胞比容为 40%～50%，成年女性为 37%～48%，新生儿约为 49%～60%。由于血液中白细胞和血小板仅占总容积的 0.15%～1%，故血细胞比容接近于血液中的红细胞比容。

血浆占血液总容积的 55%，主要成分是水、血浆蛋白、电解质、气体（O_2、CO_2）、营养物质、代谢废物和激素等。临床检验、药理学和生理学实验研究常通过测定血浆的化学成分，反映某些生理功能和机体物质代谢状况。

血浆蛋白是血浆中多种蛋白质的总称，分为清蛋白、球蛋白和纤维蛋白原三类。正常成人血浆蛋白总量为 65～85g/L，其中清蛋白含量最高，为 40～48g/L，球蛋白为 15～30g/L，清蛋白和球蛋白含量比值（A/G）为 1.5～2.5，清蛋白和大多数球蛋白由肝脏产生，肝脏疾病时可导致A/G 下降。血浆蛋白的功能包括：①形成血浆胶体渗透压，清蛋白分子量最小，含量最多，是构成血浆胶体渗透压的主要成分；②运输作用，许多药物和脂肪酸与血中清蛋白结合运输，而一些激素、维生素、Ca^{2+} 和 Fe^{2+} 与球蛋白结合运输；③免疫作用，很多抗体为 γ-球蛋白，能与抗原（如细菌、病毒或异种蛋白）相结合，从而消灭致病因素；④参与生理止血和纤维蛋白溶解过程。

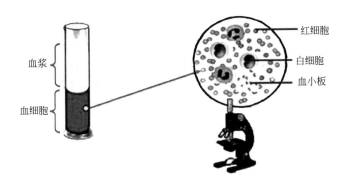

图 5-1　血液的组成示意图

　　血量（blood volume）指全身血液的总量。血液的大部分在心血管系统中快速循环流动，称为循环血量；小部分血液滞留在肝、肺、腹腔静脉及皮下静脉丛处，流动很慢，称为储存血量。在运动或大出血等情况下，储存血量可被动员释放出来，以补充循环血量。正常成年人的血液总量相当于体重的 7%～8%，即 70～80ml/kg。因此，体重 60kg 的人血量为 4.2～4.8L。血量的相对稳定是维持正常血压和各组织、器官正常血液供应的必要条件。当机体失血时，如一次失血量不超过血液总量的 10%，可反射性引起心血管活动加强、血管收缩；同时可使储备血量补充循环血量，而不出现明显的临床症状。但如果一次失血过快过多，失血量超过体内血液总量的 20%，则血压会显著下降，导致机体生理活动障碍而出现一系列临床症状；若失血占总血量的 30%，就将危及生命。因此，大量失血时需要及时进行输血治疗。

二、血液的理化特性

1. 血液的密度

　　正常成人全血密度（blood density）为 1.050～1.060ml/g。全血密度和红细胞数量成正相关。血浆密度为 1.025～1.030ml/g，其高低主要取决于血浆中血浆蛋白的含量。根据血细胞及血浆密度的差异，可以进行血细胞的分离和红细胞沉降率的测定。

2. 血液黏滞性

　　流动的液体由于其内部颗粒之间的摩擦力，表现出黏滞性（viscosity）。一般以纯水的黏滞性作为参照，测定血液或血浆的相对黏滞性。血液的相对黏滞性为 4～5，主要由血细胞比容所决定；血浆的相对黏滞性为 1.6～2.4，主要由血浆蛋白的含量所决定。血液黏滞性过高可使外周循环阻力增加，血压升高，还可影响血液流动的速度，从而影响器官的血液供应。

3. 血浆渗透压

　　血浆渗透压的大小取决于血浆中溶质颗粒的数目，由两部分构成。一部分是由血浆中的电解质、尿素以及葡萄糖等小分子晶体物质形成的晶体渗透压（crystal osmotic pressure）；另一部分是由血浆蛋白，主要是清蛋白等大分子胶体物质形成的胶体渗透压（colloid osmotic pressure）。正常人的血浆渗透压约为 5330mmHg［相当于 300mOsm/（kg·H_2O）］。血浆中晶体物质的颗粒数目多，是构成血浆渗透压的主要部分；血浆蛋白分子量大，颗粒数目少，所形成的胶体渗透压很小，一般不超过 25mmHg［相当于 1.4mOsm/(kg·H$_2$O)］。由于血浆中的小分子晶体物质容易通过毛细血管壁，因此血浆与组织液晶体渗透压相等；而血浆中的晶体物质绝大部分不能自由透过细胞膜，因此血浆的晶体渗透压对维持细胞内外水平衡、保持细胞正常形态和体积具有重要作用。当细胞外液晶体渗透压升高时，可导致细胞脱水、皱缩；反之，引起细胞水肿甚至破裂。此外，由于血浆蛋白分子大，不易通过毛细血管壁，故血管内外的胶体渗透压不等，血浆胶体渗透压对维持血容量及调节血管内外的水平衡起着重要作用，当血浆胶体渗透压升高时可吸引组织液中的水分进入血管，而当血浆蛋白浓度降低、血浆胶体渗透压下降时，可致水潴留于组织间隙而形成水肿。

以人体血浆的正常渗透压为标准，与此渗透压相等的溶液称为等渗溶液，如 0.9%NaCl 或 5%葡萄糖溶液为人或哺乳动物的等渗溶液，通常将 0.9%NaCl 溶液称为生理盐水。生理学中所指的低渗或高渗溶液，都是与血浆渗透压或 0.9%NaCl 溶液相比而言，渗透压高于血浆渗透压的溶液称为高渗液，低于血浆渗透压的溶液称为低渗液。

一般把能够使悬浮于其中的红细胞保持正常形态和大小的溶液称为等张溶液。等张溶液是由不能自由通过细胞膜的溶质所形成的等渗溶液。如 0.9%NaCl 溶液既是等渗溶液，也是等张溶液；而 1.9%的尿素溶液虽然与血浆等渗，但因尿素分子能自由通过红细胞膜，故将红细胞置于其中将导致红细胞破裂，因而不是等张溶液。

案例分析

20 世纪 30～40 年代，中国处于战乱之中，人们的生活物质极度贫乏。当时某成年健康男性，因持续长时间未食肉类等高蛋白食物，出现全身水肿。

问题：该男子为什么会出现全身水肿？与血浆渗透压有何关系？临床上能否在短时间内解除水肿症状？

提示：渗透压是溶液中的溶质吸引水分透过半透膜的力量。血浆和组织液的总渗透压分别是各自的晶体渗透压和胶体渗透压之和。晶体渗透压是由晶体物质（小分子物质，主要是无机盐）形成的，晶体物质能自由通过毛细血管壁，所以血管内外的晶体渗透压基本相等；胶体渗透压是由胶体物质（大分子物质，主要是蛋白质）形成的，胶体物质基本不能通过毛细血管壁。一般情况下，组织液胶体渗透压较为稳定，因此血浆胶体渗透压是维持血管内外水平衡的主要力量。在正常情况下血管内外的水是保持动态平衡的，因此组织不会出现水肿或脱水。

本案例中，该男性较长时间蛋白质摄入不足，导致血浆蛋白含量下降，即血浆胶体渗透压降低明显，而组织液胶体渗透压基本不变，血浆吸引水的能力下降，组织液吸水能力相对增强，使组织液水分逐渐增多而出现水肿。目前，临床上通过静脉输入清蛋白，以提高血浆胶体渗透压，在一定时间内使血浆吸水能力大于组织液，组织液回流入血管内，而使组织液水分减少，达到消肿作用。因此，临床上该治疗措施可在较短时间内解除患者水肿症状，使之恢复正常。

4. 血浆的酸碱度（pH）

正常人血浆的 pH 为 7.35～7.45。血浆 pH 的相对稳定有赖于血液中缓冲系统的作用以及肺、肾的正常功能。血浆中最主要的缓冲对是 NaHCO$_3$/H$_2$CO$_3$，其次为 Na$_2$HPO$_4$/NaH$_2$PO$_4$、蛋白质钠盐/蛋白质等。此外，红细胞内还有一些缓冲对参与维持血浆 pH 的恒定。机体通过肺和肾的活动不断排出体内过多的酸或碱，使血浆 pH 保持相对稳定。临床上，如机体的血浆 pH<7.35，称为酸中毒；pH>7.45，称为碱中毒；血浆如 pH<6.9 或 pH>7.8，将危及生命。

第二节　血细胞的形态和功能

一、红细胞

（一）红细胞的数量与形态

　　红细胞是血液中数量最多的血细胞，我国成年男性为（4.0～5.5）×10^{12}个/L，女性为（3.5～5.0）×10^{12}个/L。正常成熟的红细胞无细胞核，直径为7～8pm，形如双凹圆碟状，边缘厚、中央薄，胞质内含有血红蛋白（hemoglobin，Hb），因而使血液呈红色（图5-2）。

（二）红细胞的生理特性

1. 红细胞的可塑变形性

　　血液中的红细胞在通过直径比它还小的毛细血管和血窦孔隙时可改变其形状，通过后仍恢复原形，此特性称可塑变形性（plastic deformation）。红细胞的变形能力取决于其表面积与体积的比值，比值越大，变形能力越强。正常双凹圆碟形的红细胞变形能力大于异常球形红细胞的变形能力，衰老、受损红细胞的变形能力降低。

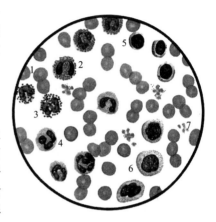

图5-2　各类血细胞的形态特征
1—红细胞；2—嗜酸性粒细胞；
3—嗜碱性粒细胞；4—中性粒细胞；
5—淋巴细胞；6—单核细胞；
7—血小板

2. 红细胞的渗透脆性

　　正常状态下红细胞内的渗透压与血浆渗透压大致相等，使红细胞保持正常的大小和形态。如将红细胞置于等渗溶液（0.9%NaCl溶液）中，它能保持正常的大小和形态。但将红细胞悬浮于一系列浓度递减的低渗NaCl溶液中，由于细胞内外渗透压的差别，水将渗透到细胞内，使红细胞膨胀甚至破裂，血红蛋白释放入溶液中，称为溶血（hemolysis）。红细胞在低渗溶液中发生膨胀破裂的特性称为红细胞的渗透脆性（osmotic fragility）。一般情况下，在0.42%的NaCl溶液中即有部分红细胞开始破裂，在0.35%或更低的NaCl溶液中，则全部红细胞都发生破裂。临床上以0.3%～0.45%NaCl溶液为正常人红细胞的脆性范围。如果红细胞放在高于0.45%NaCl溶液中时即出现破裂，表明红细胞的脆性大；相反，放在低于0.45%NaCl溶液中时才出现破裂，表明脆性小。

3. 红细胞的悬浮稳定性

　　正常红细胞有能相对稳定地悬浮在血浆中而不易下沉的特性，称为红细胞的悬浮稳定性（suspension stability）。将与抗凝剂混匀的血液置于血沉管中，垂直静置，由于红细胞的密度大于血浆，红细胞将逐渐下沉。在单位时间内红细胞沉降的距离，称为红细胞沉降率（erythrocyte sedimentation rate，ESR）。用魏氏法检测的正常值，男性为0～15mm/h，女性为0～20mm/h。红细胞沉降愈快，其悬浮稳定性愈小，红细胞能相对稳定地悬浮于血浆中，是由于红细胞与血浆之间的摩擦力阻碍红细胞下沉。

　　正常双凹圆碟形的红细胞，由于其表面积与体积的比值较大，所产生的相对摩擦力也较大，故红细胞下沉缓慢。在某些疾病时（如活动性肺结核、风湿热等），红细胞彼此能较快地以凹面相贴，称之为红细胞叠连（rouleaux formation）。红细胞叠连后，红细胞团块的总表面积与总体积之比减小，摩擦力相对减小，血沉加快。决定红细胞叠连形成快慢的因素不在于红细胞本身，而主要与血浆蛋白的种类及含量有关。通常血浆中纤维蛋白原、球蛋白及胆固醇含量增高时，红细胞沉降率加快；反之，血浆中清蛋白、卵磷脂的含量增高时，红细胞沉降率减慢。

（三）红细胞的生理功能

红细胞的主要功能是运输 O_2 和 CO_2，这两项功能都是通过红细胞中的血红蛋白来实现的。血红蛋白是红细胞内含量最为丰富的蛋白质成分，占细胞重量的 32%。我国成年男性血液中血红蛋白含量为 120~160g/L，女性为 110~150g/L。如果红细胞破裂，血红蛋白释放出来，溶解于血浆中，即丧失其运输 O_2 和 CO_2 的功能。

二、白细胞

（一）白细胞的形态、数量和分类

白细胞无色，呈球形，有细胞核。正常成人血液中白细胞数在 $(4.0~10)×10^9$ 个/L 的范围内。

白细胞可分为中性粒细胞（neutrophil）、嗜酸性粒细胞（eosinophil）、嗜碱性粒细胞（basophil）、单核细胞（monocyte）和淋巴细胞（lymphocyte）5 类。前三者因其胞质中含有嗜色颗粒，又总称为粒细胞（granulocyte）。白细胞的分类计数、形态特征和主要功能见表 5-1。白细胞及血液组成见图 5-3。

表 5-1　正常人白细胞分类计数、形态特征及主要功能

名称	直径/μm	百分比/%	形态特点	主要功能
中性粒细胞	10~12	50~70	细胞核为杆状或分叶状；细胞质颗粒微细，染成紫红色	吞噬细胞与衰老红细胞等
嗜酸性粒细胞	10~15	0.5~5	细胞核分为两叶，多呈八字形；颗粒粗大染成红色	限制超敏反应；参与蠕虫免疫
嗜碱性粒细胞	8~10	0.5~1	细胞核不规则，有些分为 2~3 叶；颗粒大小不等，分布不均匀，染成深蓝色	释放组胺与肝素
淋巴细胞	7~12	20~40		参与特异性免疫
单核细胞	14~20	3~8		发育成巨噬细胞后，吞噬各种病原微生物和坏死细胞、细菌与衰老红细胞

淋巴细胞　　　单核细胞　　　嗜酸性粒细胞　　　嗜碱性粒细胞　　　中性粒细胞

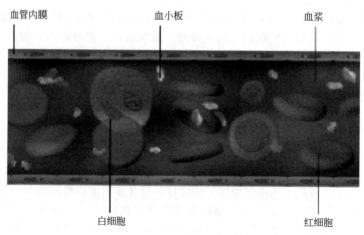

血管内膜　　　血小板　　　血浆

白细胞　　　红细胞

图 5-3　白细胞及血液组成图

检查白细胞总数及各种细胞的分类计数对于临床诊断有一定意义。在新药开发中，为鉴别某种药物对机体有无亚急性和慢性毒性，也常把检查白细胞列为检测项目。

（二）白细胞的生理特性

除淋巴细胞外，所有的白细胞都能伸出伪足做变形运动。通过这种运动，白细胞可以通过毛细血管的内皮间隙，从血管内渗出，这一过程称为白细胞渗出（diapedesis）。白细胞还具有朝向某些化学物质发生运动的特性，称为趋化性（chemotaxis）。从血管内渗出的白细胞可在组织间隙中定向游走至具有某些特殊化学物质的炎症部位，将细菌等异物吞噬、杀灭和消化。

（三）白细胞的生理功能

不同种类的白细胞具有不同的生理功能，它们是机体防御系统的一个重要组成部分。

1. 中性粒细胞

中性粒细胞具有很强的吞噬活性，能吞噬入侵的细菌、病毒、寄生虫、抗原抗体复合物、衰老的红细胞及一些坏死的组织碎片等。中性粒细胞内的颗粒为溶酶体，内含多种水解酶，可分解已杀死的病原体或其他异物。血液中的中性粒细胞数减少到 $1.0×10^9$ 个/L 时，机体抵抗力就会降低，容易发生感染。

2. 嗜酸性粒细胞

嗜酸性粒细胞的主要作用是限制嗜碱性粒细胞和肥大细胞在超敏反应中的作用；参与对蠕虫的免疫反应。在发生超敏反应及寄生虫病时，其数量明显增加，如感染裂体吸虫病时，嗜酸性粒细胞可达 90%。

3. 嗜碱性粒细胞

这类细胞的颗粒内含有组胺、肝素和超敏性慢反应物质等。组胺可以改变毛细血管的通透性，肝素具有抗凝血作用，超敏性慢反应物质是一种脂类分子，能引起平滑肌收缩，与机体发生超敏反应有关。嗜碱性粒细胞存在于结缔组织和黏膜上皮时，称为肥大细胞，其结构和功能与嗜碱性粒细胞相似。

4. 单核细胞

单核细胞由骨髓生成，进入血液时仍是未成熟细胞。在血液内仅生活 2～3 天，即进入肝、脾、肺和淋巴等组织，此时细胞的体积增大，细胞内溶酶体和线粒体的数目增多，发育为成熟的巨噬细胞（macrophage）。巨噬细胞比中性粒细胞具有更强的吞噬和消化能力。但其吞噬对象主要为进入细胞内的致病物，如病毒、疟原虫和细菌等。单核-巨噬细胞也在特异免疫应答的诱导和调节中起关键作用。此外，激活的单核-巨噬细胞还能合成和释放多种细胞因子，参与对其他细胞生长的调控。

5. 淋巴细胞

淋巴细胞也称免疫细胞，参与机体的特异性免疫反应。根据细胞生长发育的过程、细胞表面标志和功能的差异，将其分为 T 淋巴细胞和 B 淋巴细胞。T 细胞主要与细胞免疫有关，B 细胞主要与体液免疫有关。

三、血小板

1. 血小板的数量和形态

血小板是从骨髓成熟的巨核细胞胞质裂解脱落下来的具有生物活性的小块胞质。我国健康成人，血小板数为 $(100～300)×10^9$ 个/L。血小板体积很小，直径为 2～3μm，正常时呈双面微凸圆盘状，受刺激激活时可伸出伪足（图 5-2）。血小板无细胞核，但有完整的细胞膜。血小板细胞质内含有多种细胞器：线粒体、α-颗粒、致密体（储存 5-羟色胺）、类溶酶体和各种分泌小泡。血小板数目可随机体的功能状态发生一定变化，如饭后和运动后其数量增加，疾病时可减少，若血小板减少到 50×10^9 个/L 以下时，机体容易发生出血现象。

2. 血小板的生理功能

（1）维持血管内皮的完整性　同位素示踪实验证实，血小板可沉着于血管内壁上，与内皮细胞相互粘连与融合，从而维持内皮的完整性。而且，血小板还可以通过释放血小板源性生长因子促进血管内皮细胞、血管平滑肌细胞和成纤维细胞增殖，有利于受损血管的修复。

（2）参与生理性止血和血液凝固过程　血小板在生理止血过程中发挥重要作用，此外血小板表面还可吸附血浆中多种凝血因子，使局部凝血因子浓集，并释放多种与凝血有关的因子而参与凝血（详见第三节）。

四、血细胞的生成与破坏

1. 造血过程及调节

血细胞在造血器官中产生并发育成熟的过程称为造血（hemopoiesis）。各种血细胞均起源于造血干细胞（hemopoietic stem cell）。根据造血过程中细胞的形态和功能特征，可将造血过程分为造血干细胞、定向祖细胞（committed progenitor）和前体细胞（precursor cell）3 个阶段，最后发育为各类血细胞。定向祖细胞只能定向分化为一种血细胞；前体细胞在形态学上已是可以辨认的各系幼稚细胞，这些幼稚细胞再经历原始、幼稚（又分早、中、晚 3 期）及成熟 3 个发育阶段，最后发育成熟。

2. 红细胞的生成与破坏

红细胞生成过程中，需要有足够的蛋白质、铁、叶酸及维生素 B_{12}。铁是合成血红蛋白的必需原料，机体缺铁时，可使血红蛋白合成减少，引起低色素小细胞性贫血；叶酸和维生素 B_{12} 是合成 DNA 所需的重要辅酶，缺乏时 DNA 合成减少，幼红细胞分裂增殖减慢，细胞体积增大，导致巨幼红细胞性贫血。

红系祖细胞向红系前体细胞的增殖分化是红细胞生成的关键环节。体液调节是红细胞生成调节的主要方式。促红细胞生成素（erythropoietin，EPO）是红细胞生成的主要调节物，它可促进晚期红系祖细胞增殖分化，诱导红系祖细胞向原红细胞分化，还可加速幼红细胞的增殖和血红蛋白的合成，促进网织红细胞成熟并释放入血液循环；其他激素如雄激素、甲状腺激素和生长激素也可促进红细胞生成，雌激素则对红细胞生成起抑制作用。

正常人红细胞在血液中的平均寿命约 120 天。每天约有 0.8% 的衰老红细胞在脾、肝和骨髓中被破坏，并由单核-巨噬细胞清除。

3. 白细胞的生成与破坏

白细胞也起源于骨髓中的造血干细胞，经历定向祖细胞及可识别前体细胞阶段，然后分化为成熟白细胞。白细胞的增殖和分化受到一组造血因子（hematopoietic growth factor，HGF）的调节，包括粒-巨噬细胞集落刺激因子、粒细胞集落刺激因子、巨噬细胞集落刺激因子等。此外，乳铁蛋白和转化生长因子-β 等可抑制白细胞的生成，与促白细胞生成的刺激因子共同维持正常的白细胞生成过程。不同类型的白细胞寿命不同，中性粒细胞进入组织 4～5 天后即衰老死亡或经消化道排出，若吞噬过量细菌后则释放溶酶体酶而发生"自我溶解"。单核细胞在血液中停留 2～3 天，然后进入组织，并发育成为巨噬细胞，在组织中可生存约 3 个月。淋巴细胞的寿命较难准确判断，因为这种细胞经常往返于血液、组织液、淋巴液之间。

4. 血小板的生成与破坏

骨髓中的造血干细胞首先分化为巨核系祖细胞，经历原始巨核细胞、幼巨核细胞发育为成熟的巨核细胞。巨核细胞核内 DNA 合成时，细胞并不分裂，从而使核内的 DNA 含量增加十几倍，成为多倍体。在巨核细胞的发育过程中，细胞膜向胞质内凹陷，并将整个细胞质分隔成许多小区，最后各小区之间相继断裂，形成游离的血小板。从原始巨核细胞到释放血小板入血需

8～10 天。进入血液的血小板 2/3 在外周血中循环，其余储存在脾和肝脏。血小板的生成受多种刺激因子和抑制因子的调节，血小板生成素（thrombopoietin，TPO）和巨核细胞集落刺激活性物质是两种主要的刺激因子。抑制血小板生成的因子主要来自血小板本身，如血小板第 4 因子、β-转化生长因子等。血小板进入血液后，平均寿命只有 7～14 天，且只在开始 2 天具有生理功能。

衰老的血小板在脾、肝和肺组织中被吞噬破坏。此外，有的血小板在执行功能时被消耗，如融入血管内皮细胞，或在生理止血过程中发生聚集后，其本身解体并释放出全部活性物质。

第三节　生理止血和血液凝固

一、生理止血

小血管破损后血液将从血管流出，数分钟后即可自行停止，称为生理性止血（hemostasis）。

临床上用针刺破人的耳垂或指尖，检测出血延续的时间，这段时间称为出血时间（bleeding time），正常为 1～3min。检测出血时间可以反映机体生理性止血的状态。

生理性止血过程主要包括血管收缩、血小板血栓形成和血液凝固 3 个时相。

1. 血管收缩

小血管损伤时首先表现为受损局部及附近血管收缩，使局部血流减少，若破损不大，可使血管破口封闭，从而限制出血。引起血管收缩的原因包括：①损伤性刺激通过神经反射使血管收缩；②血管壁的损伤引起局部血管平滑肌收缩；③损伤处黏附的血小板通过释放 5-羟色胺、血栓烷 A_2 等缩血管物质引起血管收缩。

2. 血小板血栓形成

血管损伤后，内皮下胶原暴露，1～2s 内即启动止血过程，血小板发生黏附聚集和释放反应，从而形成血小板血栓。血小板的黏附（platelet adhesion）是指血小板附着于破损的血管内膜下组织，需要血小板膜上特殊的糖蛋白（glycoprotein，GP）、血管内皮下的胶原蛋白以及血浆中 von Willebrand 因子（简称 vWF）的参与，由血浆中的 vWF 作为联系两者的桥梁。vWF 首先与内膜下的胶原蛋白结合而发生构型改变，变构的 vWF 进而与血小板膜上的糖蛋白（主要是 GPb）结合，从而使血小板附着于血管内膜下组织。

血小板聚集（platelet aggregation）是指血小板与血小板之间的相互附着。该过程需要纤维蛋白原，为不可逆性聚集。血小板在发生黏附和聚集的同时，发生活化，释放出 Ca^{2+}，同时血小板会促进血小板膜上 GPⅡb/Ⅲa 参与血小板聚集。血小板聚集通常有两个时相：第一聚集时相发生迅速，能迅速解聚，为可逆性聚集；第二聚集时相发生缓慢，但不能解聚致密体、α-颗粒或溶酶体内的物质，此称为血小板分泌（platelet secretion）。这些物质主要有 5-羟色胺、二磷酸腺苷（ADP）、血栓烷 A_2（thromboxane A_2，TXA_2）等，可促使血小板发生不可逆聚集。血小板释放进一步促进聚集，这实际上是一个正反馈的过程，可以加快血小板血栓的形成。此外，血液中的肾上腺素、5-羟色胺、组胺、胶原、凝血酶等也起着血小板聚集激活剂的作用。上述物质和血小板膜上相应受体结合后，通过一系列胞内信号转导过程而触发血小板聚集。凡能降低血小板内 cAMP 浓度，提高游离 Ca^{2+} 浓度的因素均可促进血小板聚集；反之，凡能提高血小板内 cAMP 浓度，降低 Ca^{2+} 浓度的因素均可抑制血小板聚集。阿司匹林因能抑制 TXA_2 形成所需的环氧酶而减少 TXA_2 生成，从而起到抗血小板聚集的作用。

3. 血液凝固使血栓进一步巩固

在血小板血栓形成的同时，由于血小板表面可吸附血浆中多种凝血因子，如凝血因子Ⅰ、Ⅴ、Ⅺ、Ⅻ等，使损伤血管局部凝血因子浓集，同时血小板自身也释放一些凝血所需的因子，如血小板磷脂、血小板因子 3（PF_3）等，进而在血管损伤的局部启动血液凝固过程，使血浆中可溶性的纤维蛋白原转变成不溶性的纤维蛋白，使血栓得到加固（图5-4）。

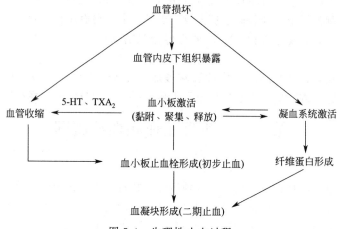

图5-4　生理性止血过程

二、血液凝固

血液凝固（blood coagulation）是指血液由流动的液体状态变成不能流动的凝胶状态的过程。其实质就是血浆中的可溶性纤维蛋白原转变成不溶性纤维蛋白的过程。促成这一转变的关键是一系列复杂的酶促反应的过程，而这些酶促反应需要多种凝血因子的参与。

（一）凝血因子

血浆与组织中直接参与血液凝固的物质统称为凝血因子（coagulation factor 或 clotting factor）。目前已知的凝血因子主要有14种，根据各凝血因子被发现的顺序，按国际命名法用罗马数字编号的有12种，其中因子Ⅵ是由因子Ⅴ转变而来，不再被视为一个独立的凝血因子。此外还有前激肽释放酶、高分子激肽原等（表5-2）。凝血因子的化学本质，除因子Ⅳ是 Ca^{2+} 外，其余均为蛋白质，而且因子Ⅱ、Ⅶ、Ⅹ、Ⅺ、Ⅻ和前激肽释放酶都是丝氨酸蛋白酶，在正常情况下以无活性的酶原形式存在，必须通过其他酶的有限水解而暴露或形成活性中心后，才具有酶的活性，这一过程称为凝血因子的激活。习惯上在凝血因子代号的右下角加一"a"以表示"活化型（activated）"。因子Ⅱ、Ca^{2+}、Ⅴ、Ⅷ和高分子激肽原在凝血反应中起辅因子作用。此外，除因子Ⅲ来自组织细胞故又称为组织因子外，其他凝血因子均存在于新鲜血浆中，且多数在肝脏合成，其中因子Ⅱ、Ⅶ、Ⅸ、Ⅹ的生成需要维生素K的参与，故又称它们为依赖维生素K的凝血因子。依赖维生素K的凝血因子的分子中均含有γ-羟基谷氨酸，可以和 Ca^{2+} 结合后发生变构，暴露出与磷脂结合的部位而参与凝血。当肝脏病变或维生素K缺乏时，可因凝血因子合成障碍引起凝血功能异常。

表5-2　各种凝血因子

凝血因子	同义名称	合成部位	主要功能
Ⅰ	纤维蛋白质	肝细胞	转化为不溶性纤维蛋白
Ⅱ	凝血酶原	肝细胞	转变为凝血酶，催化纤维蛋白原转变为纤维蛋白
Ⅲ	组织因子	组织细胞	启动外源性凝血过程
Ⅳ	Ca^{2+}		辅因子
Ⅴ	前加速素、易变因子	肝细胞	辅因子，增加因子Ⅹa的作用
Ⅶ	前转变素、稳定因子	肝细胞	与因子Ⅲ形成复合物，激活因子Ⅹ和Ⅸ
Ⅷ	抗血友病因子	肝细胞	辅因子，增加因子Ⅸ作用
Ⅸ	血浆凝血活酶	肝细胞	激活因子Ⅹ

续表

凝血因子	同义名称	合成部位	主要功能
X	Stuart 因子	肝细胞	凝血酶原激活物主要成分,激活凝血酶原
XI	血浆凝血酶前质	肝细胞	激活因子 IX
XII	接触因子 Hageman 因子	肝细胞	激活因子 XI
XIII	纤维蛋白稳定因子	骨髓、肝细胞	使纤维蛋白单体变成多聚体
HK	高分子激肽原	肝细胞	辅因子,促进因子 XII 和 PK 的作用
PK	前激肽释放酶	肝细胞	激活因子 XII 为 XIIa

（二）血液凝固过程

在血液凝固过程中，一系列凝血因子按一定顺序相继激活生成凝血酶（thrombin），最终由凝血酶促使纤维蛋白原（fibrinogen）变为纤维蛋白（fibrin）。凝血过程可分为凝血酶原激活物（prothrombinase complex）形成、凝血酶原的激活和纤维蛋白生成 3 个基本步骤。它们的相互关系见图 5-5。

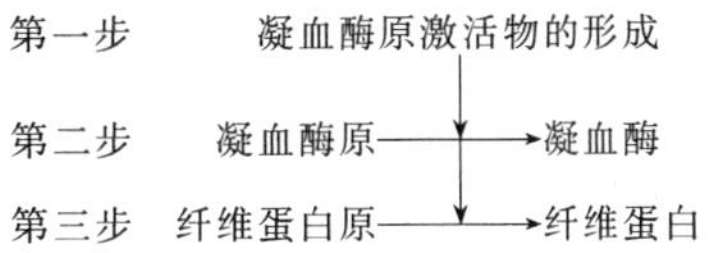

第一步　　凝血酶原激活物的形成
第二步　　凝血酶原 ——→ 凝血酶
第三步　　纤维蛋白原 ——→ 纤维蛋白

图 5-5　血液凝固的 3 个基本步骤

1. 凝血酶原激活物的形成

凝血酶原激活物即因子 X 酶复合物（tenase complex），是由因子 Xa、V、Ca^{2+} 和 PF_3（血小板第三因子，为血小板膜上的磷脂）共同组成的一种复合物，该复合物的关键因子是因子 X，具有激活凝血酶原成为凝血酶的功能。根据因子 X 的激活途径和参与的凝血因子的不同，可分为内源性凝血途径和外源性凝血途径。但两条途径中的某些凝血因子可以相互激活，故二者有着密切的联系。

（1）内源性凝血途径　内源性凝血途径（intrinsic pathway）是指参与凝血的因子全部来自血液。内源性凝血途径的启动通常是因为血液与带负电荷的物质，如玻璃、白陶土、硫酸酯和血管内膜下的胶原等的表面接触，因子 XII 结合到这些异物表面并被激活为因子 XIIa，因子 XIIa 的主要功能是激活因子 XI 成为因子 XIa，从而启动内源性凝血途径。此外，因子 XIIa 还能激活前激肽释放酶成为激肽释放酶，后者可反过来激活因子 XII，形成更多的 XIIa，这是正反馈效应。从因子 XII 结合于异物表面到因子 XIIa 的形成过程称为表面激活。表面激活还需要高分子激肽原的参与。高分子激肽原作为辅因子加速激肽释放酶对因子 XII 的激活及 XIIa 对前激肽释放酶和因子 XI 的激活过程。表面激活所生成的因子 XIa 在有 Ca^{2+} 存在下可激活因子 IX，生成因子 IXa。IXa 与因子 VIII、Ca^{2+} 与 PF_3 形成因子 VIII 复合物，该复合物可以进一步激活因子 X，生成因子 Xa。Xa 与因子 V 被 Ca^{2+} 连接在 PF_3 血小板磷脂表面，形成凝血酶原激活物。因子 VIII 是一个辅助因子，可加速因子 X 的激活。上述过程参与凝血的因子均存在于血管内的血浆里，故称为内源性凝血途径。

（2）外源性凝血途径　由血管外组织产生的组织因子（tissue factor, TF）与血液接触而启动的凝血过程，称为外源性凝血途径（extrinsic pathway），又称组织因子途径。在生理情况下，直接与循环血液接触的血细胞和内皮细胞不表达组织因子，只有当血管损伤时，组织细胞产生的组织因子才暴露。组织因子是一种跨膜糖蛋白，在血浆中 Ca^{2+} 的参与下和因子 VIIa 共同组成"TF-因子 VIIa 复合物"，在磷脂和 Ca^{2+} 存在下迅速激活因子 X 为因子 Xa，而且组织因子可起"锚定"作用，使因子 X 激活只发生在受损血管的局部区域。在此过程中，组织因子是辅因子，它能使因子 VIIa 催化因子 Xa 的激活效力增加 1000 倍。同时，生成的因子 Xa 又能反过来激活因子 VII，进而可促使更多因子 Xa 生成，产生正反馈放大效应。此外，"TF-因子 VIIa 复合物"可激活内源性凝血途径的因子 IX 活化为 Xa，因子 IXa 除能与因子 VIIa 结合而激活因子 X 外，也能反馈激活因子 VII，进一步促进外源性凝血。因此，通过"TF-因子 VIIa 复合物"的形成使内源性凝血途径和外源性凝血途径相互联系、相互促进，共同完成凝血过程。在病理状态下，细菌内毒素、补体 C3、免疫复合物、肿瘤坏死因子等均可刺激血管内皮细胞、单核细胞表达组织因子，从而启动凝血过程可引起弥散性血管内凝血。

2. 凝血酶原的作用

凝血酶原在凝血机制中起着中心的作用。在激活的因子 V 和由血小板或其他细胞提供的磷脂表面存在的条件下，被激活的因子 X 激活形成凝血酶。凝血酶是一种蛋白水解酶，对多种凝血因子具有水解作用。凝血酶使纤维蛋白原转变成纤维蛋白。另外还具有：①诱导血小板聚集；②激活 XIII 因子；③使纤溶酶原转变成纤溶酶，从而激活纤溶系统；④激活由凝血酶激活的纤溶抑制物；⑤激活因子 V、Ⅷ、Ⅺ，生成更多的凝血酶；⑥激活蛋白 C 系统；⑦刺激伤口愈合。因而凝血酶原缺乏或结构异常使凝血酶导致凝血机制的异常。

纤维蛋白原是一种二聚体蛋白质，在血浆中呈溶解状态。凝血酶将其二聚体从 N 端脱下 4 段小肽，即 2 个 A 肽和 2 个 B 肽，转变为单体，然后各单体之间以氢键联系，聚合在一起成为多聚体。此多聚体不稳定，在 Ca^{2+} 和因子 XIII a 参与下，多聚体中的单体相互反应形成共价键。这样的纤维蛋白多聚体才是稳定的，并呈不溶解状态。它们相互连接，以蛋白质细丝纵横交错织成网状，将各种血细胞网罗其中，形成血块。上述凝血过程可概括为图 5-6。

凝血过程		
分类	内源性凝血	外源性凝血
凝血过程	血管内膜暴露胶原纤维	血管外组织释放因子 Ⅲ
	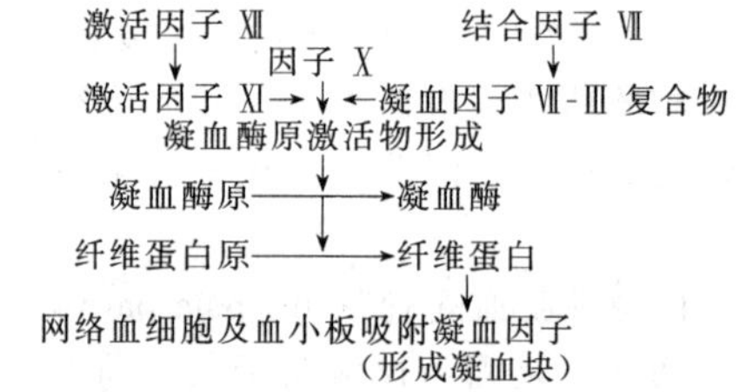 激活因子 Ⅻ 结合因子 Ⅶ 因子 X ↓ 激活因子 Ⅺ→↓←凝血因子 Ⅶ-Ⅲ 复合物 凝血酶原激活物形成 凝血酶原——→凝血酶 纤维蛋白原——→纤维蛋白 网络血细胞及血小板吸附凝血因子 （形成凝血块）	
凝血因子分布	全在血中	组织和血中
参与酶数量	多	少
凝血时间	慢,约数分钟	快,约十几秒钟

图 5-6 内源性凝血与外源性凝血比较图

血液凝固后 1～2h，由于血凝块中具有收缩能力的血小板被激活，可使血凝块回缩，释出淡黄色的液体，称为血清（serum）。与血浆相比，血清中缺乏在凝血过程中被消耗的一些凝血因子，如纤维蛋白原及因子 Ⅱ、因子 V、因子 Ⅶ、因子 Ⅷ等，但也增添了少量凝血时血小板释放的物质。

（三）血液凝固过程的调控

正常循环血液并不凝固，即使发生生理性止血时，止血栓也只局限于病变部位。这是由于体内的生理性凝血过程在时间和空间上受到严格的控制。

1. 血管内皮的抗凝作用

正常的血管内皮作为一个屏障可避免凝血因子、血小板与内膜下组织接触，从而避免凝血系统的激活和血小板的活化；血管内皮细胞可以合成、释放前列环素（PGI_2）和一氧化氮（NO）从而抑制血小板的聚集；此外，内皮细胞还可以合成多种抗凝物质（硫酸乙酰肝素、凝血酶调节蛋白、组织因子途径抑制物和抗凝血酶Ⅱ等）。

2. 纤维蛋白的吸附、血流的稀释及单核-巨噬细胞的吞噬作用

在凝血过程中所形成的凝血酶可被纤维蛋白吸附 85%～90%，这不仅有助于加速局部凝血反应的进行，也可避免凝血酶向循环的血液中扩散。进入循环的活化凝血因子可被血流冲走稀释，并被血浆中抗凝物质灭活及被单核-巨噬细胞系统吞噬。

3. 生理性抗凝物质

体内生理性抗凝物质主要有丝氨酸蛋白酶抑制物、肝素、蛋白质 C 系统和组织因子途径抑制物等。

（1）丝氨酸蛋白酶抑制物　血浆中含有多种丝氨酸蛋白酶抑制物，其中最主要的是抗凝血酶Ⅲ。抗凝血酶Ⅲ由肝脏和血管内皮细胞产生，通过与凝血酶及凝血因子Ⅸa、因子Ⅹa、因子Ⅺa、因子Ⅻa 分子活性中心的丝氨酸残基结合而抑制其活性。肝素与抗凝血酶Ⅲ结合，可使其抗凝作用增强 2000 倍。正常情况下，抗凝血酶Ⅲ主要是通过与血管内皮细胞表面的硫酸乙酰肝素结合而增强血管内皮的抗凝功能。

（2）肝素　肝素（heparin）是一种酸性黏多糖，主要由肥大细胞和嗜碱性粒细胞产生，几乎存在于所有组织中，尤以肺、心、肝和肌肉组织中含量最多。生理情况下血浆中含量甚微。肝素主要通过增强抗凝血酶Ⅲ的活性而发挥间接抗凝作用。此外，肝素还能抑制血小板发生黏附、聚集和释放反应以及抑制血小板表面凝血酶原的激活，刺激血管内皮细胞释放组织因子途径抑制物和纤溶酶原激活物而抑制凝血过程和激活纤维蛋白溶解过程。

（3）蛋白质 C 系统　蛋白质 C 系统主要包括蛋白质 C（protein C，PC）、凝血酶调节蛋白、蛋白质 S 和蛋白质 C 抑制物。蛋白质 C 以酶原形式存在于血浆中，当凝血酶与血管内皮细胞上的凝血酶调节蛋白结合后，可以激活蛋白质 C，激活的蛋白质 C 可水解灭活因子Ⅷa 和因子Ⅴa，抑制因子Ⅹ及凝血酶原的激活。此外，活化的蛋白质 C 通过刺激纤溶酶原激活物释放而增强纤溶酶活性，促进纤维蛋白溶解。血浆中的蛋白质 S 是蛋白质 C 的辅因子，可使激活的蛋白质 C 作用增大。

（4）组织因子途径抑制物　组织因子途径抑制物（tissue factor pathway inhibitor，TFPI）是一种二价糖蛋白，主要由血管内皮细胞产生，是体内主要的生理性抗凝物质。TFPI 先与因子Ⅹa 结合，抑制因子Ⅹa 的催化作用，同时 TFPI 发生变构，在 Ca^{2+} 作用下与因子Ⅶa 组织因子复合物结合，形成组织因子-因子Ⅶa-TFPI-因子Ⅹa 四聚体，从而灭活因子Ⅶa 组织因子复合物，负反馈地抑制外源性凝血途径。

三、纤维蛋白溶解系统

纤维蛋白被分解液化的过程称为纤维蛋白溶解（fibrinolysis），简称纤溶。纤溶系统主要包括：纤维蛋白溶解酶原（plasminogen），简称纤溶酶原（PLG），又称血浆素原；纤维蛋白溶解酶（plasmin，PL），简称纤溶酶，是纤溶酶原在其激活物［纤溶酶原激活物（PA）］的作用下产生的，是导致纤维蛋白降解最直接的因子。生理状态下，PL 与 PLG、组织型纤溶酶原激活物等结合在血管内皮细胞表面，一旦有少量纤维蛋白形成，PLG 被激活为 PL，后者则在局部将纤维蛋白降解，以避免血栓形成，保证血流通畅。

纤溶可分为纤溶酶原的激活与纤维蛋白（或纤维蛋白原）的降解两个基本阶段（图 5-7）。

1. 纤溶酶原的激活

纤溶酶原是血浆中的一种单链 β-球蛋白，它在肝、骨髓、嗜酸性粒细胞和肾中合成，然后进入血液。正常情况下，血浆中纤溶酶原无活性。纤溶酶原很容易被它的作用底物——纤维蛋白吸附。纤溶酶原在激活物的作用下发生有限水解，脱下一段肽链被激活成具有催化活性的纤溶酶。

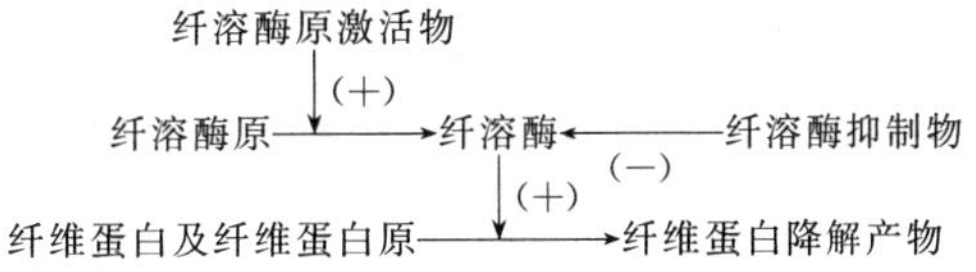

图 5-7　纤维蛋白溶解系统的激活与降解
（＋）表示促进作用；（－）表示抑制作用

体内主要存在两种生理性纤溶酶原激活物，包括：组织型纤溶酶原激活物（tissue-type plas-minogen activator，t-PA）和尿激酶型纤溶酶原激活物（urokinase-type plasminogen activa-tor，u-PA）。t-PA 是血液中主要的内源性纤溶酶原激活物，属于丝氨酸蛋白酶。在生理情况下，t-PA 主要由血管内皮细胞合成。u-PA 是血液中仅次于 t-PA 的生理性纤溶酶原激活物，主要由肾小管、集合管上皮细胞产生。一般认为，u-PA 主要是溶解血管外的纤维蛋白而发挥一定的生理或病理作用，如在排卵、着床和肿瘤转移过程中促进细胞迁移，溶解尿液中的血凝块，其次才是清除血浆中的纤维蛋白。此外，血凝过程启动后激活的因子也通过激活激肽释放酶而启动纤溶过程。临床常用的溶栓药物尿激酶（UK）可直接激活纤溶酶原而使纤维蛋白溶解。

2. 纤维蛋白的降解

纤溶酶属于丝氨酸蛋白酶，可水解纤维蛋白和纤维蛋白原使之降解为可溶性的小肽，这些小肽统称为纤维蛋白降解产物，其中部分小肽还具有抗凝血作用。纤溶酶是血浆中活性最强的蛋白酶，最敏感的底物是纤维蛋白和纤维蛋白原，但其特异性较差，除主要降解纤维蛋白及纤维蛋白原外，对因子 II、因子 V、因子 VIII、因子 X、因子 XII 等凝血因子及补体也有一定降解作用。当纤溶亢进时，可因凝血因子的大量分解及纤维蛋白降解产物的抗凝作用而发生出血倾向。

3. 纤溶抑制物及其作用

体内有多种物质可抑制纤溶系统的活性，根据其作用可分为两类：一类是抑制纤溶酶原激活的抗活化素，主要有纤溶酶原激活物抑制物-1（plasminogen activator inhibitor type-1，PAI-1）。PAI-1 主要由血管内皮细胞产生，通过与 t-PA 和 u-PA 结合而使之灭活。另一类是抑制纤溶酶的抗纤溶酶，如 α_2-抗纤溶酶。α_2-抗纤溶酶主要由肝脏产生，血小板 α-颗粒中也储存有少量 α_2-抗纤溶酶。血浆中 α_2-抗纤溶酶的浓度比 PAI-1 高约 2500 倍，是体内主要的纤溶酶抑制物。α_2-抗纤溶酶通过与纤溶酶结合成复合物而抑制其活性。目前临床上已广泛应用的止血药，如氨甲环酸、氨甲苯酸和 6-氨基己酸等，都是通过抑制纤溶酶生成而发挥止血作用。

第四节　血型和输血原则

血型（blood group）通常是指红细胞膜上特异性抗原的类型。迄今已发现 ABO、Rh、MNSs、Lutheran、Kell、Lewis、Duff 及 Kidd 等 30 种不同的红细胞血型系统。其中 ABO 血型系统是临床实践中意义最大的血型系统，其次是 Rh 血型系统。由于血型是由遗传决定的，血型鉴定对法医学和人类学的研究也具有重要价值。

白细胞和血小板上除了具有一些与红细胞相同的血型抗原外，还存在一些特有的抗原类型，如白细胞膜上的人类白细胞抗原（human leukocyte antigen，HLA），这是引起器官移植后发生免疫排斥反应的重要原因。由于无关个体之间 HLA 表型完全相同的概率极低，因此 HLA 分型是法医学上鉴定亲子关系的重要依据。此外，血小板也有其特有的抗原系统，如 Zw、Ko 和 PI 系统等，因此输入血小板治疗某些疾病时也应加以注意，以避免不良反应。

本节主要讨论红细胞的 ABO 血型系统和 Rh 血型系统。

一、 ABO 血型系统

1. ABO 血型系统分型依据

ABO 血型系统是 1901 年奥地利病理学家与免疫学家 Landsteiner 发现的第 1 个人类血型系统。ABO 血型系统中有两种不同的抗原，分别是 A 抗原和 B 抗原；血清中含有与其相对应的两种抗体，即抗 A 抗体和抗 B 抗体。ABO 血型的分型是根据红细胞膜上是否存在 A 抗原与 B 抗原将血液分为 4 种血型：凡红细胞膜上只含 A 抗原的称为 A 型，只含 B 抗原的称为 B 型，A 和 B 两种抗原都存在的称为 AB 型，A 和 B 两种抗原都缺乏的称为 O 型。不同血型人的血清中含有不同的抗体，但不含与自身红细胞所含抗原相对应的抗体，即在 A 型血的血清中，只含抗 B 抗体；B 型血的血清中只含抗 A 抗体；AB 型血的血清中不含抗 A 抗体和抗 B 抗体；而 O 型血的血清中则含有抗 A 抗体和抗 B 抗体。若将血型不相容的 2 个人的血液混合，当红细胞膜上的 A 抗原和抗 A 抗体或 B 抗原和抗 B 抗体相结合时，会出现红细胞彼此凝集成块，这种现象称为红细胞凝集（agglutination），其实质是红细胞膜上的特异性抗原和相应的抗体发生的抗原抗体反应。在补体的作用下，可引起凝集的红细胞破裂，发生溶血。因此，血型抗原和抗体又分别称为凝集原（agglutinogen）和凝集素（agglutinin）。

2. ABO 血型系统的抗原和抗体

ABO 血型系统中 A 抗原和 B 抗原的特异性主要取决于红细胞膜上的糖蛋白或糖脂上所含的糖链的组成和连接顺序。ABO 血型系统还有几种亚型，其中最重要的亚型是 A 型中的 A1 和 A2 亚型。A1 型红细胞上含有 A 抗原和 A1 抗原，而 A2 型红细胞上仅含有 A 抗原；A1 型血的血清中只含有抗 B 凝集素，而 A2 型血的血清中则含有抗 B 凝集素和抗 A1 凝集素。同样，AB 型血型中也有 A1B 和 A2B 两种主要亚型（表 5-3）。虽然在我国汉族人中 A2 型和 A2B 型者分别只占 A 型和 AB 型人群的 1%，但由于 A1 型红细胞可与 A2 型血清中的抗 A 凝集素发生凝集反应，因此在输血时应特别注意 A 型中亚型的存在。

表 5-3　ABO 血型系统中的抗原和抗体

血 型	亚 型	红细胞膜上的抗原	血清中的抗体
A 型	A1	A+A1	抗 B
	A2	A	抗 B+抗 A1
B 型		B	抗 A
AB 型	A1B	A+A1+B	无抗 A，无抗 A1，无抗 B
	A2B	A+B	抗 A1
O 型		无 A，无 B	抗 A+抗 B

血型抗体分为天然抗体和免疫抗体两类。ABO 血型系统的凝集素是天然抗体，多属 IgM，分子量大，不能通过胎盘。新生儿的血液中无 ABO 血型系统抗体，出生后 2～8 个月开始产生，8～10 岁时达高峰。因此，血型与胎儿不合的孕妇，不会使胎儿的红细胞发生聚集而破坏。免疫抗体是因为机体接受自身不存在的红细胞抗原刺激而产生的。免疫抗体属 IgG 抗体，分子量小，可以透过胎盘进入胎儿体内。若母体过去因外源性 A 抗原或 B 抗原进入体内而产生免疫性抗体时，与胎儿 ABO 血型不合，可因母体内免疫性抗体进入胎儿体内而引起胎儿红细胞的破坏，发生新生儿溶血。

3. ABO 血型的遗传

人类的血型遗传是由 9 号染色体上的 A、B 和 O 三个等位基因所控制。在一对染色体上只可能出现上述 3 个基因中的 2 个，分别由父母双方各遗传一个给子代。其中 A 和 B 属于显性基因，O 属于隐性基因。所以，3 个基因可组成 6 组基因型（genotype），但表现型（phenotype）仅有 4 种（表 5-4）。血型表现型相同的人，其遗传基因型不一定相同。如红细胞表现型为 O 者，其父母的基因型只能是 OO；而表现型为 A 者，基因型有可能是 AA 或 AO。血型遗传规律是法医学判断亲子关系的依据之一，但只能在一定程度上作否定判断。

表 5-4　ABO 血型的遗传基因型和表现型

基因型	OO	AA，AO	BB，BO	A，B
表现型	O	A	B	AB

二、Rh 血型系统

1. Rh 血型系统的抗原与分型

在发现 ABO 血型和 Rh 血型系统后，临床上仍出现一些不能解释的输血事故。1940 年 Landsteiner 和 Wiener 将恒河猴（Rhesus monkey）的红细胞重复注射入家兔体内，使其产生针对恒河猴红细胞的抗体，然后再用这种抗体的血清与人的红细胞混合，发现大部分人的红细胞被这种血清凝集，说明这些人的红细胞具有与恒河猴红细胞同样的抗原。取其英文名的前两个字母"Rh"来命名该血型系统和相关抗原。

现已发现 40 多种 Rh 抗原（也称 Rh 因子），与临床关系密切的是 D、E、C、c、e 五种。其抗原性的强弱依次为 D、E、C、c、e，因 D 抗原的抗原性最强，临床意义最为重要。因此，医学上通常将红细胞上含有 D 抗原者，称为 Rh 阳性；而红细胞上缺乏 D 抗原者，称为 Rh 阴性。

白种人中，约有 85％的人为 Rh 阳性血型，另有约 15％的人为 Rh 阴性血型。在我国汉族和其他大部分民族的人中，Rh 阳性的人约占 99％，Rh 阴性的人只占 1％左右。在有些民族的人群中，Rh 阴性的人较多，如塔塔尔族为 15.8％，苗族为 12.3％，布依族和乌孜别克族为 8.7％。在这些民族居住的地区，Rh 血型问题应受到特别重视，输血时除鉴定 ABO 血型外，还需注意 Rh 血型的鉴定。

2. Rh 血型系统抗体

（1）Rh 血型系统的抗体特征　Rh 系统与 ABO 系统比较时的另一个不同点是抗体的特征。ABO 系统的抗体一般是完全抗体 IgM（表面球蛋白 M），而 Rh 系统的抗体主要是不完全抗体 IgG（表面球蛋白 G），IgG 能透过胎盘进入胎儿体内。因此，当阴性的母亲怀有阳性的胎儿时，阳性胎儿的红细胞或 D 抗原可以进入母体，通过免疫反应，在母体的血液中产生免疫抗体，主要是抗 D 抗体。这种抗体可以透过胎盘进入胎儿的血液，可使胎儿的红细胞产生凝集和溶解，造成新生儿溶血性贫血，严重时可致胎儿死亡。但一般只有在分娩时才有较大量的胎儿红细胞进入母体，而母体血液中的抗体浓度是缓慢增加的，一般需要数月的时间。因此，第一次妊娠常不产生严重反应。如果 Rh 阴性母亲再次怀有 Rh 阳性胎儿时，此时，母体血液中高浓度的 Rh 抗体将会透过胎盘，破坏大量胎儿红细胞。

（2）Rh 血型系统的临床意义　与输血有关，Rh 阴性的人如果首次输入 Rh 阳性血，在 Rh 抗原刺激下，血清内出现抗 Rh 抗体，以后再次输入 Rh 阳性血时就必然会产生输血反应；与怀孕有关，Rh 阴性妇女如果怀了 Rh 阳性胎儿，由于孕妇与胎儿血型不合，母体产生了与胎儿红细胞血型抗原相对应的抗体，经胎盘进入胎儿体内引起溶血。因此如果妇女多次怀死胎，多次婴儿死于黄疸，则应考虑 Rh 血型不合之可能。

三、输血的原则

为了保证输血的安全性、提高输血效果和避免事故的发生，必须遵守输血的原则。

首先必须鉴定血型，保证供血者与受血者的 ABO 血型相合，即要求同型输血。ABO 血型系统不相容的输血常引起严重的反应。对于生育年龄的妇女和需要反复输血的患者，还必须考虑 Rh 血型也必须相合，以避免受血者在被致敏后产生抗 Rh 抗体所引起的不良反应。

在输血前还必须进行交叉配血试验（cross-match test），既能检验血型测定是否正确，还能发现他们的红细胞或血清中是否还存在其他血型抗原或血型抗体的不相容，避免因亚型不合而引发的输血问题。方法是把供血者的红细胞与受血者的血清进行配合试验，称为交叉配血主侧；将受血者的红细胞与供血者的血清做配合试验，称为交叉配血次侧（图 5-8）。如果交叉配血试验的两侧都没有凝集反应，即为配血相合，可以进行输血。

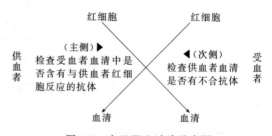

图 5-8　交叉配血试验示意图

如果主侧有凝集反应，则为配血不合，不能输血；如果主侧不起凝集反应，而次侧有凝集反应（这种情况见于将 O 型血输给其他血型的受血者或 AB 型受血者接受其他血型的血液），则只能在应急情况下进行少量、缓慢输血，并注意密切观察，如发生输血反应，应立即停止输注。

随着医学和科学技术的进步，血液成分离技术的广泛应用以及成分血质量的不断提高，输血疗法已经由原来的单纯输全血，发展到在某些情况下，进行成分输血。即把人血中各种有效成分，如红细胞、粒细胞、血小板和血浆分别制备成高纯度或高浓度的制品，根据不同患者对输血的不同要求进行输注，这样既能减少输血的不良反应，又能节约血源。

1. 血液的生理功能　①运输功能：机体所需的氧、营养物质、水分、电解质，通过血液运输到组织，组织代谢产生的 CO_2、尿素、尿酸、肌酐等通过血液运输排出体外；②缓冲：保持酸碱度相对恒定；③体温调节：血液比热大，通过运输作用调节体温；④防御和保护：血浆中许多免疫球蛋白、粒细胞的吞噬作用；⑤血小板在生理止血过程中发挥重要作用。

2. 血浆渗透压（溶质颗粒数目）＝血浆晶体渗透压（小分子晶体物质）＋血浆胶体渗透压（血浆蛋白等大分子）。

3. 红细胞生理特性　悬浮稳定性、渗透脆性、可塑变形性。

4. 红细胞功能　运输氧气和二氧化碳、缓冲血液酸碱变化。

5. 红细胞的悬浮稳定性　红细胞在血浆中保持悬浮状态而不易下沉的特性。

6. 淋巴细胞　分为 T 细胞——细胞免疫、 B 细胞——体液免疫。

7. 血小板生理功能　①维持血管内皮的完整性；②促进生理性止血，参与凝血。

8. 血液凝固　血液由流动的溶胶状态变成不能流动的凝胶状态的过程。

9. 血液凝固的基本过程　血液凝固的过程大体可分为三个基本步骤：

第一步，凝血酶原激活物的形成；

第二步，在凝血酶原激活物的作用下，凝血酶原转变为凝血酶；

第三步，在凝血酶的作用下，纤维蛋白原转变为纤维蛋白。根据凝血酶原激活物生成的过程不同，分为内源性凝血和外源性凝血。内源性凝血的启动因子是因子Ⅻ，参与凝血的因子均在血管内，凝血的速度慢；外源性凝血的启动因子是因子Ⅲ的释放，凝血速度快。凝血分为内源性凝血和外源性凝血两条途径。

（1）内源性凝血途径　由因子Ⅻ活化而启动。当血管受损，内膜下胶原纤维暴露时，可激活Ⅻ为Ⅻa，进而激活Ⅺ为Ⅺa。 Ⅺa 在 Ca^{2+} 存在时激活Ⅸa， Ⅸa 再与因子Ⅷ、 PF_3、 Ca^{2+} 形成复合物进一步激活Ⅹ。上述过程参与凝血的因子均存在于血管内的血浆中，故取名为内源性凝血途径。由于因子Ⅷ的存在，可使Ⅸa 激活Ⅹ的速度加快 20 万倍，故因子Ⅷ缺乏将使内源性凝血途径障碍，轻微的损伤可致出血不止，临床上称为甲型血友病。

（2）外源性凝血途径　由损伤组织暴露的因子Ⅲ与血液接触而启动。当组织损伤血管破裂时，暴露的因子Ⅲ与血浆中的 Ca^{2+}、 Ⅶa 共同形成复合物进而激活因子Ⅹ。因启动该过程的因子Ⅲ来自血管外的组织，故称为外源性凝血途径。

通常外源性凝血途径较快，内源性凝血途径较慢，但在实际情况中，单纯由一种途径引起血液凝固的情况并不多见，多是内源性凝血和外源性凝血两条途径相互促进、同时进行的。机体发生的血液凝固过程是一个正反馈，虽然复杂，一旦开始，将会迅速连续进行，直至完成。

10. 生理性抗凝物质　①丝氨酸蛋白酶抑制物；②肝素；③蛋白质 C 系统；④组织因子途径抑制物。

11. 纤维蛋白溶解的基本过程　①纤溶酶原的激活；②纤维蛋白的降解。血浆纤维蛋白溶解是纤维蛋白溶解酶的作用，血浆中有纤维蛋白溶解酶原，它在激活物作用下能转变为有活性的纤维蛋白溶解酶，它能促进整个纤维蛋白分子分割成很多的可溶性小肽，小肽不再凝固。临床表现为各种部位的严重出血。

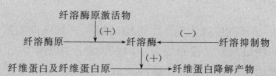

12. 血小板在生理止血中如何发挥作用　血小板是血液中重要的细胞成分之一，主要参与机体的凝血和止血。在生理性止血过程中，血小板的作用包括以下四点：

收缩血管，有助于暂时止血。血小板的止血作用，是通过其释放的血管收缩物质、血小板黏聚成团堵塞损伤的血管和促进凝血实现的。

形成止血栓，堵塞血管破裂口。血小板容易黏附和沉积在受损血管所暴露出来的胶原纤维上，聚集成团形成止血栓；血栓直接堵塞在血管裂口处，除了起栓堵作用外，还可维护血管壁的完整性。

血小板释放促使血液凝固的物质，如血小板因子Ⅲ，在血管破裂处加速形成凝血块。受到损伤的血管或组织产生一些因子，启动内源性和外源性凝血系统，在血小板所释放的不同因子的综合作用下，数分钟内完成了一系列酶促生化连锁反应，最终导致血浆内可溶性的纤维蛋白原转变成不溶性的纤维蛋白。

释放抗纤溶因子，抑制纤溶系统的活动。血浆中的纤维蛋白在纤溶系统的作用下，容易降解。由于血小板含有抗纤溶因子、抑制了纤溶系统的活动，使形成的血凝块不至于崩溃。

重要知识点学习指导 5

目标测试 5

参考答案 5

思政高地　积极献血救患者　培养乐于奉献的高尚品德

人体受新型冠状病毒感染后，会产生特异性的保护性抗体，我们把血浆中的这种抗体分离出来，采用生物工程克隆技术批量生产出对付新型冠状病毒感染的疫苗，再回输给新型冠状病毒感染者或未感染者，将会使疫苗接种者对病毒产生特异性免疫，从而使患者清除体内病毒的能力大大增强，最终战胜疾病。

然而，从目前来看，在新型冠状病毒感染的痊愈患者中，愿意主动捐献血浆的人还寥寥无几。这也是为什么专家们反复呼吁的原因。因为民间有"献血伤元气"的说法，所以痊愈患者血浆很难得到。我们学习血液的知识后知道这种说法是不科学的。因为血液本身具有旺盛的新陈代谢能力，献血后反而会刺激人体造血功能更加旺盛，加速血细胞的生成。所以，对于符合献血条件的人来说，献血不超过正常人体血液总量的十分之一，对身体影响是很小的。只要及时补充营养，多加休息就能恢复。因此，我们不仅要掌握牢固的专业知识，更应该具有良好的人文素质，即具备人文知识、理解人文思想、掌握人文方法、遵循人文精神，作为医药专业的读者或学生要感悟生命的意义，珍惜生命的存在，提升生命的质量。在此，呼吁新型冠状病毒感染康复病人能够伸出自己的胳膊，帮助一下那些危重的病人。

第六章　脉管系统

学习目标

1. 掌握脉管系统和心血管系统的组成和功能；体循环、肺循环的概念及其循环途径；心的位置、外形及各心腔的形态、结构；心传导系统的组成、位置和功能；左右冠状动脉的起始、分布；心的体表投影：主动脉的行程、分段；全身各部动脉主干的名称、行径和分布；上、下肢浅静脉的走行、注入部位及临床意义；肝门静脉系的属支、收集范围和与上、下腔静脉系的交通；心动周期，心脏泵血的过程及机制，心输出量及其影响因素；动脉血压的概念及正常值，动脉血压的形成和影响因素，中心静脉压及其影响；组织液生成与回流的原理和影响；心脏和血管的神经支配及作用，颈动脉窦-主动脉弓压力感受性反射的过程及生理意义。

2. 熟悉上、下腔静脉系的组成、位置、主要属支和收集范围；淋巴系统的组成，胸导管的起始、行径、收集范围和注入部位；脾的位置和形态；心肌细胞生物电的特点及形成的离子基础；心肌细胞的生理特性；静脉回流及影响因素；微循环的血流通路及功能；肾上腺素和去甲肾上腺素、肾素-血管紧张素系统和血管升压素对心血管活动的调节作用。

3. 了解心壁的构造；第一心音和第二心音的主要形成原因和标志，正常心电图各波所代表的意义；血流量、血流阻力和血压；心血管中枢；化学感受性反射。

写在前面

　　大家想知道心脏是如何工作的吗？想知道如何预防心血管疾病吗？那么大家一起学习本章内容吧。

　　脉管系统是一系列密闭的器官系统，分为心血管系统和淋巴系统。心血管系统内流动着血液，由心和血管组成。淋巴系统由淋巴管道、淋巴器官和淋巴组织组成，淋巴液沿淋巴管道向心流动，最后汇入静脉，淋巴管道通常被看作是静脉的辅助管道。

　　脉管系统的主要功能是不断地把消化器官吸收的营养物质和肺吸收的氧气以及内分泌器官分泌的激素等运送到全身各器官和组织，供其新陈代谢使用；同时，又将各器官和组织的代谢产物，如二氧化碳和尿素等运送到肺、肾和皮肤等器官排出体外，以保证人体生理活动的正常进行。脉管系统还有内分泌功能。心肌细胞、血管平滑肌细胞、内皮细胞等可产生和分泌心房钠尿肽、肾素、血管紧张素等生物活性物质参与机体的功能调节。

第一节　脉管系统解剖

一、心血管系统

（一）概述

心血管系统由心和血管组成。血管包括动脉、静脉和毛细血管。心是一个中空的肌性器官，是血液循环的动力器官，心通过有节律地收缩和舒张，推动沿心血管系统的循环流动，血液由心流经动脉、毛细血管、静脉后再返回心，这种周而复始的流动称血液循环。

1. 血液循环途径及功能意义

根据血液循环的途径和功能分为体循环和肺循环（图 6-1）。

（1）体循环（大循环）　携带氧和营养物质的血液自左心室射入主动脉，再经主动脉各级分支流向全身各处毛细血管，在此与周围的组织、细胞进行物质交换，再经各级静脉回流，最后由上腔、下腔静脉（心的静脉血经冠状窦）回到右心房。体循环途径长，经过全身各处，完成了物质交换，将动脉血变成了静脉血。

（2）肺循环（小循环）　血液自右心室射入肺动脉，经肺动脉各级分支至肺泡壁毛细血管，在此进行气体交换，血液中的二氧化碳透过气血屏障进入肺泡腔，肺泡腔中的氧气透过气血屏障进入毛细血管。使静脉血变成动脉血，此后，血液沿着各级肺静脉，最后经左、右肺静脉流回左心房。肺循环途径短，只经过肺，完成了气体交换，使静脉血变成动脉血。

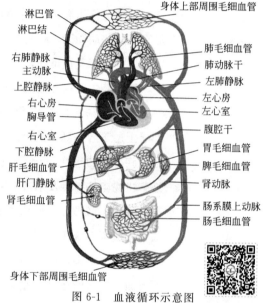

图 6-1　血液循环示意图

血液循环彩图

2. 血管吻合及其功能意义

血管之间接通即血管吻合。人体除动脉-毛细血管-静脉相连通外，在动脉和动脉之间、静脉和静脉之间，甚至动脉和静脉之间也有交通支，彼此接通，形成广泛的血管吻合（图 6-2）。

（1）动脉间吻合　在人体许多部位存在动脉间吻合形式，常见的有交通支、动脉网和动脉弓等。如脑底动脉环、膝关节动脉网、掌浅弓、掌深弓等。动脉吻合的意义在于缩短血液循环时间和调节血液流量。

（2）静脉间吻合　远比动脉间吻合丰富。浅静脉之间有吻合、深静脉之间有吻合、浅深静脉之间也有吻合，除与动脉间吻合形式相似的吻合形式外，还有静脉丛，如直肠静脉丛、子宫静脉丛。静脉间吻合的意义在于保证静脉回流畅通无阻。

（3）动静脉吻合　小动脉和小静脉可借动静脉吻合直接连通为动静脉吻合，意义在于缩短循环路径，调节局部血流量和局部温度。

（4）侧支吻合　有的血管主干在行程中发出与其平行的侧副管（侧支）、发自主干不同平面的侧副管彼此吻合称侧支吻合。当主干阻塞时，侧副管血流量加大而增粗，以保证主干阻塞以后部位的供血，这种通过侧副管吻合而建立的血液循环称侧支循环。侧支循环对保证器官的血液供应有重要意义。

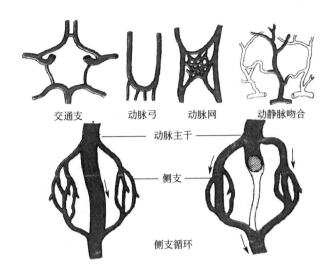

交通支　　　动脉弓　　动脉网　　动静脉吻合

动脉主干

侧支

侧支循环

图 6-2　血管吻合示意图

3. 血管的微细结构

毛细血管管径一般为 $6 \sim 8 \mu m$，管壁由一层内皮细胞、基膜和周细胞组成，外有少许结缔组织。动脉分为大动脉、中动脉、小动脉和微动脉，管壁从内向外均可分为内膜、中膜和外膜 3 层。中动脉的中膜平滑肌非常丰富，故称肌性动脉。大动脉因中膜含多层弹性膜和大量弹性纤维，故又称弹性动脉。静脉分为大静脉、中静脉、小静脉和微静脉，与伴行的动脉相比，静脉 3 层膜的分界不明显，且管腔大、管壁薄，切片中静脉的管壁常塌陷而呈不规则形。

（二）心

1. 心的位置与毗邻

心位于胸腔中纵隔内，约 2/3 位于正中线的左侧，1/3 位于正中线的右侧。心的前面大部分被肺和胸膜所遮盖，只有小部分与胸骨体和左侧 4~6 肋软骨直接相邻。心的后方与食管和胸主动脉相邻。心两侧与肺和胸膜相邻。心下方与膈相邻，上方与出入心的大血管相连（图 6-3）。

2. 心的外形

心呈前后略扁的圆锥形，具有一尖、一底，两面、三缘、三条沟。心底朝向右后上方，与出入心的大血管相连。心头钝圆，朝向左前下方，由左心室构成，其体表投影在左侧第 5 肋间、左锁骨中线内侧 1~2cm 处，或距前正中线 7~9cm 处，此处可以摸到心尖搏动。心的前面稍隆凸，与胸骨体和肋软骨相对，又称胸肋面。心的下面较平与膈相对，又称膈面。心右缘垂直钝圆，主要由右心房构成。心左缘钝圆，主要由左心室构成，小部分为左心耳。

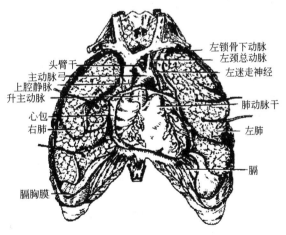

左锁骨下动脉
左颈总动脉
左迷走神经

头臂干
主动脉弓
上腔静脉
升主动脉
心包
右肺

肺动脉干

左肺

膈

膈胸膜

图 6-3　心的位置

心下缘较锐利，近水平位，大部分由右心室构成，仅心尖部由左心室构成。心表面有三条沟，在近心底处有不完整的环形沟称为冠状沟，被肺动脉中断，是心房和心室在心表面分界的标志。在心胸肋面自冠状沟至心尖稍右侧的一条纵行的沟称为前室间沟，在心膈面自冠状沟至心尖稍右侧的一条纵行的沟称为后室间沟，前后室间沟是左、右心室的心表面分界的标志。冠状沟，前、后室间沟内均有血管和脂肪充填（图6-4）。

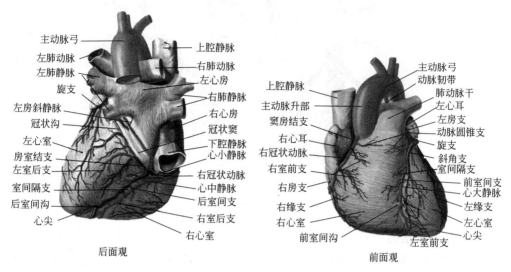

图 6-4　心脏的外形和血管

3. 心的各腔

心为中空肌性器官，心腔被房间隔和室间隔分为互不相通的左右两半心，每半心有一个心房和一个心室，房室之间以房室口相通。心共有4个腔，分别是右心房、右心室、左心房和左心室。

（1）右心房　位于心的右上部，壁薄而腔大。右心房突向左前方的部分称右心耳。右心房有3个入口和1个出口，3个入口分别是后上方的上腔静脉口、后下方的下腔静脉口、下腔静脉口左内侧的冠状窦口，1个出口即右房室口通右心室。在房间隔下部有一卵圆形凹陷称卵圆窝，为胚胎时期卵圆孔闭锁后的遗迹，房间隔缺损好发于此。

（2）右心室　右心室于右心房左前下方有1个入口和1个出口。入口是右房室口，其周围的纤维环上附有3片三角形的瓣膜称三尖瓣，瓣膜借腱索与乳头肌相连。当右心室舒张时三尖瓣开放，右心房的血经房室口流入右心室，当右心室收缩时，三尖瓣关闭，可防止血液反流回右心房，由于有乳头肌收缩牵拉腱索，使瓣膜恰好关闭，不至于翻向心房。出口是肺动脉口，其周围的纤维环上附有3片半月形口袋状的瓣膜称肺动脉瓣。当右心室收缩时肺动脉瓣开放，血液由右心室射入肺动脉，当右心室舒张时肺动脉瓣关闭，防止血流返回右心室（图6-5）。

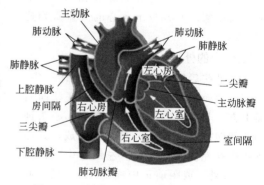

图 6-5　心的外形与右心室血管（内腔）

（3）左心房　主要构成心底，其突向右前方的部分称左心耳。左心房有4个入口1个出口，4个入口即左心房后壁的两侧各有2个肺静脉口，1个出口即左房室口，通向左心室。

（4）左心室　位于右心室的左后方。有1个入口和1个出口。入口是左房室口，其周围纤维环上附有 2 片三角形的瓣膜，称二尖瓣，其形态和功能同三尖瓣。出口是主动脉口，其周围纤维环上附有 3 片半月形口袋状的瓣膜，称主动脉瓣，开向主动脉，其形态和功能同肺动脉瓣。主动脉瓣与主动脉壁之间的腔隙称主动脉窦，可分为左、右、后 3 个窦，左、右窦壁上分别有左、右冠状动脉的开口（图 6-6）。

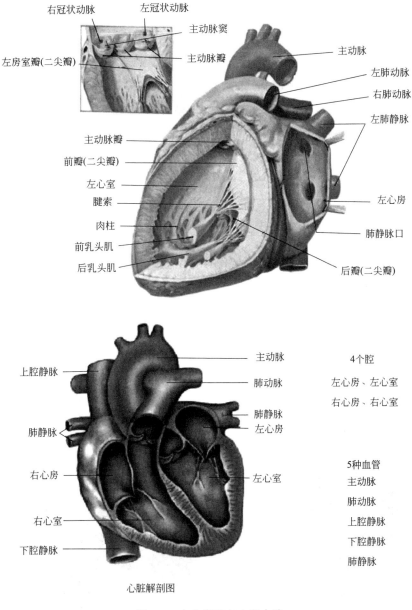

心脏解剖图

图 6-6 左心房和左心室内腔

4. 心壁的构造

心壁从内向外依次由心内膜、心肌层和心外膜构成（图 6-7）。

（1）心内膜 是由内皮及疏松结缔组织构成的表面光滑的薄膜，内含血管、神经和心传导系统的分支，衬于心腔内表面，并与出入心的大血管的内膜相延续。心内膜在房室口和动脉口折叠成心瓣膜。

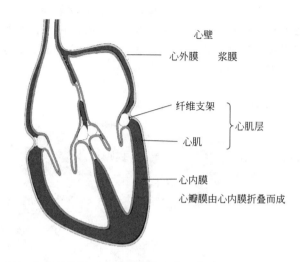

图 6-7　心壁的构造（由内到外依次为心内膜、心肌层和心外膜）

（2）心肌层　为心壁最厚的一层，由心肌纤维构成。心室肌较心房肌厚，左室肌最厚，约为右室肌的三倍。心房肌和心室肌不相连，分别附于心纤维支架上，故心房肌和心室肌不会同时收缩。

（3）心外膜　为浆膜性心包的脏层，贴在心肌表面。外表面为一层间皮，间皮深面为一薄层结缔组织，含有血管、神经和脂肪组织。

5. 房间隔和室间隔

房间隔位于左、右心房之间，由 2 层心内膜夹少量心房肌和结缔组织构成，卵圆窝处薄弱，易发生房间隔缺损。室间隔位于左、右心室之间，分为肌部和膜部。肌部较厚，占室间隔前下大部分，由 2 层心内膜夹心室肌构成，其两侧心内膜深面分别有左、右束支通过。膜部较薄，缺乏肌质，位于室间隔后上部，为室间隔缺损好发部位（图 6-8）。

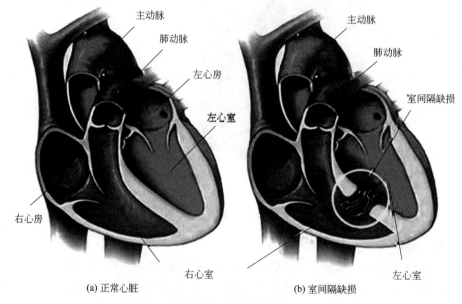

(a) 正常心脏　　　　　　　　　　(b) 室间隔缺损

图 6-8　正常心脏与室间隔缺损心脏对比图

6. 心的传导系统

心传导系统主要由特殊分化的心肌细胞构成，它们形成结或束位于心壁内，具有产生兴奋并传导冲动，维持心的节律性搏动的功能，包括窦房结、房室结、房室束、左右束支及其分支及 Purkinje 纤维网。心脏特殊传导示意见图 6-9。

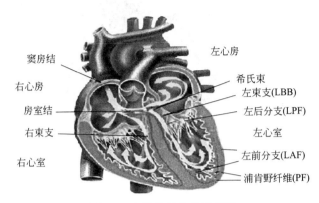

图 6-9　心脏特殊传导示意图

（1）窦房结　自律地产生兴奋，发放冲动，自律性最高，是心的正常起搏点。

（2）房室结　呈扁椭圆形，位于冠状窦口前上方的心内膜深面，其主要功能是将窦房结传来的冲动延搁后传给心室。

窦房结产生的冲动如何传至房室结，目前尚无充分的形态学证据，一般从功能角度认为由前、中、后结间束传递。

（3）房室束　又称 His 束，房室结发出房室束，下行入室间隔膜部，至室间隔肌部上方分为左、右束支。

（4）左右束支　沿室间隔肌部两侧心内膜下行至乳头肌根部，再分成许多细小的浦肯野纤维与普通心肌纤维相连。

（5）Purkinje 纤维网　又称浦肯野纤维网，是左、右束支的分支在心内膜深面交织成的纤维网。

窦房结发出的冲动，先传导到心房肌，引起心房肌兴奋和收缩，同时也传导到房室结，延搁后，再通过房室束和左、右束支传至浦肯野纤维到普通心室肌细胞，从而引起心室肌兴奋和收缩。

7. 心的血管

心的血供来自左、右冠状动脉（图 6-10），它们均发自升主动脉，其分支多是按营养的部位命名。心的静脉大部分经冠状窦注入右心房。心本身的血液循环称冠状循环。

（1）动脉　营养心的动脉有左、右冠状动脉。

① 右冠状动脉　起始于主动脉右窦，主干经右心耳与肺动脉干之间进入冠状沟，沿冠状沟绕心右缘分支至心膈面，延续为后室间支沿后室间沟下行与前室间支吻合，右冠状动脉沿途的主要分支有窦房结支、动脉圆锥支、右室前支、右缘支、后室间支和左室后支。右冠状动脉常分布于窦房结、房室结、右心房、右心室、室间隔后下 1/3 和左室后壁一部分。

② 左冠状动脉　起始于主动脉左窦，主干由左心耳与肺动脉之间进入冠状沟，立即分为旋支和前室间支。旋支沿冠状沟绕心左缘入心膈面，前室间支沿前室间沟下行，绕心尖稍右侧至后室间沟上行与后室间支吻合。前室间支沿途的主要分支有动脉圆锥支、左室前支、右室前支和室间隔支，旋支沿途主要分支有左缘支、左室后支和窦房结支。左冠状动脉常分布于左心房、

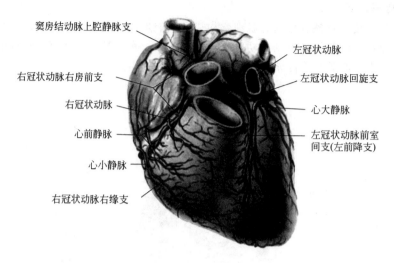

图 6-10　心脏血管分布图

左心室，右室前壁一部分和室间隔前上 2/3。

（2）静脉　心的静脉大多汇入冠状窦，注入右心房，亦有小静脉直接注入心各腔。冠状窦位于心膈面，左心房与左心室之间的冠状沟内，其主要属支有心大、中、小静脉。

① 心大静脉在前室间沟与前室间支伴行，至冠状沟，绕心左缘，注入冠状窦左端。

② 心中静脉在后室间沟伴后室间支上行，注入冠状窦右端。

③ 心小静脉在冠状沟内始于心右缘伴右冠状动脉左行，注入冠状窦右端。

8. 心包

心包是包在心和大血管根部的纤维性和浆膜性囊状结构，分内、外两层，外层为纤维心包，内层为浆膜心包。

纤维心包厚而坚韧，上方与出入心的大血管外膜相延续，下方与膈的中心腱相愈着。浆膜心包分壁层和脏层，壁层衬于纤维心包内面，脏层即心外膜，包于心肌层表面，脏、壁两层在出入心大血管根部互相移形，二者之间形成的腔隙称心包腔，腔内有少量浆液，起润滑作用，可减少心搏动时脏、壁两层之间的摩擦（图 6-11）。

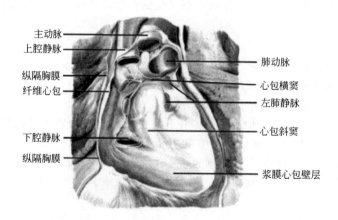

图 6-11　心包

9. 心的体表投影

在胸前壁的体表投影，可用以下四点的连线来表示（图 6-12）。

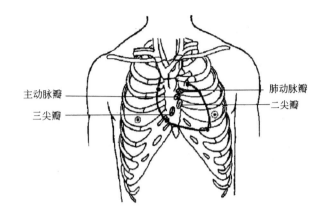

图 6-12 心的体表投影

（1）左上点 在左侧第 2 肋软骨的下缘，距胸骨左缘 1.2cm 处。
（2）右上点 在右侧第 3 肋软骨的上缘，距胸骨右缘约 1cm 处。
（3）左下点 在左侧第 5 肋间隙，左锁骨中线内侧 1～2cm 处（或距前正中线 7～9cm 处）。
（4）右下点 在右侧第 6 胸肋关节处。

左、右上点间的连线为心的上界，左、右下点间的连线为心的下界，左侧上、下点之间稍凸向左侧的连线为心的左界，右侧上、下点之间稍凸向右侧的连线为心的右界。

（三）肺循环的血管

肺动脉输送的是静脉血。脉动脉干是一短而粗的动脉干，起自右心室，向左上斜行至主动脉弓的下方，分为左、右肺动脉。

1. 左肺动脉

较短，水平向左，经食管、胸主动脉前方至左肺门，分两支入左肺上、下叶。

2. 右肺动脉

较长，水平向右，经升主动脉、上腔静脉后方达右肺门，分三支分别进入右肺上、中、下三叶。在肺动脉干分叉处稍左侧与主动脉弓之间有一短的结缔组织索称动脉韧带，是胚胎时动脉导管闭锁后的遗迹。若生后 6 个月动脉导管仍不闭锁，称动脉导管未闭，属先天性心脏病的一种。

肺静脉输送的是动脉血。肺循环的静脉起始于肺泡毛细血管，向肺门逐渐汇合，在肺门处每侧肺形成上、下两条肺静脉，左、右肺静脉出肺门分别注入左心房的两侧。

（四）体循环的动脉

体循环的动脉是从左心室发出的主动脉及其各级分支，是输送动脉血至全身各组织器官的血管。

1. 体循环的主干

主动脉是体循环动脉的主干，发自左心室，行程中分为升主动脉、主动脉弓和降主动脉，降主动脉又分为胸主动脉和腹主动脉。主动脉及其分支见图 6-13。

（1）升主动脉 起自左心室，在肺动脉干与上腔静脉之间上行，至右侧第 2 胸肋关节后方移行为主动脉弓。升主动脉根部发出左、右冠状动脉。

（2）主动脉弓 续升主动脉，在胸骨柄后方弓形弯向左后下，在第 4 胸椎体下缘移行为降

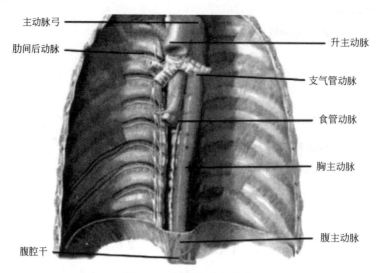

图 6-13　主动脉及其分支

主动脉。主动脉弓的凸侧有 3 大分支，自右向左依次分出的是头臂干、左颈总动脉、左锁骨下动脉。头臂干向右上斜行至胸锁关节后方分为右颈总动脉和右锁骨下动脉。主动脉弓壁内有压力感受器，具有感受血压和调节血压的作用。在主动脉弓下方有 2～3 个粟粒状小体，称主动脉小球，属化学感受器，可以感受血液 CO_2 浓度的变化，当血液中 CO_2 浓度升高时，可反射性引起呼吸加深加快。

（3）降主动脉　续主动脉，沿脊柱左前方下行穿膈主动脉裂孔入腹腔，下行至第 4 腰椎下缘，分为左、右髂总动脉，降主动脉在膈以上称胸主动脉，在膈以下称腹主动脉。

2. 人体各部的动脉分布

（1）头颈部的动脉　头颈部的动脉主干是颈总动脉（图 6-14），左侧颈总动脉起自主动脉

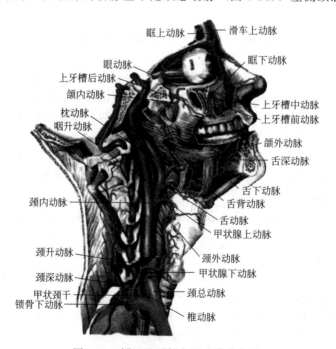

颌面及颈部主要
动脉分布彩图

图 6-14　颌面及颈部主要动脉分布图

弓，右侧颈总动脉起自头臂干，二者在胸锁关节的后方上行，沿气管、喉和食管的外侧上行，至甲状软骨板上缘平面分为颈内动脉和颈外动脉，在颈总动脉分叉处有两个重要的结构。在颈总动脉末端和颈内动脉起始扩张，使血压下降。在颈总动脉分叉处后方连有一扁椭圆形小体，称颈动脉小球，属化学感受器，可感受血液中CO_2浓度的变化，调节呼吸运动。

　　① 颈外动脉　由颈总动脉分出后，上行穿腮腺，在下颌颈平面分为颞浅动脉和上颌动脉两个终支。沿途主要分支有甲状腺上动脉、舌动脉和面动脉等，沿途分支分布于甲状腺、喉、口腔、鼻腔、唾液腺、咀嚼肌、面部和额、顶、颞部软组织、硬脑膜等。

　　② 颈内动脉　在颈部无分支，由颈总动脉分出后，垂直上行穿颅底颈动脉管入颅腔，分支分布于脑和视器。

　　③ 锁骨下动脉　左锁骨下动脉起自主动脉弓，右锁骨下动脉起自头臂干，经胸锁关节后方至颈根部，呈弓状经胸膜顶前方，穿斜角肌间隙至第1肋外侧缘移行为腋动脉。主要分支有椎动脉、胸廓内动脉和甲状颈干等（图6-15）。椎动脉由锁骨下动脉发出，向上穿6～1颈椎横突孔，经枕骨大孔入颅，分支分布于脑和脊髓。胸廓内动脉分支分布于胸前壁、胸膜、心包、膈、乳房等。甲状颈干分支分布于甲状腺下部、喉、食管和气管等。

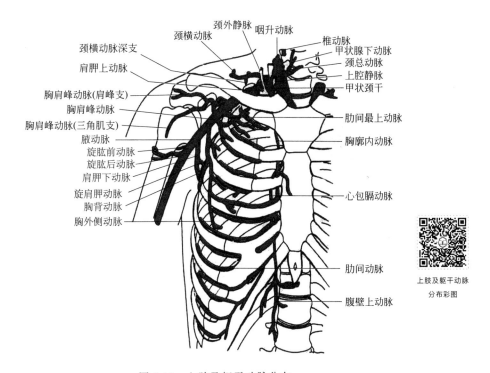

图 6-15　上肢及躯干动脉分布

　　(2) 上肢的动脉　上肢的动脉有腋动脉、肱动脉、桡动脉和尺动脉，依次移行分支。

　　腋动脉（图6-16）续于锁骨下动脉，于背阔肌下缘移行为肱动脉。肱动脉沿肱二头肌内侧缘下行至肘窝，在桡骨颈平面分为桡动脉和尺动脉（图6-17、图6-18）。桡动脉和尺动脉在手掌发出分支构成掌浅弓和掌深弓（图6-19、图6-20）。上述动脉沿途分支分布于臂、前臂、手的相应骨、骨连结和骨骼肌。在肘窝稍上方，肱二头肌内侧可摸到肱动脉的搏动，临床上测量血压常在此听诊。当前臂和手部外伤出血时，可在臂中部将肱动脉压迫在肱骨上进行暂时性止血。在桡骨茎突的内侧，桡侧腕屈肌腱外侧桡动脉位置表浅，可摸到桡动脉的搏动，是临床诊脉的部位。

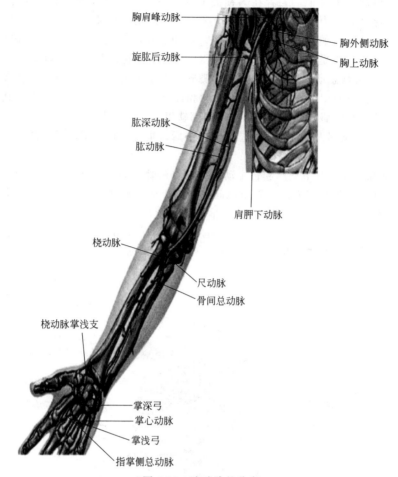

胸肩峰动脉

旋肱后动脉

胸外侧动脉

胸上动脉

肱深动脉

肱动脉

肩胛下动脉

桡动脉

尺动脉

骨间总动脉

桡动脉掌浅支

掌深弓

掌心动脉

掌浅弓

指掌侧总动脉

图 6-16　腋动脉的分布

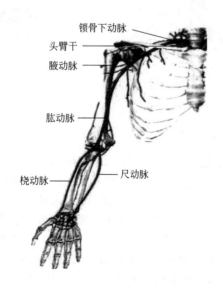

锁骨下动脉

头臂干

腋动脉

肱动脉

桡动脉

尺动脉

图 6-17　前臂动脉一（前侧）

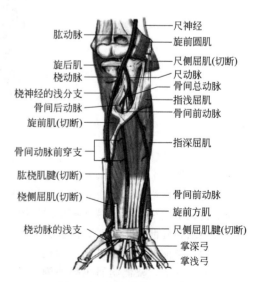

肱动脉

旋后肌

桡动脉

桡神经的浅分支

骨间后动脉

旋前肌(切断)

骨间动脉前穿支

肱桡肌腱(切断)

桡侧屈肌(切断)

桡动脉的浅支

尺神经

旋前圆肌

尺侧屈肌(切断)

尺动脉

骨间总动脉

指浅屈肌

骨间前动脉

指深屈肌

骨间前动脉

旋前方肌

尺侧屈肌腱(切断)

掌深弓

掌浅弓

图 6-18　前臂动脉二（前侧）

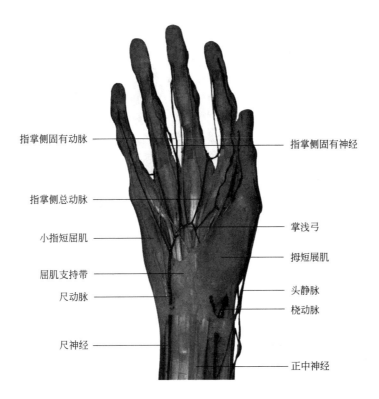

指掌侧固有动脉
指掌侧固有神经
指掌侧总动脉
小指短屈肌
掌浅弓
拇短展肌
屈肌支持带
头静脉
尺动脉
桡动脉
尺神经
正中神经

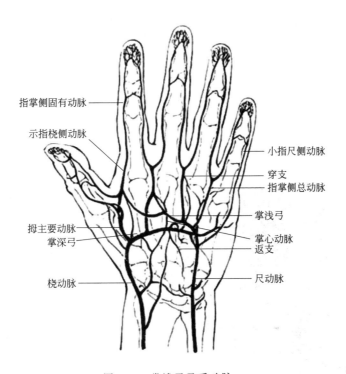

指掌侧固有动脉
示指桡侧动脉
小指尺侧动脉
穿支
指掌侧总动脉
掌浅弓
拇主要动脉
掌深弓
掌心动脉
返支
桡动脉
尺动脉

图 6-19 掌浅弓及手动脉

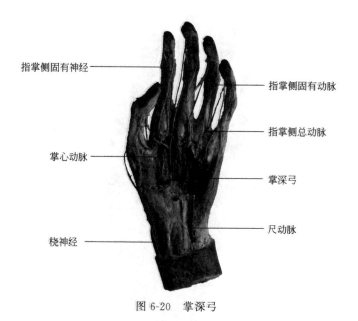

指掌侧固有神经
指掌侧固有动脉
指掌侧总动脉
掌心动脉
掌深弓
尺动脉
桡神经

图 6-20　掌深弓

小贴士

血压的测量

检查者需在安静状态下测量血压，宜舒适地坐在椅上，把手放在台上，上臂应裸露，衣袖与手臂间不宜过分束缚，手掌朝上，手肘与心脏同一水平，上肢胳膊与身躯呈 45°角，袖带应该匀称地套在上臂，袖带下端应该与前肘窝相距 2～3cm。将听诊器钟面一端轻压肱动脉。然后往袖带送气，待桡动脉搏动消失后，再加压 20～30cm 汞柱，即可停止充气。微微开启气阀门，令水银柱缓慢下降。听到的第一声脉搏搏动为收缩压，最末听到的脉搏声为舒张压。

（3）胸部的动脉　胸主动脉为胸部动脉的主干，于第 4 胸椎的下缘续于主动脉弓，沿脊柱左侧下行，后转至前方，达第 12 胸椎的高度穿膈的主动脉裂孔，移行为腹主动脉。胸主动脉发出壁支和脏支。脏支包括支气管支、食管支和心包支，分布于相应的器官结构。

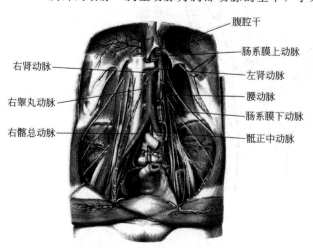

腹腔干
肠系膜上动脉
右肾动脉
左肾动脉
右睾丸动脉
腰动脉
肠系膜下动脉
右髂总动脉
骶正中动脉

图 6-21　腹主动脉及其分支

（4）腹部的动脉　腹主动脉为腹部动脉的主干，续于胸主动脉，并沿脊柱左前方下降，达第 4 腰椎的下缘，分为左、右髂总动脉。腹主动脉的分支有壁支和脏支（图 6-21）。

① 壁支　主要有腰动脉、膈下动脉、骶正中动脉，分布于腹后壁、脊髓及其被膜、膈下面、盆腔后壁组织结构等。

② 脏支　分为成对和不成对的两种。

成对的脏支：a. 肾上腺中动脉分布于肾上腺；b. 肾动脉分布于肾组织；c. 睾丸动脉分布于睾丸和附睾。

不成对的脏支：

a. 腹腔干，短而粗，在主动脉裂孔的稍下方发自腹主动脉前壁，并立即分支为胃左动脉、肝总动脉和脾动脉（图 6-22）。分布于食管（腹段）、胃、十二指肠、胰、胆囊、肝、脾、大网膜等器官结构。

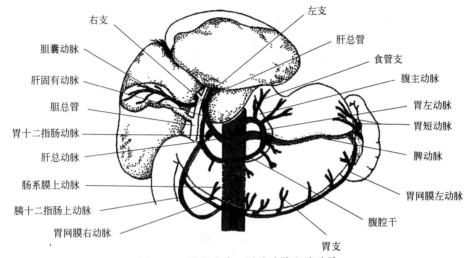

图 6-22　胃左动脉、肝总动脉和脾动脉

b. 肠系膜上动脉：在腹腔干起点稍下方起于腹主动脉前壁（图 6-23）。其分支分布于空肠、回肠、盲肠、阑尾、升结肠、横结肠等器官结构。

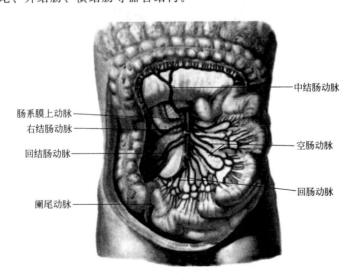

图 6-23　肠系膜上动脉及其分支

c. 肠系膜下动脉　约在第 3 腰椎高度发自腹主动脉前壁，沿腹后壁行向左下方（图 6-24）。其分支分布于降结肠、乙状结肠和直肠上部等器官结构。

（5）盆部和会阴的动脉　盆部的动脉主干是髂总动脉，左、右各一，沿腰大肌内侧走向外下方，至骶髂关节的前方分为髂内动脉和髂外动脉。

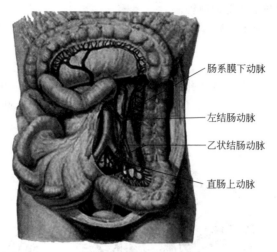

图 6-24　肠系膜下动脉

① 髂内动脉　是一粗短动脉干，沿盆腔侧壁下行，发出壁支和脏支（图 6-25，图 6-26）。壁支主要有闭孔动脉、臀上动脉、臀下动脉，分布于大腿内侧肌群、髋关节和臀部肌肉。

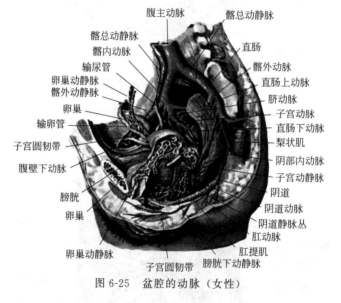

图 6-25　盆腔的动脉（女性）

脏支主要有脐动脉、膀胱下动脉、直肠下动脉、子宫动脉和阴部内动脉，分布于盆腔脏器和外生殖器。子宫动脉在距子宫颈外侧 2cm 处，跨越输尿管前面并与之交叉，沿子宫颈外侧上行。在行子宫切除术结扎子宫动脉时，应尽量靠近子宫壁，避免伤及输尿管。

② 髂外动脉　沿腰大肌内侧缘下行，经腹股沟韧带中点稍内侧的后方进入腹直肌鞘，移行为股动脉。

（6）下肢的动脉　下肢的动脉包括股动脉、腘动脉、胫前动脉和胫后动脉，依次移行分支。

股动脉由髂外动脉移行而来（图 6-27），下行至腘窝，移行为腘动脉，至腘窝下角处分为胫前、胫后动脉（图 6-28）。胫前动脉穿小腿骨间膜至小腿前面，下行至踝关节前方移行为足背动脉，胫后动脉经内踝后方进入足底。上述动脉沿途分支分布于大腿、小腿、足的相应骨、骨连结和骨骼肌。在腹股沟韧带稍下方，股动脉位置表浅，可触到其搏动，当下肢出血时，可在此处将股动脉压向后压向髋骨进行压迫止血。

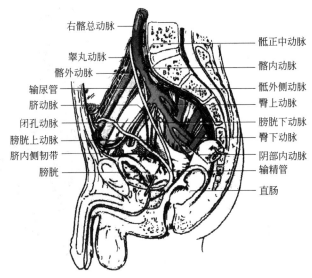

图 6-26　盆腔的动脉（男性）

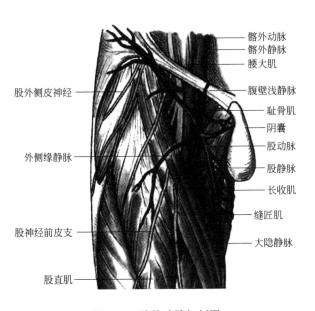

图 6-27　髂外动脉解剖图

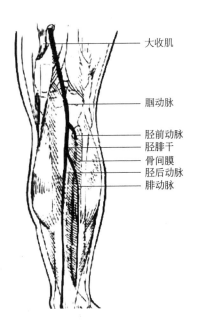

图 6-28　胫后动脉解剖图

（五）体循环的静脉

1. 概述

静脉是心血管系统中导血回心的血管，始端连于毛细血管，末端连于右心房。静脉与动脉相比，静脉管壁薄，弹性小，管腔大，血流缓慢。体循环的静脉分为浅静脉和深静脉。浅静脉又称为皮下静脉。较大的浅静脉是临床上进行注射、输液、输血等首选静脉。浅静脉数量较多，不与动脉伴行，最后汇入深静脉。深静脉位于深筋膜深面或体腔内，多与动脉伴行。静脉管壁内表面有向心性开放的静脉瓣，可防止血液逆流。静脉之间有丰富的吻合及交通支，在某些部位和器官周围形成静脉网静脉。体循环的静脉（图 6-29）分为上腔静脉系、下腔静脉系和心静脉系（心静脉系已在心的血管中叙述）。

2. 上腔静脉系

上腔静脉系由上腔静脉及其属支构成，收集头颈、上肢、胸部（心除外）等上半身的静脉血。其主干为上腔静脉，由左、右头臂静脉合成，注入右心房。头臂静脉左、右各一，由同侧的颈内静脉和锁骨下静脉汇合而成。

（1）头颈部的静脉　头颈部主要的静脉是颈内静脉和颈外静脉。

① 颈内静脉　为头颈部的静脉主干。在颈静脉孔处延续与颅内的乙状窦相续。沿颈内动脉和颈总动脉的外侧下行，至胸锁关节的后方与锁骨下静脉汇合成头臂静脉，其汇合处的夹角称静脉角。颈内静脉及属支收集颅内、视器、面部和颈部的静脉血。颈内静脉其主要属支是面静脉。面静脉起自内眦静脉，

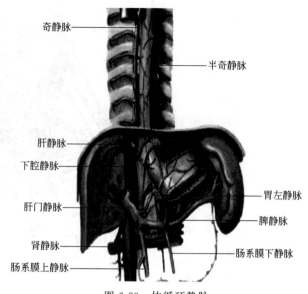

图 6-29　体循环静脉

与面动脉伴行至下颌角高度与下颌后静脉的前支汇合后，汇入颈内静脉。面静脉借内眦静脉、眼静脉与颅内的海绵窦相通。由于面静脉在口角平面以上缺乏静脉瓣，尤其是鼻根至两侧口角之间的三角区（危险三角）内发生化脓性感染时，若处理不当，病菌可逆行经内眦静脉、眼静脉进入颅内，导致颅内感染。

② 颈外静脉　是颈部最大的浅静脉，在下颌角处由下颌后静脉的后支和耳后静脉、枕静脉等汇合而成。沿胸锁乳突肌的表面下行，注入锁骨下静脉。主要收集颅外和面部的静脉血。颈外静脉位置表浅且恒定，故临床上常在此做静脉穿刺（图 6-30）。

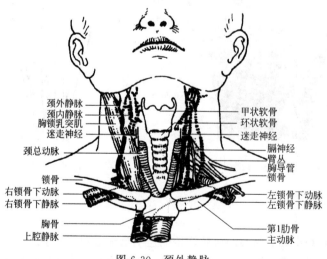

图 6-30　颈外静脉

③ 锁骨下静脉　锁骨下静脉在第 1 肋外侧缘延续于腋静脉。途中汇集颈外静脉，最后与颈内静脉汇合成头臂静脉。

（2）上肢的静脉　上肢的静脉分深静脉和浅静脉。深静脉与同名动脉伴行，收集同名动脉供应范围的静脉血。较大的浅静脉主要有三条，即头静脉、贵要静脉和肘正中静脉（图 6-31）。

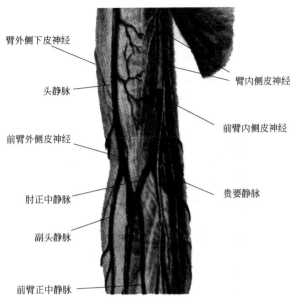

图 6-31 头静脉、贵要静脉和肘正中静脉

① 头静脉 起自手背静脉网桡侧，逐渐转至前臂、肘部的前面，在肱二头肌的外侧上行，再经三角肌与胸大肌之间注入腋静脉或锁骨下静脉。

② 贵要静脉 起自于手臂静脉网尺侧，沿前臂尺侧上行，在肘部转到前面，在肘窝处接受肘正中静脉后，再经肱二头肌内侧到臂中部，注入肱静脉或腋静脉。

③ 肘正中静脉 斜位于肘窝皮下，连接头静脉及贵要静脉，变异较多，临床上常选择此静脉进行药物注射和采血。

小贴士　锁骨下静脉穿刺置管术

锁骨下静脉口径大，位置恒定，为深静脉穿刺首选静脉。其前方有锁骨和锁骨下肌，后方则为锁骨下动脉，动脉和静脉之间由厚约 5mm 前斜角肌隔开，下方为第 1 肋。锁骨下静脉下后壁与胸膜仅相距 5mm，该静脉的管壁与周围筋膜的结构相附着，位置恒定，不易发生移位，有利于穿刺。

（3）胸部的静脉 主要是奇静脉及其属支（图 6-32）。自右膈脚处起于右腰升静脉，在食管的后方沿胸椎体的右前方上行，至第 4～5 胸椎高度向前，经右肺根的上方，汇入上腔静脉。沿途收集右肋间后静脉、食管静脉、支气管静脉及半奇静脉的血液。奇静脉主要收集胸壁、食管、气管及支气管等处的静脉血。

3. 下腔静脉系

下腔静脉系由下腔静脉及其属支构成，收集腹腔、盆腔和下肢等下半身的静脉血。它是全身最大的静脉，在第 5 腰椎平面由左、右髂总静脉汇合而成。沿腹主动脉右侧上升，穿膈的腔静脉孔进入胸腔，注入右心房。

（1）下肢的静脉 也分为浅静脉和深静脉。深静脉多与同名动脉伴行，收集同名动脉供应范围的静脉血。在腹股沟韧带下方，股静脉位于股动脉内侧，位置恒定，可借股动脉搏动而定位，在此作股静脉穿刺和插管。下肢的浅静脉有两条主干，即大隐静脉和小隐静脉（图 6-33）。

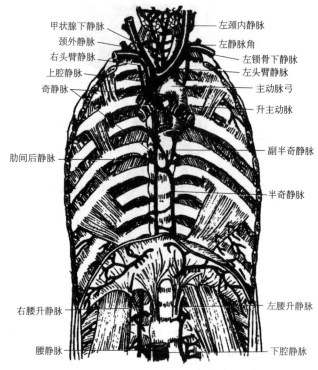

甲状腺下静脉　　　　　　　　　　　左颈内静脉
颈外静脉　　　　　　　　　　　　　左静脉角
右头臂静脉　　　　　　　　　　　　左锁骨下静脉
上腔静脉　　　　　　　　　　　　　左头臂静脉
奇静脉　　　　　　　　　　　　　　主动脉弓
　　　　　　　　　　　　　　　　　升主动脉
肋间后静脉　　　　　　　　　　　　副半奇静脉
　　　　　　　　　　　　　　　　　半奇静脉
右腰升静脉　　　　　　　　　　　　左腰升静脉
腰静脉　　　　　　　　　　　　　　下腔静脉

图 6-32　胸部的静脉解剖图

　　① 大隐静脉　是全身最大的浅静脉，在足背的内侧起自足背静脉网，经内踝前方沿小腿及股内侧面上升，在腹股沟韧带的下方，注入股静脉。临床上常在内踝前上方进行大隐静脉穿刺或静脉切开术。

　　② 小隐静脉　在足背外侧起自足背静脉网，经外踝后方，沿小腿后面上升至腘窝处注入腘静脉。

　　（2）盆部的静脉　髂总静脉：左、右各一，在骶髂关节前方由髂内、髂外静脉汇合而成。左、右髂总静脉在第 5 腰椎平面汇合成下腔静脉（一图 6-34）。

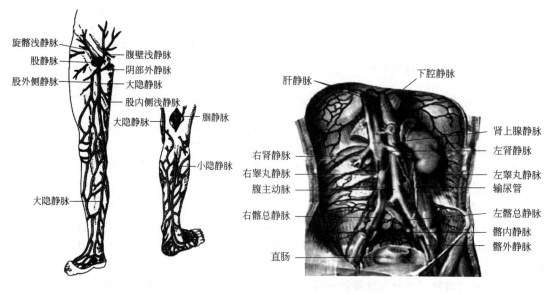

旋髂浅静脉　　　　　　　腹壁浅静脉
股静脉　　　　　　　　　阴部外静脉
股外侧静脉　　　　　　　大隐静脉
　　　　　　　　　　　　股内侧浅静脉
大隐静脉　　　　　　　　腘静脉
　　　　　　　　　　　　小隐静脉
大隐静脉

肝静脉　　　　　　　　　　　下腔静脉
　　　　　　　　　　　　　　肾上腺静脉
右肾静脉　　　　　　　　　　左肾静脉
右睾丸静脉　　　　　　　　　左睾丸静脉
腹主动脉　　　　　　　　　　输尿管
右髂总静脉　　　　　　　　　左髂总静脉
　　　　　　　　　　　　　　髂内静脉
　　　　　　　　　　　　　　髂外静脉
直肠

图 6-33　下肢的浅静脉　　　　　图 6-34　下腔静脉、髂内静脉分布

① 髂内静脉　在坐骨大孔稍上方由骨盆的静脉汇合而成后，沿髂内动脉后内侧上行，至骶髂关节前方与髂外静脉汇合成髂总静脉。髂内静脉位于髂内动脉的后内侧，它的属支一般均与同名动脉伴行，收集同名动脉供应范围的静脉血。

② 髂外静脉　髂外静脉是股静脉的直接延续，收集下肢及腹前外侧壁下部的静脉血。

（3）腹部的静脉　其主干为下腔静脉，直接或间接注入下腔静脉，属支分壁支和脏支。

① 壁支　包括 1 对膈下静脉和 4 对腰静脉，均与同名动脉伴行，收集同名动脉供应范围的静脉血，并直接注入下腔静脉。

② 脏支　成对的属支有肾静脉、肾上腺静脉、睾丸静脉，与同名动脉伴行，收集同名动脉供应范围的静脉血。左肾静脉长于右肾静脉。左肾静脉处除收集肾的血液外，还收集左睾丸静脉（或左卵巢静脉）和左肾上腺静脉的血液。不成对的属支是肝静脉，主要有 3 支——肝右静脉、肝中静脉和肝左静脉，均位于肝实质内，收集肝窦回流的血液，在肝后缘注入下腔静脉。

③ 肝门静脉系　肝门静脉为一短干，长 6～8cm。由肠系膜上静脉和脾静脉在胰头和胰体交界处的后方汇合而成。向右斜行进入肝十二指肠韧带内，经肝固有动脉和胆总管的后方上行达肝门。分左、右两支，分别进入肝左叶和肝右叶，并在肝内反复分支，最后汇入肝血窦。肝门静脉的属支包括：肠系膜上静脉、肠系膜下静脉、脾静脉、胃左静脉、胃右静脉、胆囊静脉和附脐静脉等，多与同名动脉伴行，收集同名动脉分布区的血液（图 6-35）。

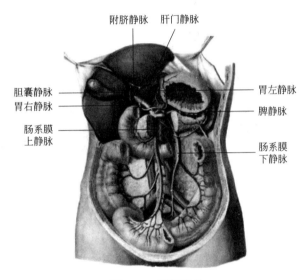

图 6-35　肝门静脉

肝门静脉的属支与上、下腔静脉系之间有丰富的吻合。在肝门静脉因病变而回流受阻时，可通过这些吻合形成侧支循环。因此，肝门静脉与上、下腔静脉的吻合有重要的临床意义。其主要吻合部位有：a. 通过食管静脉丛使肝门静脉的属支胃左静脉与上腔静脉系中的奇静脉间相互吻合而交通；b. 通过直肠静脉丛使肝门静脉的属支肠系膜下静脉与下腔静脉系中髂内静脉之间相吻合而交通；c. 通过脐周静脉网使肝门静脉的属支附脐静脉与上腔静脉系的胸腹壁静脉和腹壁上静脉间相吻合，或者与下腔静脉系的腹壁下静脉和腹壁浅静脉间相吻合而交通（图6-36）。

二、淋巴系统

淋巴系统由淋巴管道、淋巴组织和淋巴器官组成。淋巴系统内流动着的无色透明液体，称为淋巴液。血液流经毛细血管动脉端时，部分液体成分经毛细血管壁渗出，进入组织间隙，形成组织液。组织液与细胞进行物质交换后，大部分从毛细血管静脉端被吸收回静脉，小部分水

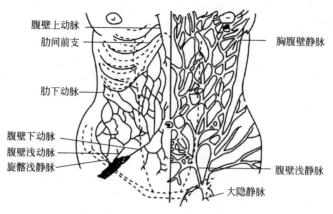

图 6-36   腹壁浅静脉分布

分及大分子物质则进入毛细淋巴管成为淋巴液。淋巴液沿淋巴管向心流动，最后归入静脉（图6-37）。

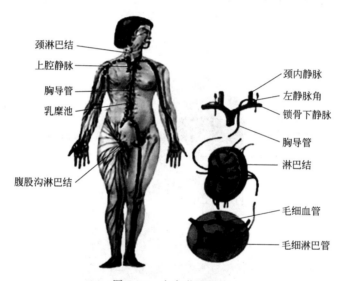

图 6-37   全身淋巴系统

（一）淋巴管道

根据其结构及功能的不同，淋巴管道可分为毛细淋巴管、淋巴管、淋巴干和淋巴导管。

1. 毛细淋巴管

毛细淋巴管是淋巴管道的起始部分，以膨大的盲端起始于组织间隙，彼此吻合成毛细淋巴管网，然后汇入淋巴管。毛细淋巴管管径比毛细血管略粗，但管壁通透性大于毛细血管，一些不易透过毛细血管的大分子组织，较易进入毛细淋巴管。

2. 淋巴管

淋巴管由毛细淋巴管汇合而成，管壁的结构与静脉相似，也有丰富的瓣膜，故外观呈串珠样或藕节状，具有防止淋巴液逆流的功能。淋巴管在向心走行的过程中，通常要经过一个或多个淋巴结。淋巴管分浅、深两类，浅淋巴管多与浅静脉伴行；深淋巴管多与深部的血管神经伴行。两种淋巴管之间有丰富交通。

3. 淋巴干

全身各部的浅、深淋巴管经过一系列淋巴结群后，最后一群淋巴结的输出管汇合成较大的淋巴干。淋巴干共 9 条，即左、右颈干，左、右锁骨下干，左、右支气管纵隔干，左、右腰干和 1 条肠干（图 6-38）。

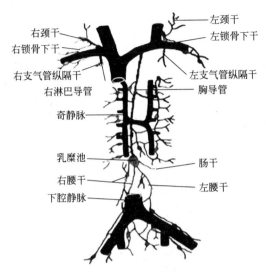

图 6-38 淋巴干及淋巴导管

4. 淋巴导管

9 条淋巴干最后汇合成 2 条淋巴导管，即胸导管（又称左淋巴导管）和右淋巴导管，分别注入左、右静脉角。

（1）胸导管 是全身最粗大、最长的淋巴导管，起于第 1 腰椎前方的乳糜池，乳糜池是由左腰干、右腰干和肠干汇合成的囊状膨大，向上穿经膈的主动脉裂孔进入胸腔，在食管后方沿脊柱的右前方上行，到第 5 胸椎高度向左侧偏斜，然后沿脊柱的左前方上行达颈根部，向前下注入左静脉角。在注入左静脉角之前，有左颈干、左锁骨下干和左支气管纵隔干汇入。胸导管收集全身 3/4 部位的淋巴（图 6-39）。

（2）右淋巴导管 为一短干，长 1~1.5cm，由右颈干、右锁骨下干和右支气管纵隔干汇合而成，注入右静脉角。右淋巴导管收集全身 1/4 部位的淋巴。

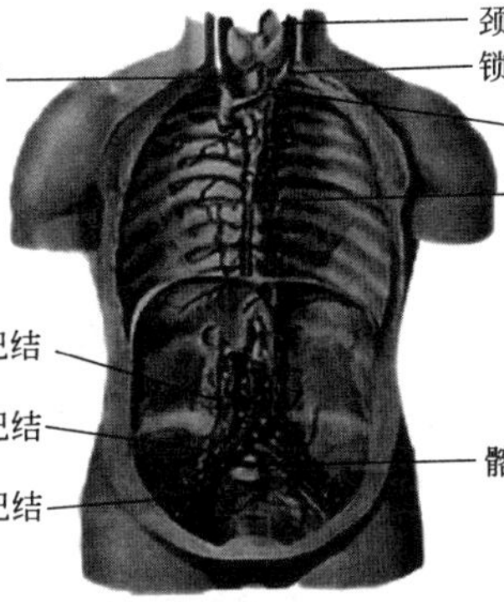

图 6-39 胸导管及腹、盆部淋巴结

（二）淋巴器官

淋巴器官主要由淋巴组织构成，包括淋巴结、脾、胸腺和扁桃体等，是人体重要的防御装置。

1. 淋巴结

淋巴结质软，为大小不一的圆形或椭圆形灰红色小体，直径 2~20mm，是淋巴管向心行程中必经的器官。一侧隆凸，有数条输入淋巴管进入；另一侧凹陷，有 1~2 条输出淋巴管、血管、神经等出入。淋巴结多呈群分布，按位置可分为浅淋巴结和深淋巴结（图 6-40~图 6-42）。其主要功能是产生淋巴细胞、过滤淋巴以及参与机体的免疫应答。

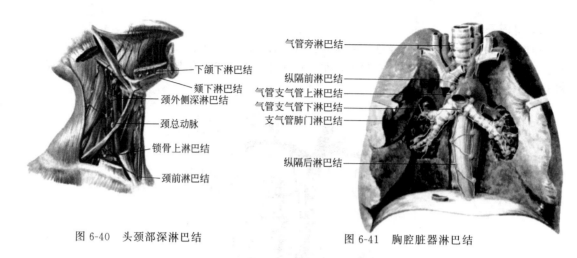

图 6-40　头颈部深淋巴结　　　　　　　图 6-41　胸腔脏器淋巴结

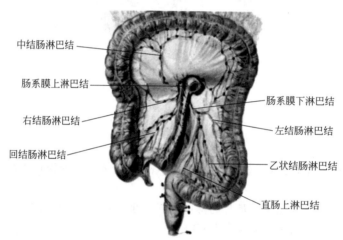

图 6-42　沿腹腔干及其分支排列的淋巴结

小贴士

淋巴结

　　淋巴结常呈组群分布，每一组群淋巴结收集相应引流区域的淋巴液，如耳后、乳突区的淋巴结收集头皮范围内的淋巴液；颌下淋巴结群收集口底、颊黏膜、牙龈等处的淋巴液；颈部淋巴结收集鼻、咽、喉、气管、甲状腺等处的淋巴液；锁骨上淋巴结群左侧收集食管、胃等器官的淋巴液，右侧收集气管、胸膜、肺等处的淋巴液；腋窝淋巴结群收集躯干上部、乳腺、胸壁等处的淋巴液；腹股沟淋巴结群收集下肢及会阴部的淋巴液。了解之间的关系后，对于判断原发病灶的部位及性质有重要临床意义。人体某区域或某器官的淋巴引流至一定的淋巴结，该淋巴结则被称为这个区域或这个器官的局部淋巴结，局部淋巴结的肿大可反映其引流区的病变，对诊治某些疾病有重要意义。

2. 脾

　　脾是人体最大的淋巴器官，其主要功能是储血、造血、滤血及参与机体免疫应答。脾位于左季肋区，第 9～11 肋的深面，长轴与第 10 肋一致。脾的内面（脏面）凹陷，近中央处有脾门，是血管神经等进出脾的部位。外面（膈面）平滑隆凸，紧贴膈。上缘前部有 2～3 个脾切迹，是触诊脾的标志（图 6-43）。

3. 胸腺

胸腺（图 6-44）位于胸骨柄后方，上纵隔的前部，由左右不对称的两叶构成，新生儿和幼儿发育较快，胸腺相对较大，青春期发育达顶，以后逐渐萎缩，成年人的胸腺被脂肪组织替代。胸腺是中枢淋巴器官，兼具内分泌功能，并参与机体细胞免疫反应。

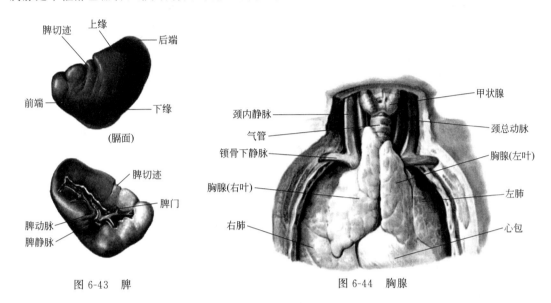

图 6-43 脾

图 6-44 胸腺

（三）淋巴组织

淋巴组织是含有大量淋巴细胞的网状组织，除淋巴器官外，消化、呼吸系统等管道的黏膜内均含有丰富的淋巴组织。

第二节 心脏生理

心脏由左右心房和左右心室构成，其主要功能是泵血。心房收缩时血液进入心室，心室收缩时推动血液经动脉到达肺和全身，心室舒张时又将血液从静脉和心房抽吸回心室。心房和心室规律性收缩和舒张，完成了推动血液在全身流动的过程。

一、心脏的泵血功能

（一）心动周期与心率

1. 心率

心率是指每分钟心脏搏动的次数。正常成人安静时的心率为 60～100 次/min，平均约 75 次/min。心率有明显的个体差异，并受年龄、性别及其他生理因素的影响。新生儿心率可达到 130～140 次/min，随年龄增长，心率逐渐减慢，至 15～16 岁时接近成人水平；成人中女性稍快于男性；在安静或睡眠时心率较慢，情绪激动、紧张、运动和劳动时心率加快。

2. 心动周期

心房或心室每收缩和舒张一次所经历的时间，称为一个心动周期。在一个心动周期中，心房或心室的机械活动分别包含各自的收缩期和舒张期。

心动周期的长短和心率有关，心动周期是心率的倒数。以心率 75 次/min 计算，一个心动周期为 0.8s（图 6-45）。其中，心房收缩期为 0.1s，舒张期为 0.7s；心室收缩期为 0.3s，舒张期为 0.5s。心室舒张期的前 0.4s 与心房舒张期的后 0.4s 重叠，称为全心舒张期。

在一个心动周期中，心房和心室的活动按一定次序和时程先后进行，左、右两个心房和左、右两个心室的活动分别是同步的，心房和心室的舒张期都较收缩期长。心率加快时，心动周期变短，心室的收缩期和舒张期都会相应缩短，但舒张期缩短得更明显，如果持续时间长，容易导致心室肌疲劳，并明显减少血液回心量和心室供血，影响心脏泵血功能。

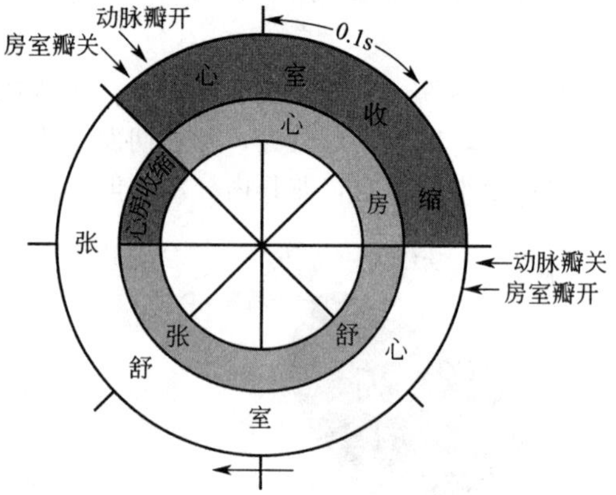

图 6-45　心动周期示意图

（二）心脏泵血的过程

心脏泵血时，左心和右心的活动基本一致，心室在心脏泵血活动中起主要作用。现以左心室为例来讨论心脏泵血的过程和机制。

心室收缩前，处于舒张状态，而心房在收缩，故心房内压力高于心室内压力，房室瓣是开放的，血液由心房流入心室。

1. 心室收缩期

心室收缩期分为等容收缩期和射血期。

（1）等容收缩期　心房收缩完毕，进入舒张期，此时心室开始收缩，心室内压力立刻超过心房，心室内血液反流推动房室瓣（二尖瓣）关闭，使心室内血液不至反流回心房。此时左心室内压力低于主动脉压，故主动脉瓣也是关闭的。在房室瓣和动脉瓣均处于关闭状态时，心室内容积不变，称为等容收缩期。

（2）射血期　左心室继续收缩，室内压骤然升高，当左心室内压超过主动脉压时，主动脉瓣被推开，血液由左心室射入主动脉，称为射血期。在射血初期，由于左心室和主动脉间的压力差和左心室仍在强烈收缩，射血的速度很快，心室容积迅速缩小，称为快速射血期，此期心室内压力最高，进入动脉的血量占总射血量的 2/3 左右；随着血液射出，心室容积缩小，心室内压力降低，与主动脉之间的压力差减小，射血速度减慢，至射血末期，称为减慢射血期。

2. 心室舒张期

心室舒张期分为等容舒张期和充盈期。

（1）等容舒张期　左心室收缩结束，转入舒张。心室舒张导致心室内压力下降，当左心室压力低于主动脉压力时，主动脉内血液向左心室方向反流，推动主动脉瓣关闭。主动脉瓣和房室瓣（二尖瓣）均处于关闭状态时，心室腔容积不变，称等容舒张期。

（2）充盈期　心室腔在密闭的状态下，心室肌继续舒张，心室内压急剧下降，降至低于心房内压力时，房室瓣开放，左心房和肺静脉内血液进入心室，称为充盈期。充盈初期，由于左心室舒张产生的负压作用迅速将血液抽吸入左心室，心室容积迅速增大，称为快速充盈期，此期进入心室的血液量占总充盈量的 2/3 左右；随后，血液进入心室的速度减慢，称减慢充盈期；在心室舒张的最后，心房开始收缩，将心房内血液进一步挤入心室，使之得到进一步充盈（占总充盈量的 10%～30%），称为心房收缩期。

由此可见，心室肌的收缩和舒张导致室内压的发展和变化，进而引起心房和心室、心室和动脉之间压力差的改变，这种改变又引起房室瓣和动脉瓣的开放和关闭，进而推动心室内血液射入动脉，心房和静脉内血液回流入心室；同时保证心室收缩时心室内血液不反流入心房，心室舒张时血液不会从动脉反流回心室。心室这种泵血活动周而复始，完成推动血液在全身循环流动的过程（表 6-1）。

表 6-1 心动周期中心腔内压力、瓣膜、血流、容积等变化

心动周期分期		压力	瓣 膜		血流变化	心室容积变化
		房内压、室内压、动脉压	房室瓣	动脉瓣		
心室收缩期	等容收缩期	房内压＜室内压＜动脉压	关闭	关闭	不变	不变
	射血期	房内压＜室内压＞动脉压	关闭	开放	心室→动脉	减少
心室舒张期	等容舒张期	房内压＜室内压＜动脉压	关闭	关闭	不变	不变
	充盈期	房内压＞室内压＜动脉压	开放	关闭	静脉→心房→心室	增大

（三）心脏泵血功能评价

临床实践和科学研究工作中，常需要对心脏泵血功能进行评价。通常用单位时间内心脏的射血量和心脏的做功量作为指标。

1. 评定心脏泵血功能的指标

（1）每搏输出量　是指一侧心室每收缩一次射出的血液量。正常成年人安静状态下的每搏输出量为 60～80ml，左、右心室基本相同。

（2）射血分数　是指每搏输出量占心室舒张末期容积的百分比。

$$射血分数＝每搏输出量(ml)/心室舒张末期容积(ml)×100\%$$

正常人安静时射血分数为 55%～65%。交感神经兴奋时，心肌收缩力增强，每搏输出量增多，射血分数增加。心室功能减退、心室异常扩大的情况下，射血分数下降。

（3）每分输出量　是指每分钟一侧心室射出的血液量，简称心输出量，等于每搏输出量乘以心率。如果心率为 75 次/min，每搏输出量为 70ml，则心输出量为 5L/min。一般健康成年男性在安静状态下，心输出量为 4.5～6.0L/min。女性的心输出量比同体重男性约低 10%；青年人的心输出量大于老年人；情绪激动时心输出量可增加 50%～100%；剧烈运动时心输出量可高达 20～25L/min。

（4）心指数　是指以每平方米体表面积（m²）计算的心输出量。人体安静时的心输出量与体表面积成正比。中等身材的成年人体表面积为 1.6～1.7m²，安静空腹状况下心输出量为 5～6.0L/min，故心指数为 3.0～3.5L/(min·m²)。心指数测定可排除由于体型差异造成的心输出量差异导致的对心脏泵血功能的误判。

2. 心力储备

心力储备是指心输出量随机体代谢需要而增加的能力。储备能力大小取决于心率和每搏输出量能够提高的程度，故心力储备包括每搏输出量储备和心率储备两部分。

健康成人安静时，心室舒张末期容积约 125ml，最大可增至 140ml 左右，即舒张期储备约 15ml；安静时心室收缩末期容积约为 55ml，心肌最大程度缩短时，心室收缩末期容积可减小到 15～20ml，故开始收缩，收缩期储备为 35～40ml。故每搏输出量总储备为 50～55ml，即代谢增强时每搏输出量可由安静时 70ml 左右增达 125ml。

健康成人安静时心率平均 75 次/min，剧烈运动时，心率可达 160～180 次/min，即心率储备约为安静时的 2～2.5 倍。心输出量由安静时的 5L/min 增加到 20～25L/min，为安静时的 4～5 倍，储备能力较大。

训练有素的运动员，心肌纤维增粗，心肌收缩能力强，心室收缩和舒张速度也明显加快，心力储备增大，能胜任较大运动量和较重的体力劳动。心力衰竭患者，安静时心输出量与健康人几乎相等，但活动增强时心输出量却不能相应增加，因而不能满足代谢增强的需要，心力储备明显减弱。

（四）心脏泵血功能的调节

心脏泵血功能的调节主要是指影响心排出量的因素及其调节机制。心排出量等于每搏输出

量乘以心率，因此凡能影响每搏输出量和心率的因素都能影响心输出量。

1. 每搏输出量

每搏输出量取决于心室肌收缩的强度和速度。心肌和骨骼肌一样，其收缩强度和速度也受前负荷、后负荷和心肌收缩能力的影响。

（1）前负荷　是指心室舒张末期容积。心室舒张末期容积是静脉回心血量和射血后留在心室内的剩余血量之和。在一定范围内，静脉回心血量增加，心室舒张末期容积增加，心肌前负荷增大，使心肌收缩前的长度（心肌初长度）增长，心肌的收缩力增强，每搏输出量增多；相反，则每搏输出量减少。这种不需要神经、体液因素参与，而是由心肌初长度的改变来调节心肌收缩力的调节方式，称为异长自身调节。其生理意义是使每搏输出量随静脉回心血量的增减而发生相应的改变，进而维持心室容积的相对稳定。

如果静脉血回心速度过快，量过多，可造成心肌前负荷过大，心肌初长度过长，超过心肌最适初长度时，心肌收缩力反而减弱，导致每搏输出量减少，可引起急性心力衰竭。故临床静脉输液或输血时，要严格掌握速度和量，避免过快、过量造成的急性心力衰竭。

（2）后负荷　指动脉血压。在其他因素不变的条件下，动脉血压升高，即心肌后负荷增大时，因心室收缩所遇到的阻力增大而导致动脉瓣开放推迟，等容收缩期延长，射血期缩短，心室肌收缩的速度和幅度降低，每搏输出量减少。但每搏输出量减少造成心室内剩余血量增多，如果此时静脉回心血量不变，将使心室舒张末期容积增加，心肌初长度增加，又可通过异长自身调节来增强心肌收缩力，使每搏输出量恢复到正常水平，从而使得机体在动脉血压突然增高的情况下，能够维持适当的每搏输出量。

如果动脉血压长期升高，心室肌将因长期处于收缩加强状态而逐渐表现出心肌肥厚等病理改变，久之泵血功能减退，最终可导致心力衰竭。

（3）心肌收缩能力　心肌收缩能力是指心肌不依赖于前、后负荷而改变其力学活性的内在特性。在同样的前、后负荷条件下，收缩能力不同，心肌收缩的强度和速度不同，对血液的推动作用不同，每搏输出量也不同。心肌收缩能力强，每搏输出量大；心肌收缩能力弱，每搏输出量少。这种通过心肌本身收缩能力的改变而改变心脏泵血功能的方式称等长自身调节（初长度不变）。心肌收缩能力受多种因素影响，尤其是兴奋-收缩偶联的各个环节，如胞质内 Ca^{2+} 浓度、活化的横桥数目和肌凝蛋白 ATP 酶的活性等。

交感神经活动增强、血中儿茶酚胺浓度增高以及某些强心药物（如洋地黄）等，都能增强心肌的收缩能力，使每搏输出量增加；而乙酰胆碱、低氧、酸中毒和心力衰竭等均能使心肌收缩能力减弱，导致每搏输出量减少。

2. 心率

在一定范围内，心率快，心输出量增多；心率慢，心输出量减少。但如果心率为 160～180 次/min，因心室舒张期明显缩短，心室充盈量显著减少，每搏输出量明显减少，心输出量也减少；心率低于 40 次/min 时，心室舒张期虽然延长，但心室充盈已达极限，再增加心室舒张时间也无助于心室的进一步充盈，不能相应提高每搏输出量，心输出量也减少。现将影响心输出量的因素归纳于表 6-2。

表 6-2　影响心输出量的因素

影响因素	变化	每搏输出量	心输出量
前负荷（心室舒张末期容积）	增大	增加	增加
后负荷（指动脉血压）	增大	减少	减少（暂时）
心肌收缩能力（心肌本身内在特质）	增强	增加	增加
心率（40～180 次/min）	增加		

二、心肌细胞的生物电现象

心脏泵血功能的实现是以心肌节律性收缩和舒张为基础的，而心房和心室之所以能持续、规律、有序地发生收缩与舒张的交替活动，归根结底是由于心肌细胞电活动的规律有序发生与扩展引起的。与神经细胞和骨骼肌细胞相比，心肌细胞的生物电活动更为复杂，各类心肌细胞的跨膜电位存在较大差异。

据组织学和电生理学特点，可将心肌细胞分为两类：一类是普通的心肌细胞，包括心房肌细胞和心室肌细胞，它们具有稳定的静息电位，能够进行收缩和舒张而执行泵血功能，故称为工作细胞；另一类为组成心内特殊传导系统的特殊心肌细胞，主要包括窦房结 P 细胞和浦肯野细胞等，它们大多没有稳定的静息电位，并可自动产生节律性兴奋，故称为自律细胞。

（一）心室肌细胞的跨膜电位及其形成机制

1. 静息电位

人和哺乳动物心室肌细胞的静息电位为 $-90mV$ 左右，其形成机制与神经细胞和骨骼肌细胞相似，即在细胞膜两侧离子分布不均等形成的浓度梯度基础上，静息时细胞膜主要对 K^+ 通透性较高，而对其他离子通透性很低，K^+ 顺着膜内外浓度梯度由膜内向膜外扩散所达到的 K^+ 电-化学平衡电位，是形成心室肌细胞静息电位的主要原因。

2. 动作电位

心室肌细胞动作电位与神经细胞和骨骼肌细胞明显不同，主要是复极过程复杂，持续时间长（$200\sim300ms$），上升支和下降支不对称，全过程可分为 0、1、2、3、4 五个时期（图 6-46）。

（1）0 期（除极和反极化过程）　心室肌细胞受到刺激后，膜上部分钠通道开放，少量 Na^+ 内流，使膜电位从 $-90mV$ 除极达到 $-70mV$（阈电位水平），引起钠通道开放明显增加，大量 Na^+ 顺浓度梯度迅速内流入细胞，膜内电位迅速升高至接近 $+30mV$，即 Na^+ 电-化学平衡电位，由原来的极化状态转变为反极化状态，形成动作电位的上升支。整个过程历时仅 $1\sim2ms$。

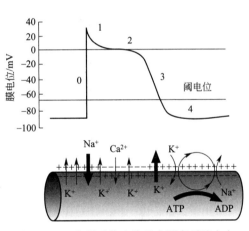

图 6-46　心室肌动作电位及主要离子流方向

（2）1 期（快速复极初期）　此时钠通道失活，钾通道开放，一过性 K^+ 外流、膜内电位由 $+30mV$ 迅速降至 $0mV$ 左右，历时 $5\sim10ms$。

（3）2 期（平台期）　在 1 期膜内电位达 $0mV$ 左右后，复极过程变得非常缓慢，动作电位图形比较平坦，称为平台期，历时 $100\sim150ms$，是心室肌细胞动作电位持续时间较长的主要原因，也是心室肌细胞区别于神经和骨骼肌细胞动作电位的主要特征。

心室肌细胞膜上的钙通道从 0 期开始激活，但在 0 期后才表现为持续开放，Ca^{2+} 缓慢而持久地内流，此外，膜对 K^+ 也具有通透性。因此，本期的形成原因是由 Ca^{2+} 内流和 K^+ 外流同时存在，致使膜电位保持在 $0mV$ 附近。

（4）3 期（快速复极末期）　在 2 期末，钙通道失活，Ca^{2+} 内流停止，K^+ 经开放的钾通道外流使膜内电位从 $0mV$ 左右较快下降至 $-90mV$，完成复极过程，历时 $100\sim150ms$。

（5）4 期（静息期）　是心室肌细胞膜电位恢复并稳定于静息电位水平（$-90mV$）的时期。此期离子跨膜转运仍然活跃，通过钠泵、Na^+-Ca^{2+} 交换体和钙泵等排出除极和复极时进入胞内的 Na^+ 和 Ca^{2+}，并摄入流出的 K^+。

现将心室肌细胞动作电位的分期及形成的主要离子机制归纳于表6-3。

表6-3　心室肌细胞动作电位的分期及形成的主要离子机制

分期	主要离子机制
0期（除极和反极化过程）	Na^+内流
1期（快速复极初期）	一过性K^+外流
2期（平台期）	Ca^{2+}内流和K^+外流
3期（快速复极末期）	K^+外流
4期（静息期）	Na^+和Ca^{2+}转出，K^+转入

（二）自律细胞的跨膜电位及其形成机制

窦房结P细胞（图6-47）和浦肯野细胞（图6-48）都是自律细胞，自律细胞与非自律细胞动作电位的最大区别是在4期，非自律细胞4期膜电位是稳定的，自律细胞4期膜电位不稳定，当3期复极达到最大复极电位后，4期便开始自动除极，一旦除极达到阈电位水平，就产生一次新的动作电位，这种现象周而复始，动作电位就不断产生。4期自动除极是自律细胞电活动的主要特点，也是心肌自动节律性形成的基础。

窦房结P细胞一次跨膜电位变化分为0、3、4三个时期。0期除极速度较慢，幅度较小，是由于钙通道开放，Ca^{2+}内流所致。窦房结P细胞复极无明显的1、2期，主要表现为3期，这是由于复极中膜对K^+通透性增高，K^+迅速外流所致。在3期末复极达到最大复极电位后，出现4期自动除极，4期自动除极的离子成分较复杂，由于膜对K^+的通透性逐渐降低而引起K^+外流逐渐减少是形成此期最主要的离子基础，此外尚有Na^+内流和Ca^{2+}内流，从而产生自动除极。

三、心肌的生理特性

心肌的生理特性包括自动节律性、传导性、兴奋性和收缩性。前三者以心肌细胞的生物电

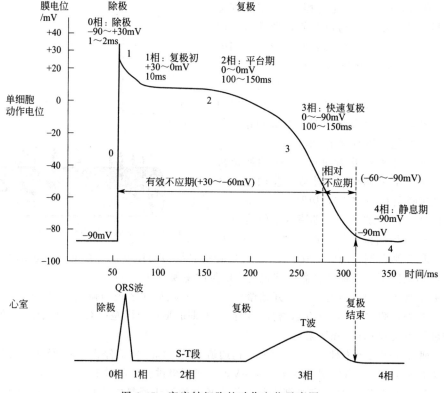

图6-47　窦房结细胞的动作电位示意图

QRS波、S-T段、T波含义见表6-4

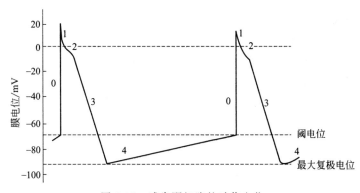

图 6-48 浦肯野细胞的动作电位

活动为基础，故属于心肌的电生理特性；而后者以细胞内收缩蛋白质的功能活动为基础，因而是心肌的机械特性。

（一）自动节律性

1. 自动节律性的概念

心肌在没有外来刺激作用下，能够自动地发生节律性兴奋的特性，称自动节律性，简称自律性。凡具有自律性的细胞称为自律细胞。

2. 心脏的起搏点

心脏特殊传导系统中各部分的心肌细胞都具有自律性，但其自律性高低差异很大。窦房结 P 细胞自律性最高（100 次/min），房室交界次之（40～60 次/min），末梢浦肯野细胞最低（约 25 次/min）。生理情况下，整个心脏的活动总是按照自律性最高的组织发出的节律性兴奋来进行。窦房结的自律性最高，它产生的节律性兴奋沿传导系统向外扩布，依次激动心房肌、房室交界、房室束、心室内传导组织和心室肌，引起整个心脏节律性兴奋和收缩。窦房结是主导心脏正常兴奋和搏动的部位，称为正常起搏点。以窦房结为起搏点的心脏活动节律称窦性心律。窦房结以外的自律细胞在正常时，由于自律性较低，故不能表现出来，称为潜在起搏点。由潜在起搏点控制的心脏节律称异位心律。心脏内潜在起搏点的存在，一方面是一种安全因素，当窦房结不能产生兴奋或兴奋下传受阻时，它以较低频率发生节律性兴奋，继续引起心跳，不致因窦房结失控而引起心脏停搏；另一方面也是一种潜在的危险，如某些疾病导致潜在起搏点的自律性高于窦房结时，它可以控制部分或整个心脏活动，将导致心律失常，严重时可危及生命。

小贴士

窦性心动过速

正常窦性心律源于窦房结，频率为 60～100 次/min。由于窦房结起搏过快，成人窦性心律的频率＞100 次/min，即为窦性心动过速。窦性心动过速的频率在 100～150 次/min，偶有高达 200 次/min。

窦性心动过速可见于健康人吸烟、饮酒、喝茶或咖啡、体力活动及情绪激动时。发热、甲状腺功能亢进、贫血、休克、心肌缺血、心力衰竭等病理状态下以及应用肾上腺素、阿托品等药物也可引起窦性心动过速。

（二）兴奋性

1. 兴奋性的概念

心肌细胞同其他可兴奋细胞一样，具有对刺激发生兴奋的能力或特性，称兴奋性。衡量兴奋性的高低，采用刺激的阈值作为指标，阈值大表示兴奋性低，阈值小表示兴奋性高。

2. 心室肌兴奋时兴奋性的周期性变化

心室肌细胞在接受刺激发生兴奋的过程中，其兴奋性会发生周期性变化，即经过有效不应期、相对不应期和超常期，而后恢复到原来状态（图 6-49）。

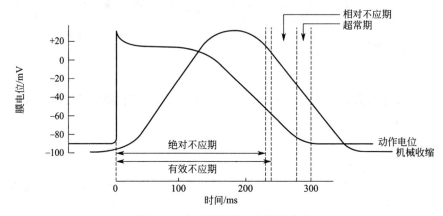

图 6-49　心室肌细胞兴奋性的特点

（1）有效不应期　包括绝对不应期和局部反应期两部分。绝对不应期是指心室肌细胞发生一次兴奋时，从动作电位 0 期除极开始到 3 期复极膜电位约 -55mV 的期间内，不论给予多么强大的刺激，都不能引起任何程度的去极化，即兴奋性已降低至零。局部反应期是指复极 3 期膜电位由 -55mV 恢复至 -60mV 的时期，此期间内，如受到足够强度的刺激，可引起幅度很小的除极反应（局部反应），但仍不能产生动作电位。由于从 0 期除极开始到 3 期复极至膜电位 -60mV 的时期内，心肌细胞对任何刺激不能产生新的动作电位，故称为有效不应期。这一时期可长达 250ms。

（2）相对不应期　在 3 期复极从 $-60 \sim -80\text{mV}$ 的期间内，若给心室肌细胞一个阈刺激，仍不能产生新的动作电位；如果给予一个阈上刺激，才可能产生一次新的动作电位，表明在这段时期，兴奋性低于正常，称为相对不应期。该期心室肌细胞的兴奋性比有效不应期有所恢复，但仍低于正常。

（3）超常期　膜电位从复极 $-80 \sim -90\text{mV}$ 这段时期，给予阈下刺激也可产生动作电位，表明在这段时期，兴奋性高于正常，称为超常期。当膜电位复极至静息电位后，心肌细胞兴奋性也恢复正常。

3. 心室肌细胞兴奋性变化的特点及意义

心室肌细胞兴奋性的特点是有效不应期特别长，平均 250ms（骨骼肌仅为 2～3ms），几乎占据了整个收缩期和舒张早期的时程（图 6-49），在这一期间，任何强大刺激都不会使心室肌细胞产生第二次兴奋和收缩。只有到心室肌舒张早期结束后，才有可能接受刺激产生新的兴奋和收缩。因此，心室肌不会像骨骼肌那样发生完全强直收缩，而是始终保持收缩与舒张的交替活动，保证心脏的射血和充盈交替进行，实现泵血功能。

4. 期前收缩与代偿性间歇

正常心脏是按窦房结的节律进行活动的。如果在心室的有效不应期之后、下一次窦房结兴奋传来之前，心肌受到一次较强人工或来自异位起搏点的额外刺激，可产生一次提前的兴奋和收缩，称为期前兴奋和期前收缩（又称早搏）。期前兴奋也有自己的有效不应期，紧接期前兴奋后的窦房结兴奋传到心室时，如果正好落在期前兴奋的有效不应期内，则此次正常下传的窦房结兴奋将不能引起心室的兴奋和收缩，造成兴奋和收缩的脱失，只有等再下一次的窦房结兴奋传来时才能引起心室兴奋和收缩，所以，在期前收缩之后往往有一段较长的心室舒张期，称代偿性间歇（图 6-50）。

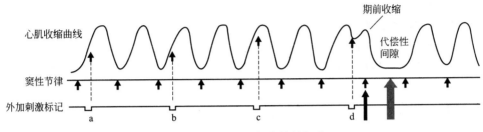

图 6-50　期前收缩与代偿性间歇

（三）传导性

1. 传导性的概念

心肌细胞具有传导兴奋的能力称传导性。传导性的高低可用兴奋传播的速度来衡量。

2. 心脏内兴奋传播的途径

正常心脏内兴奋的传播主要依靠特殊传导系统来完成，兴奋从窦房结发出，通过心房肌传播到整个右心房和左心房，引起左、右心房的兴奋和收缩。同时，窦房结的兴奋沿着心房肌内的"优势传导通路"（某些心房肌排列方向一致、结构整齐、细胞粗大，电阻低，传导速率快）迅速传到房室交界，再经过房室束及左、右束支和浦肯野纤维网传到左、右心室，引起整个心室兴奋和收缩（图 6-51）。

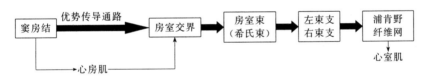

图 6-51　兴奋在心脏内传导示意图

3. 兴奋在心脏内传导的特点及意义

所有心肌细胞均具有传导性，但不同心肌细胞传导兴奋的速度不同。普通心房肌的传导速率较慢，约 0.4m/s，优势传导通路的传导速率较快，约为 1m/s，窦房结的兴奋可沿此通路迅速传到房室交界区。心室肌的传导速率约为 1m/s，心室内传导组织的传导速率则快得多，其中浦肯野纤维网的传导速率最快，可达 4m/s，而且这些纤维呈网状分布于整个心室壁，故房室交界的兴奋可以迅速地通过浦肯野纤维网而广泛地传向两侧心室，以保证左、右心室的同步兴奋和收缩，有利于心室射血。房室交界是正常兴奋由心房传入心室的唯一通路，但其兴奋传导速率非常缓慢，其中结区最慢（0.02m/s），因此兴奋从心房到心室需要经过一定的时间延搁，称为房-室延搁。其重要生理意义在于使心房和心室的收缩不会同时发生，心室的收缩一定发生在心房收缩完毕之后，这对心室的充盈十分有利。房室交界是传导阻滞的好发部位，房-室传导阻滞在临床上很常见。

（四）收缩性

心肌细胞与骨骼肌细胞的收缩原理相似，但是心肌收缩有其自身的特点。

1. 对细胞外液 Ca^{2+} 浓度有明显依赖性

心肌细胞的肌质网不发达，容积小，终池储存 Ca^{2+} 量少，不能满足心肌收缩时的需要，因而心肌细胞的兴奋-收缩偶联对细胞外液的 Ca^{2+} 浓度有明显的依赖性，细胞外液 Ca^{2+} 浓度在一定范围内增加，心肌的收缩力增强；反之，心肌的收缩力则减弱。

2. 同步收缩

心肌细胞之间存在缝隙连接，兴奋可在细胞间迅速传播，故心房或心室一旦兴奋，所有心房肌细胞或心室肌细胞几乎同时收缩，因此，可以把心房和心室看作是两个功能性合胞体，表现为同步收缩或"全或无"式收缩。

3. 不发生完全强直收缩

心肌的有效不应期特别长，相当于整个收缩期和舒张早期。在此期间无论多大刺激均不能引起心肌兴奋而收缩，因而心肌不会发生完全强直收缩，而是收缩和舒张交替进行，保证心脏泵血功能的实现。

四、心音和心电图

（一）心音

心动周期中，心肌收缩、瓣膜关闭、血流冲击以及形成的涡流等因素引起的机械振动，可通过周围组织传递到胸壁，如将听诊器放在胸壁某些部位，就可以听到声音，称为心音。多数情况下只能听到两个心音，分别称为第一心音、第二心音。

1. 第一心音

是心室收缩时房室瓣突然关闭，血流冲击房室瓣和心室壁引起振动而产生的，发生在心缩期，是心室收缩开始的标志。其特点是：音调较低，持续时间较长。其强弱可反映心室肌收缩强弱和房室瓣的功能状态。

2. 第二心音

是心室舒张时，主动脉瓣和肺动脉瓣关闭及血液冲击大动脉和根部引起振动而产生的。发生在心舒期，是心室舒张开始的标志。其特点是：音调较高，持续时间较短。其强弱可反映动脉瓣的功能状态和动脉血压的高低。

某些先天性心脏病、心肌病变或心瓣膜开闭发生障碍等，均可出现异常心音，称为心杂音，心杂音对某些心脏疾病的诊断有重要意义。

（二）心电图

在一个心动周期中，由窦房结产生的兴奋，按一定的途径和时程，依次传向心房和心室，引起整个心脏发生规律的生物电变化。这些变化可以通过心脏周围的导电组织和体液传到体表，经安置在体表特定部位的测量电极引导，借助心电图机，就可记录到该部位心脏电活动的波形，即体表心电图（ECG）（图 6-52）。

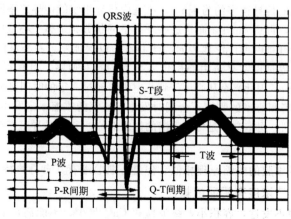

图 6-52　体表心电图

正常人典型的心电图是由 P 波、QRS 波群和 T 波及各波间的线段所组成。有时在 T 波之后还可出现一个小的 U 波。各波、段的含义和正常值见表 6-4。

表 6-4　心电图各波、段的含义和正常值

名称	含义	幅度/mV	时间/s
P 波	左、右两心房的除极过程	0.05～0.25	0.08～0.11
QRS 波群	两心室的除极过程	变化大	0.06～0.10
T 波	两心室复极过程	0.1～0.8	0.05～0.25
P-R 间期	房室传导时间		0.12～0.2
Q-T 间期	心室自除极到复极完毕的时间		0.36～0.40
S-T 段	心室完全除极	与基线平齐	

1. P 波

反映左、右两心房的除极过程，其时程反映除极在整个心房传播所需的时间，其波形小而圆钝。

2. QRS 波群

反映左、右两心室的除极过程，其时程反映心室肌兴奋扩布所需的时间。典型的 QRS 波群包括三个顺序相连的电位波动：第一个向下的 Q 波，随后向上的 R 波和最后向下的 S 波。在不同导联中，这三个波不一定都出现，且波幅变化较大。

3. T 波

反映两心室复极过程，其方向与 QRS 波群主波的方向一致。

4. P-R 间期（或 P-Q 间期）

是指从 P 波起点到 QRS 波群起点之间的时程，代表窦房结产生的兴奋经由心房、房室交界、房室束到达心室并引起心室肌兴奋所需的时间（房室传导时间）。房室传导阻滞时，P-R 间期延长。

5. Q-T 间期

是指 QRS 波群起点到 T 波终点的时程，代表心室开始除极到完全复极所经历的时间。Q-T 间期与心率成反变关系，心率愈快，Q-T 间期愈短。

6. S-T 段

是指从 QRS 波终点到 T 波起点的线段。S-T 段代表心室各部均处于除极状态（相当于动作电位的平台期），各部分电位差很小，所以正常 S-T 段应与基线平齐。

第三节　血管生理

一、血流量、血流阻力和血压

1. 血流量

单位时间内流过血管某一横截面的血量，称为血流量，其单位通常以 ml/min 或 L/min 表示。单位时间内流经某器官的血量，称为该器官血流量。

按流体力学的一般机制，单位时间的液体流量与该段管道两端的压力差成正比，与管道内的阻力成反比。这一关系也适用于血流量与血压、血流阻力之间的关系。血流量（Q）与血管两端压力差（ΔP）成正比，与血管内血流阻力（R）成反比。即：

$$Q = \Delta P / R$$

对体循环而言，Q 为心输出量，ΔP 是主动脉平均动脉压与中心静脉压之差，R 为全身的血流阻力；对某一器官而言，Q 是器官血流量，ΔP 是该器官灌注的平均动脉压与该器官静脉压之差，R 为该器官的血流阻力。

2. 血流阻力

血液在血管中流动时所遇到的阻力，称为血流阻力。它来源于血液成分之间及血液与管壁之间的摩擦力。

血流阻力（R）与血管半径（r）、血管长度（L）和血液黏滞度（η）有关。可用以下公式表示：

$$R = 8\eta L / (\pi r^4)$$

即血流阻力与血管长度和血液黏滞度成正比，与血管半径的 4 次方成反比。在生理情况下，血管长度和血液黏滞度的变化很小，但血管的口径容易受神经和体液因素的影响而发生改变。神经体液因素主要通过控制各血管的口径使外周阻力发生变化，从而有效地调节各器官的血流量。

3. 血压

血压是指流动的血液对单位面积血管壁产生的侧压力。存在于动脉、毛细血管和静脉内的血压分别称为动脉血压、毛细血管血压和静脉血压。血压的单位用千帕（kPa）表示，但习惯上也常以毫米汞柱（mmHg）为单位，压力较低的大静脉压常以厘米水柱（cmH_2O）为单位。它们之间的换算关系为：

1kPa＝7.5mmHg　1mmHg＝0.133kPa　$1cmH_2O$＝0.098kPa

在整个血管系统中存在着压力差，即动脉血压＞毛细血管血压＞静脉血压，这个压力差是推动血液流动的基本动力。

二、动脉血压和动脉脉搏

（一）动脉血压的概念

动脉血压是指血液对单位面积动脉血管壁的侧压力。动脉血压一般指主动脉压，通常以肱动脉压来代表。

一个心动周期中，动脉血压呈周期性变化，心室收缩射血时，动脉血压升高所达到的最高值称为收缩压；心室舒张时，动脉血压下降所达到的最低值称为舒张压；收缩压与舒张压之差称脉搏压，简称脉压。心室收缩射血时，动脉血压升高所达到的最高值称为脉压。在一个心动周期中动脉血压的平均值称为平均动脉压，因心动周期中心室舒张期长于心室收缩期，因此平均动脉压低于收缩压和舒张压两个数值的平均值，约等于舒张压与 1/3 脉压之和。动脉血压值习惯以收缩压/舒张压表示，如 120/80mmHg。

（二）动脉血压的正常值和变化

我国健康青年人安静状态时收缩压为 100～120mmHg（13.3～16.0kPa），舒张压为 60～80mmHg（8.0～10.6kPa），脉压为 30～40mmHg（4.0～5.3kPa），平均动脉压接近 100mmHg（13.3kPa）。

动脉血压呈明显的昼夜波动周期，大多数人一天当中清晨 6～8 时和下午 4～6 时血压较高，中午较低，凌晨 2～3 时最低；运动、情绪激动或精神紧张时血压较安静时高；由较长时间下蹲位突然直立时，血压可发生一过性降低（直立性低血压）。除了个体差异外，动脉血压还有性别和年龄差异。一般来说，女性在更年期前血压比同龄男性低，更年期后动脉血压升高。男性和女性的动脉血压都随年龄增加而逐渐升高，收缩压的升高比舒张压的升高明显。

临床上，如安静时持续性收缩压≥140mmHg（18.7kPa）和/或舒张压≥90mmHg

（12.0kPa）称为高血压；如收缩压＜90mmHg（12.0kPa）和/或舒张压＜60mmHg（8.0kPa）称为低血压。

（三）动脉血压的形成

循环系统内的血液充盈、心脏射血的动力和外周血管对血流的阻力以及大动脉的弹性等因素与动脉血压的形成有关。

1. 循环系统内血液的充盈是动脉血压形成的前提

成年人体内的血量相当于体重的6%～8%，每千克体重有60～80ml血液，中等身材的男性血量5～6L，女性4～5L。循环系统中有充足的血量，才有可能形成对血管壁的侧压力，形成动脉血压。循环系统中血液的充盈程度可用循环系统平均充盈压表示。动物实验中，用电刺激造成心室颤动使心脏暂时停止射血，血流也就暂停，此时循环系统中各处测得的压力相等，约为7mmHg（0.93kPa），这一压力值即为循环系统平均充盈压，它反映了循环血量和血管容量之间的关系。

2. 心脏射血是动脉血压形成的动力

由于外周阻力的存在，每个心动周期中心室收缩释放的能量，一部分用于推动血液流动，成为血液的动能；另一部分形成对血管壁的侧压力，并使血管扩张，这部分能量形成势能，即压强能。

3. 外周阻力是动脉血压形成的必要条件

假如没有外周阻力，心室收缩所释放出的能量，将全部转化为血液动能，使射出的血液全部流到外周，主动脉内将无血液存留，无法形成动脉血压。正是由于有外周阻力的存在，心室射出的血液无法即刻全部流走，才能暂时存留于大动脉内，才能形成动脉血压。

4. 主动脉和大动脉的弹性能够缓冲动脉血压

心室收缩射血时，大动脉内血液增多，收缩期动脉血压升高；但由于大动脉管壁的弹性扩张，使收缩压不致过高；心室舒张时射血停止，动脉血压下降，同时大动脉管壁弹性回缩，继续推动血液向外周流动。由于大动脉管壁的弹性回位和外周阻力的存在，使大动脉内仍充盈一定量的血液，因此舒张压仍能保持一定高度，不致过低。同时又保持血流过程的连续性。

（四）影响动脉血压的因素

所有与动脉血压形成有关的因素发生改变，都能影响动脉血压。

1. 每搏输出量

每搏输出量增大，心室收缩期射入主动脉的血液增多，对血管壁的侧压力加大，收缩压升高。由于血压升高，血流速度加快，心室舒张期流至外周的血液也有所增多，到心室舒张期末，大动脉内存留的血液增加不多，故舒张压升高不多，脉压增大。反之，当每搏输出量减少时，则主要使收缩压降低，脉压减小。故收缩压的高低主要反映每搏输出量的多少。

2. 心率

心率加快，心室舒张期明显缩短，流至外周的血液减少，故心室舒张期末存留在主动脉内的血量增多，舒张压升高。在心室舒张末期大动脉内血液量增多的基础上，心室收缩射血使大动脉内血液进一步增多，故收缩压也升高。由于动脉血压升高可使血流速度加快，因此心室收缩期内可有较多的血液流至外周，收缩压的升高不如舒张压的升高显著，脉压减小。相反，心率减慢时，舒张压降低的幅度比收缩压降低的幅度大，故脉压增大。

3. 外周阻力

外周阻力增大时，心室舒张期流向外周的血液减少，心室舒张末期存留于大动脉中的血液增多，舒张压明显升高。在此基础上收缩压也相应升高，但血压升高使血流速度加快，较多的血液流向外周，大动脉内血液量增加不多，收缩压升高幅度较小，脉压减小。反之，外周阻力变小，舒张压降低，脉压增大。因此，舒张压的高低主要反映外周阻力的大小和心率的快慢，尤其是外周阻力的大小。

4. 大动脉管壁的弹性

大动脉管壁弹性因能缓冲动脉血压的变化而使收缩压不致过高，舒张压不致过低，脉压不过大。老年人大动脉管壁由于胶原纤维增加，弹性纤维减少，使管壁弹性减弱，缓冲血压的作用减小，造成收缩压升高而舒张压降低，脉压增大。

5. 循环血量和血管系统容量的比例

正常情况下循环血量和血管系统容量相适应，使血管系统保持一定的充盈程度，是动脉血压形成的前提。失血后，循环血量减少，此时如果血管系统的容量改变不大，循环系统的充盈程度必然降低，动脉血压下降；如果循环血量不变而血管系统容量增大（如大量毛细血管扩张）时，也会造成动脉血压下降。

以上分析都是假设其他因素不变的前提下，分析某一因素对动脉血压可能发生的影响。实际上，在不同生理或病理情况下，上述各种因素可同时影响动脉血压。因此，人体动脉血压的变化往往是多种因素综合作用的结果。现将影响动脉血压的因素归纳于表 6-5。

表 6-5　影响动脉血压的因素

影响因素	收缩压	舒张压	脉压
每搏输出量增加	大大增加	增加	增加
心率下降	增加	大大增加	下降
外周阻力增加	增加	大大增加	下降
大动脉弹性下降	增加	下降	大大增加
循环血量下降/血管容量上升	下降	下降	下降

（五）动脉脉搏

每个心动周期中，动脉血压发生周期性波动，引起动脉管壁发生搏动，称为动脉脉搏，简称脉搏。搏动能沿动脉管壁向外周传播。用手指能触到身体浅表部位的动脉脉搏。脉搏的频率和节律与心搏频率和节律一致，脉搏的强弱和紧张度能反映每搏输出量的多少，故触诊脉搏可在一定程度上反映心血管的功能状态。中医脉诊是诊断疾病的重要依据之一。

小贴士

高血压是一种以体循环动脉收缩期和/或舒张期血压持续升高为主要特点的全身性疾病。高血压分为原发性高血压（即高血压病）和继发性高血压两大类。其中原发性高血压占高血压的 90% 以上。高血压病的诊断标准：18 岁以上的成年人在未服抗高血压药物情况下收缩压≥140mmHg 和/或舒张压≥90mmHg。

原发性高血压是一种遗传和环境因素相互作用所致的疾病。高血压发病的危险因素包括遗传和基因因素，超重和肥胖，膳食高钠盐、低钾，长期超量饮酒，缺乏体力活动，长期精神紧张等。大多数患者起病隐袭，早期可无症状。不少患者在体格检查时才发现血压升高。

据调查，我国原发性高血压患者近年有增加的趋势，但是对其知晓率、治疗率、控制率很低，而其发病率、致残率和致死率很高。

原发性高血压的治疗原则：①改善生活行为，如戒烟、限酒，减轻和控制体重，减少钠盐和脂肪摄入，补充钾盐和优质蛋白质，增加体力活动，减轻精神压力，保持心理平衡；②选用不同类型降压药，包括利尿剂、β受体阻断剂、钙通道阻滞剂、血管紧张素转换酶抑制剂和血管紧张素Ⅱ受体阻断剂等。舒张压降低，其治疗措施必须是综合性的，目的是稳定血压，减少患者心、脑、肾等器官的并发症和病死率。

三、静脉血压和静脉回心血量

静脉既是血液回流入心脏的通道，又因其容量大，易于扩张又能收缩，起着血液储存库的作用，并可调节回心血量和心输出量。

（一）静脉血压

1. 外周静脉压

各器官静脉的血压称外周静脉压。由于不断克服阻力，消耗能量，血液自动脉、毛细血管流向静脉的过程中，压力逐渐降低，到达微静脉时血压已经降至 15～20mmHg。愈接近胸腔大静脉，血压愈低。

2. 中心静脉压

右心房是体循环的终点，在整个体循环血管中，压力最低，已接近于零。通常将右心房和胸腔内大静脉的血压称为中心静脉压，正常变动范围为 4～12cmH$_2$O（0.39～1.18kPa）。中心静脉压的高低取决于心脏的射血能力和静脉回心血量之间的关系。心脏射血能力强，能及时将回流入心脏的血液射入动脉，中心静脉压较低；反之，心脏射血能力减弱如心力衰竭、右心房和腔静脉内瘀血，则中心静脉压升高。另外，如果静脉回流速度加快，回心血量增多（如过快、过量输液），可引起中心静脉压升高。故临床上测定中心静脉压有助于了解心血管的功能状态，同时可作为临床监控补液速度和量的指标。

（二）静脉回心血量及其影响因素

单位时间内由静脉回心的血量取决于外周静脉压与中心静脉压之间的压力差，以及静脉对血流的阻力。凡能改变外周静脉压、中心静脉压和静脉阻力的因素，均能影响静脉血回流。

1. 循环系统平均充盈压

循环系统平均充盈压是反映血管系统充盈程度的指标。当血量增加或容量血管收缩时，循环系统平均充盈压升高，静脉回心血量也就增多。反之，血量减少或容量血管舒张时，循环系统平均充盈压降低，静脉回心血量减少。

2. 心脏收缩力量

心脏收缩时将血液注入动脉，舒张时则可以从静脉抽吸血液。如果心脏收缩力量强，射血时心室排空较完全，在心室舒张期心室内压较低，对心房和大静脉内血液的抽吸力量较大。右心衰竭时，射血力量显著减弱，心室舒张期右心室内压力较高，血液瘀积在右心房和大静脉内，中心静脉压增高，回心血量大大减少。患者可出现颈外静脉怒张、肝充血肿大、下肢水肿等体征。左心衰竭时，左心房压和肺静脉压升高，可造成肺瘀血和肺水肿。

3. 骨骼肌的挤压作用

骨骼肌收缩时，位于肌肉内和肌肉间的静脉受挤压，静脉压增高，促进静脉血回流；当骨骼肌舒张时，静脉瓣能阻止血液倒流，同时静脉扩张，静脉压下降，促进毛细血管血液流入静脉。所以，骨骼肌的节律性舒缩活动，加之静脉瓣的协助，对静脉回流具有促进作用，称为"肌肉泵"。长期站立工作的人，"肌肉泵"的作用不能充分发挥，容易引起下肢瘀血，甚至形成静脉曲张。

4. 重力和体位变化

人体平卧时，全身静脉与心脏基本处在同一水平，重力大致相等，受重力影响不大。当人由卧位变为直立时，因受重力影响，心脏水平以下的静脉血管因跨壁压增大而扩张充盈，所容纳的血液增多约 500ml，导致静脉回心血量减少。正常人有时从持久的蹲位突然直立时出现眼前发黑的现象，就是由于体位的影响，回心血量突然减少，心输出量减少，血压暂时性下降，视网膜缺血所致。长期卧床或体弱久病患者，从卧位或蹲位突然站立时，其下肢静脉血管因紧张性降低而更易扩张，加之下肢肌肉收缩无力，挤压静脉的作用减弱，故而容纳更多血液，造成静脉回心血量比正常人更少，心输出量减少，便可引起眼发黑、头晕（脑缺血）甚至昏厥。

5. 呼吸运动

通常情况下，胸膜腔内的压力低于大气压（称胸膜腔负压）（见第七章），胸腔大静脉处于扩张状态，吸气时胸膜腔内负压值增大，使胸腔内的大静脉和右心房更加扩张，中心静脉压下降，促进体循环的静脉血回流；呼气时相反，体循环静脉血回流减少。

四、微循环

（一）微循环的概念及组成

微循环是指微动脉与微静脉之间的血液循环，是实现血液和组织之间物质交换的结构基础。典型的微循环由微动脉、后微动脉、毛细血管前括约肌、真毛细血管、通血毛细血管、动-静脉吻合支和微静脉等部分组成（图 6-53）。

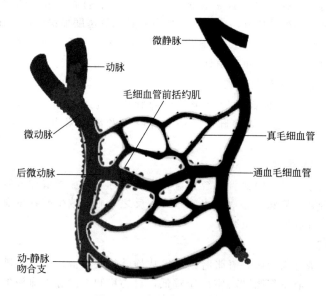

图 6-53　正常微循环示意图

（二）微循环的血流通路及功能

1. 迂回通路

指血液经微动脉、后微动脉、毛细血管前括约肌、真毛细血管网到微静脉的通路。真毛细血管数量多，穿插于细胞间隙中，迂回曲折，相互交错成网，血流缓慢，血管管壁薄，通透性好，是血液与组织细胞进行物质交换的主要场所，血液通过毛细血管壁与组织液进行物质交换，组织液通过细胞膜与细胞内进行物质交换，因此细胞能够获得从血液运输来的营养物质，又可将产生的代谢产物经血液运输至排泄器官。故此通路又称为营养通路。物质交换的方式有扩散、吞饮、滤过与重吸收等。

2. 直捷通路

指血液经微动脉、后微动脉、通血毛细血管到微静脉的通路。它经常处于开放状态。由于血流速度快，流经通血毛细血管时很少进行物质交换。这条通路的主要生理意义在于使部分血液迅速通过微循环及时回心。

3. 动-静脉短路

指血液经微动脉、动-静脉吻合支回到微静脉的通路。该通路血管壁厚，血液流速快，不进行物质交换，故又称非营养通路。在一般情况下，这一通路经常处于封闭状态。在皮肤中，这类通路较多。当通路开放时，使皮肤血流量增加，皮肤温度升高，促进皮肤散热；通路关闭时，皮肤血流量减少，有利于保存体热。故该通路的主要作用是调节体温。微循环血流通路的特点及主要功能总结见表 6-6。

表 6-6 微循环血流通路的特点及主要功能

通路名称	组成	作用
迂回通路(营养通路)	血液从微动脉→后微动脉→毛细血管前括约肌→真毛细血管→微静脉	血液与组织细胞进行物质交换的主要场所
直捷通路	微动脉→后微动脉→通血毛细血管→微静脉	促进血液迅速回流，此通路骨骼肌中多见
动-静脉短路	微动脉→动-静脉吻合支→微静脉	调节体温，此途径皮肤分布较多

（三）微循环的调节

微动脉、微静脉既受交感神经支配，又受体液因素调节；后微动脉和毛细血管前括约肌主要受体液因素（局部代谢产物）调节。

微动脉、后微动脉、毛细血管前括约肌是毛细血管的前阻力，在神经体液因素调节下，通过其舒缩活动的改变，调节进入微循环的血流量。微动脉是微循环的"总闸门"，当交感神经兴奋和去甲肾上腺素增多时总闸门关闭。毛细血管前括约肌是微循环的"分闸门"，它控制从微动脉进入真毛细血管的血量。血液中的缩血管物质，如肾上腺素、去甲肾上腺素等使毛细血管前括约肌收缩，而局部代谢产物，如 CO_2、乳酸等使其舒张，后者是调节毛细血管前括约肌舒缩活动的主要因素。微静脉是微循环的"后闸门"，它的舒缩决定毛细血管后阻力的大小，从而影响毛细血管血压和微循环的血液流出量。

正常情况下，在交感神经和体液因子作用下，微动脉有一定程度开放，微循环中有一定血流量，后微动脉和毛细血管前括约肌在代谢产物的作用下交替收缩和舒张，收缩时，其后真毛细血管网关闭，代谢产物积聚，氧分压降低，到一定程度时后微动脉和毛细血管前括约肌舒张，真毛细血管网开放，代谢产物被清除。微循环血流量总是和代谢状态相适应。

五、组织液的生成与回流

（一）组织液的生成与回流的动力

组织、细胞之间的空隙称为组织间隙，其中为组织液所填充。组织液是组织、细胞直接所处的环境。大部分组织液呈胶冻状，不能自由流动，只有极小一部分呈液态，可以自由流动。

组织液是血浆滤过毛细血管壁形成的。毛细血管管壁薄，通透性好。当毛细血管壁两侧静水压不等时，水分子可以通过毛细血管壁，从压力高侧向压力低侧移动；当毛细血管壁两侧渗透压不等时，水分子也可以通过毛细血管壁，从渗透压低侧向渗透压高侧移动。由于血浆蛋白质等胶体物质难以通过毛细血管壁的空隙，因此血浆胶体渗透压能限制血浆中的水分向组织间移动，组织液胶体渗透压则限制组织液中的水分向毛细血管内移动。生理学上，将由于管壁两侧静水压和胶体渗透压的差异而引起的液体从毛细血管内向血管外的移动称为滤过，而将液体反方向的移动称为重吸收。

液体通过毛细血管壁滤过和重吸收取决于4个因素：毛细血管血压和组织液胶体渗透压是促进滤过的力量，而血浆胶体渗透压和组织液静水压是促进重吸收的力量，滤过力量与重吸收力量的代数和，称为有效滤过压。

有效滤过压＝（毛细血管血压＋组织液胶体渗透压）－（血浆胶体渗透压＋组织液静水压）

血液在流经微循环血管网时，血压逐渐下降。在毛细血管动脉端血压平均为30mmHg（4.00kPa），至毛细血管静脉端时，血压降低为12mmHg（1.60kPa）。正常情况下，血浆胶体渗透压为25mmHg（3.33kPa），组织液胶体渗透压约为15mmHg（2.00kPa），组织液静水压约为10mmHg（1.33kPa）（图6-54）。

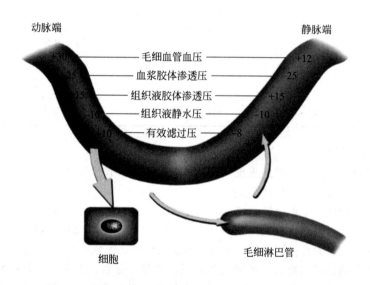

图6-54　组织液的生成与回流示意图（单位：mmHg）

根据上式计算，毛细血管动脉端的有效滤过压为10mmHg（1.33kPa），表明血浆滤出毛细血管而生成组织液；毛细血管静脉端的有效滤过压为－8mmHg（－1.07kPa），表明组织液被重吸收入毛细血管。一般情况下，在毛细血管的动脉端生成组织液，约90%经静脉端回流入毛细血管，剩余约10%进入毛细淋巴管生成淋巴液，再经淋巴系统回流入血液。

（二）影响组织液生成与回流的因素

正常情况下，组织液不断生成又不断被重吸收，保持动态平衡，故血容量和组织液量维持相对稳定。有效滤过压中各种因素的改变，以及毛细血管壁的通透性发生改变，均可破坏这种动态平衡，造成有效滤过压增高，组织液生成过多或回流障碍，使组织间隙中液体过多，从而引起水肿。临床上造成组织水肿的主要因素有：毛细血管血压升高、血浆胶体渗透压降低、淋巴回流受阻或毛细血管壁通透性增大等。

组织液生成和回流的影响因素见表6-7。

表 6-7　组织液生成和回流的影响因素表

因素	作　用
毛细血管血压	毛细血管血压升高时,组织液生成增多。例如,微动脉扩张时,进入毛细血管内的血量增多,毛细血管血压升高,组织液生成增多,在炎症局部就可出现这种情况而产生局部水肿。右心衰竭时,静脉回流受阻,毛细血管血压升高,引起组织水肿
血浆胶体渗透压	血浆胶体渗透压降低可使有效滤过压升高,组织液生成增多而引起组织水肿。例如,某些肾脏疾病时,由于大量血浆蛋白随尿排出体外或蛋白质性营养不良以及肝脏疾病导致蛋白质合成减少,均可使血浆蛋白浓度降低,血浆胶体渗透压下降,有效滤过压增加,使组织液生成增多,出现水肿
淋巴液	淋巴液回流时由于一部分组织液经淋巴管回流入血,如果回流受阻,在受阻部位以前的组织间隙中,则有组织液潴留而引起水肿,在丝虫病或肿瘤压迫时可出现这种情况
毛细血管通透性	正常毛细血管壁不能滤过血浆蛋白,而在通透性增高时则可滤出。在烧伤、过敏反应时,由于局部组胺等物质大量释放,血管壁通透性增高,致使部分血浆蛋白滤出血管,使组织液胶体渗透压升高,有效滤过压升高,组织液生成增多,回流减少,引起水肿

第四节　心血管活动的调节

在正常生命活动过程中,周围环境和人体本身的活动状态复杂多变,各组织、器官对血量的需求也不断变化。通过神经、体液及自身调节,可以改变心脏活动的节律和强度,改变血管平滑肌的舒缩状态,使心输出量、动脉血压及静脉间流量等发生适应性变化,以满足新陈代谢和主要功能活动的需求,维持内环境的稳态。

一、神经调节

心肌和血管平滑肌都接受自主神经的支配。机体对心血管活动的神经调节是通过各种心血管反射实现的。

（一）心脏和血管的神经支配

1. 心脏的神经支配

心脏接受心交感神经和心迷走神经双重支配。

（1）心交感神经及其作用　心交感神经节后纤维支配心脏各部分,其末梢释放去甲肾上腺素,与心肌细胞膜上 β_1 肾上腺素能受体结合后,可出现心率加快、房室传导速度加快、心肌收缩力增强的效应,即正性变时作用、正性变传作用和正性变力作用。β 受体阻断剂普萘洛尔（心得安）可以阻断心交感神经对心脏的上述正性作用。

（2）心迷走神经及其作用　心脏的副交感神经（心迷走神经）节后纤维支配心脏各部分,其末梢释放乙酰胆碱,与心肌细胞膜上 M 型胆碱能受体结合后,可引起心率减慢、房室传导速度减慢、心肌收缩力减弱,即负性变时作用、负性变传作用和负性变力作用。M 受体阻断剂阿托品可以阻断心迷走神经对心脏的上述负性作用。

2. 血管的神经支配

除真毛细血管外,血管壁上都有平滑肌分布,绝大多数平滑肌都接受自主神经的支配,支配血管平滑肌的神经纤维分为缩血管神经纤维和舒血管神经纤维。

（1）缩血管神经纤维　缩血管神经纤维都是交感神经纤维,故称为交感缩血管神经纤维,其节后纤维末梢释放去甲肾上腺素,血管平滑肌细胞膜上有 α、β_2 两类肾上腺素能受体,去甲肾上腺素与 α 受体结合,可引起血管平滑肌收缩;与 β_2 受体结合,可引起血管平滑肌舒张,但去甲肾上腺素与 β_2 受体结合的能力较弱,因此交感缩血管神经兴奋时主要引起缩血管效应。

体内几乎所有血管都接受交感缩血管神经纤维的支配，而不同部位交感缩血管神经纤维分布的密度不同，依次为皮肤血管最密集，骨骼肌和内脏血管次之，冠状血管和脑血管最稀疏；同一器官中，动脉比静脉密集，微动脉密度最大。

体内多数血管只接受交感缩血管纤维单一支配。安静时，交感缩血管纤维持续发放每秒钟1～3次的低频冲动，称为交感缩血管紧张，这种紧张性活动可使血管平滑肌保持一定程度的收缩状态。交感缩血管紧张增强时，血管平滑肌收缩加强，血管口径变细，血流阻力加大；反之血管舒张，血流阻力减小。

（2）舒血管神经纤维　体内一部分血管除受缩血管神经纤维支配外，还接受舒血管神经纤维的支配。舒血管神经纤维主要包括：①交感舒血管神经纤维，分布于猫和狗的骨骼肌血管，神经末梢释放递质乙酰胆碱，与血管平滑肌上 M 受体结合，引起血管舒张。此类纤维平时无紧张性活动，只在动物处于情绪激动、恐惧和准备做强烈肌肉活动时才发放冲动，使骨骼肌血管舒张，血流量增多。②副交感舒血管神经纤维，少数器官如脑膜、唾液腺、胃肠外分泌腺和外生殖器等除接受交感缩血管神经纤维支配外，还接受副交感舒血管神经纤维的支配，此类神经纤维末梢释放递质乙酰胆碱，与血管平滑肌上 M 受体结合，引起血管舒张。副交感舒血管神经纤维只对少数器官的局部血流起调节作用。

（二）心血管中枢

心血管中枢是指与心血管活动有关的神经元集中的部位，存在于中枢神经系统从脊髓到大脑皮层的各级水平。各级中枢之间相互联系、相互配合、协调一致，以适应机体需要。

1. 延髓心血管中枢

延髓是心血管中枢的最基本部位，至少包括缩血管区（心交感中枢和交感缩血管中枢）、心抑制区（心迷走中枢）、舒血管区和传入神经接替站4个部分。

2. 延髓以上部位的心血管中枢

延髓以上的脑干、大脑和小脑中都存在与心血管活动有关的神经元，它们在心血管活动调节中所起的作用较延髓心血管中枢更加高级，尤其是表现为对心血管活动和机体其他功能之间复杂的整合。例如，下丘脑是一个非常重要的整合部位，在体温调节、摄食、水平衡以及发怒、恐惧等情绪反应的整合中，都起着重要的作用。这些反应都包含相应的心血管活动的变化。

（三）心血管反射

心血管活动神经调节的最基本方式是心血管反射。当机体处在不同的功能状态或当内、外环境发生变化时，都可以引起心血管反射，使心脏和血管的功能状态发生相应的变化，能够适应于当时机体所处的状态或环境变化，满足生命活动的需要。

1. 颈动脉窦-主动脉弓压力感受性反射

血压变化后经压力感受器等反射活动而维持血压相对稳定的反射称压力感受性反射，也称减压反射。

（1）反射弧及反射过程　颈动脉窦和主动脉弓血管外膜下有对牵张刺激敏感的压力感受器，颈动脉窦压力感受器的传入神经是窦神经，主动脉弓压力感受器的传入神经是主动脉神经。动脉血压升高时，压力感受器受到的刺激增强，窦神经、主动脉神经分别经舌咽神经和迷走神经传到延髓的冲动增多，兴奋延髓心迷走中枢，心迷走神经紧张性增强；抑制心交感中枢和交感缩血管中枢，使心交感神经和交感缩血管神经的紧张性减弱，结果心率减慢，心肌收缩力减弱，心输出量减少；外周血管舒张，外周阻力减小，血压下降。反之，动脉血压下降时，压力感受器的传入冲动减少，心迷走神经紧张性降低，心交感神经和交感缩血管神经紧张性增强，结果心率加快，心肌收缩增强，心输出量增加；外周阻力增大，血压回升。

（2）压力感受性反射的意义　压力感受性反射是典型的负反馈调节，具有双向调节的能力，在动脉血压发生突然变化时迅速发生反应，维持动脉血压相对稳定。

2. 颈动脉体-主动脉体化学感受性反射

颈动脉分叉处和主动脉弓区域存在有颈动脉体和主动脉体，属化学感受器，对动脉血 O_2 分压下降、CO_2 分压过高、H^+ 浓度升高敏感。感受器受上述刺激兴奋时，传入信号通过窦神经（合并入舌咽神经）和主动脉神经（汇入迷走神经）到达延髓，主要兴奋呼吸中枢，使呼吸加深加快。只在低氧、窒息、失血、动脉压过低和酸中毒时才明显调节心血管活动，主要意义是使血流重新分布，优先保证重要器官的血液供应。

二、体液调节

心血管活动的体液调节是指血液和组织液中的一些化学物质对心肌和血管平滑肌活动产生的影响。这些体液因素中，有些是通过血液运输，广泛作用于心血管系统；有些则在组织中形成，主要作用于局部血管，对局部组织的血流起调节作用。

（一）肾上腺素和去甲肾上腺素

血液中的肾上腺素和去甲肾上腺素主要由肾上腺髓质分泌，在化学结构上都属于儿茶酚胺，两者对心和血管的作用有许多共同点，但并不完全相同，这是因为它们与心肌和血管平滑肌细胞膜上不同的肾上腺素能受体的结合能力不同。

肾上腺素与心肌细胞膜上 β_1 受体结合后，产生正性变时和变力作用，使心率加快，心肌收缩力增强，心输出量增多，临床常作为强心药；在血管，肾上腺素的作用取决于血管平滑肌上 α 和 β_2 受体的分布情况。皮肤、胃肠、肾血管平滑肌上 α 受体占优势，肾上腺素与其结合后使这些血管收缩。骨骼肌、肝血管平滑肌上 β_2 受体占优势，肾上腺素与其结合后使这些血管舒张，故肾上腺素有重新分配血流的作用，保证在应激状态下重要器官（心脏和脑）的血液供应，运动时增加骨骼肌的血液供应量。

去甲肾上腺素主要激活 α 受体，也可激活 β_1 受体，但和 β_2 受体的亲和力较弱，与血管平滑肌上 α 受体结合能使除冠状动脉外的血管收缩，尤其是小动脉的强烈收缩，使外周阻力显著增大，血压明显升高，因此临床上可用去甲肾上腺素作为升压药。

（二）肾素-血管紧张素系统

肾素是由肾近球细胞产生的一种酸性蛋白酶，因失血或肾疾病导致肾血流量减少或血 Na^+ 降低时分泌入血，可水解血浆中来自肝脏的血管紧张素原为血管紧张素 I，后者经肺循环时，在血管紧张素转换酶作用下变成血管紧张素 II，再经血液和组织中的氨基肽酶作用成为血管紧张素 III、血管紧张素 IV 等。

血管紧张素有广泛的作用，主要与升高血压有关：①能使全身小动脉收缩，外周阻力增大，静脉收缩，回心血量增加，心输出量增多，故血压升高；②刺激肾上腺皮质球状带合成分泌醛固酮，引起保钠、保水，血容量增多，血压升高；③刺激交感神经末梢释放递质去甲肾上腺素；④加强交感缩血管中枢紧张；⑤增强动物渴觉，导致饮水行为，血容量增多。

（三）血管升压素

血管升压素（VP）也称抗利尿激素（ADH），是下丘脑视上核和室旁核一部分神经元内合成的 9 肽激素，经下丘脑-垂体束运送至神经垂体储存，当机体需要时释放进入血液循环。血管升压素与血管平滑肌细胞膜上的 V_1 受体结合后，引起血管平滑肌收缩，是已知的最强的缩血管物质之一。与肾远曲小管和集合管上皮细胞膜上 V_2 受体结合后，可促进水的重吸收，故又称为抗利尿激素。在正常情况下，血浆中血管升压素浓度升高时首先出现抗利尿效应；只有在禁水、失水、失血等情况下其血浆浓度明显高于正常时，才引起血压升高。

（四）心房钠尿肽

心房钠尿肽（ANP）是由心房肌细胞合成的多肽，主要作用有：①对心血管，舒张血管，减慢心率，减少每搏输出量而降低血压；②对肾，促进肾排钠排水，抑制肾素、醛固酮、血管升压素释放而减少循环血量。

（五）血管内皮生成的血管活性物质

血管内皮细胞可以生成多种血管活性物质，引起血管平滑肌收缩或舒张。

1. 舒血管物质

血管内皮生成的舒血管物质主要包括一氧化氮（NO）和前列环素（Prostacyclin）。L-精氨酸在 NO 合成酶作用下合成 NO，NO 可以使血管平滑肌内的鸟苷酸环化酶激活，升高环磷酸鸟苷（cGMP）浓度，降低游离 Ca^{2+} 浓度，使血管平滑肌舒张。前列环素也称前列腺素 I_2（PGI_2），由前列腺素合成酶催化合成，通过降低血管平滑肌 Ca^{2+} 浓度引起血管平滑肌舒张。

2. 缩血管物质

血管内皮可以生成多种缩血管物质，使血管收缩。其中有三个不同亚型的内皮素（ET），具有强烈而持久的缩血管效应和促进细胞增殖与肥大的效应。

（六）激肽释放酶-激肽系统

激肽是一类具有舒血管活性的多肽类物质，主要有缓激肽和血管舒张素。体内激肽释放酶分两大类：血浆激肽释放酶可以使高分子激肽原水解为 9 肽的缓激肽，组织激肽释放酶使低分子激肽原水解为 10 肽的血管舒张素，后者在氨基肽酶作用下脱去一个氨基酸成为缓激肽。缓激肽和血管舒张素是已知的最强烈的舒血管物质，可使血管平滑肌舒张和毛细血管壁通透性增高，但对其他平滑肌的作用则是引起收缩。

此外，前列腺素、阿片肽、组胺、肾上腺髓质素等其他生物活性物质也参与了心血管活动的体液调节。

三、社会心理因素对心血管活动的调节的影响

现代医学模式已由单纯生物医学模式转变为生物－心理－社会医学模式。社会、心理因素对人体的健康产生重要的影响。

稳定和谐的社会制度、职业、宗教信仰、家庭氛围及良好的人际关系等社会因素，使人心情舒畅、精神愉悦、情绪稳定，有利于心脏和血管功能正常而协调进行。而战争、动乱、饥荒、竞争激烈、精神压力大、家庭矛盾、不良的人际关系等，以及争强好胜、敌意、急躁等性格特征，使人长时间处于应激状态，通过神经、体液因素等的改变而影响心血管功能。高血压、冠心病的发生可能和这些社会心理因素有一定关系。

本章小结

本章主要介绍了心血管的结构和生理作用，包括心脏的功能、体循环、肺循环，血液在人体中的运输，动脉、静脉、毛细血管的结构与生理功能，淋巴循环、微循环、血压的形成，介绍了心血管活动的调节等。脉管系统的主要功能是不断地把消化器官吸收的营养物质和肺吸收的氧气以及内分泌器官分泌的激素等运送到全身各器官和组织，供其新陈代谢之用；同时，又将各器官和组织的代谢产物，如二氧化碳和尿素等运送到肺、肾和皮肤等器官排出体外，以保证人体生理活动的正常进行。脉管系统是重要的章节，特别是心脏的位置和形态，心脏的构造，营养心脏的血管，心脏的传导系统，还有门静脉系统等应重点学习掌握。

脉管系统概述：

1. 脉管系统组成 心、血管和淋巴系统。

（1）心脏：循环的动力器官。

（2）血管：运输管道。①动脉：运送血液离心的管道，发出分支。②毛细血管：连于小动脉和小静脉之间的微细血管，除了软骨、眼的角膜、晶状体、毛发、牙釉质和被覆上皮外，遍布全身各部，是血液与组织细胞物质交换的场所。③静脉：引导血液回心的血管，接受属支。

（3）淋巴系统：可看成是静脉的辅助部分，并参与免疫。

2. 脉管系统功能 运输氧气和养料，维持内环境的稳态。

3. 血液循环

（1）体循环 ①途径：左心室（动脉血）→主动脉及其各级分支（动脉血）→全身各部毛细血管（动脉血变为静脉血）→上、下腔静脉及其属支（静脉血）→右心房（静脉血）。②功能：将 O_2 和养料营养全身各部。

（2）肺循环 ①途径：右心室（静脉血）→肺动脉及其各级分支（静脉血）→肺毛细血管（静脉血变动脉血）、肺各级静脉（动脉血）→左心房（动脉血）。②功能：吸 O_2，排 CO_2。

4. 血管吻合及其意义

（1）动脉间的吻合：两条动脉干借交通支相连，缩短循环时间调整血流量。

（2）动静脉吻合：具有缩短循环途径、调节局部血流量和温度的作用。

（3）微循环：微动脉和微静脉之间微小血管内的血液循环，是血液与细胞物质气体交换的主要场所，是血液循环的基本功能单位。

（4）终动脉：有些器官内的小动脉和邻近动脉间无吻合，这些动脉称终动脉，一旦阻塞容易导致坏死，如视网膜中央动脉。

（5）侧支吻合 ①侧副支：较大的动脉干发出的平行的分支称侧副支。②侧支吻合：动脉主干在行程中发出与其平行的侧支副管，侧支副管与同一主干远侧部所发出的返支相连通，形成侧支吻合。有的血管主干在行程中发出与其平行的侧支副管。不同高度的侧支副管彼此吻合，称侧支吻合。③侧支循环：通过侧副支重新接通的血流通道，对于保证器官在病理状态下的血供有重要意义。

（6）静脉间的吻合 ①浅静脉间→浅静脉网；②深静脉间→深静脉丛；③浅深静脉间→交通静脉。

重要知识点学习指导6

目标测试6

参考答案6

思政高地　　**器官捐献暖世间　培养敬畏生命情怀**

　　目前器官移植已成为挽救众多疾病终末期患者的重要手段。中国能成功实施器官移植的领域包括肝、肾、肺、心脏、胰腺、小肠移植，以内脏器官为主。从 2015 年 1 月 1 日起，我国全面停止使用死囚器官作为移植供体来源，公民逝世后自愿器官捐献成为器官移植使用的唯一渠道。

　　一位热爱篮球的 16 岁少年叶沙，于 2017 年 4 月突发脑出血在湖南去世。在他被宣布为脑死亡后的第二天，他的父母在悲痛中毅然做出了这个艰难的决定：捐献他的肺、肝、肾、心脏和角膜给需要的人，这一举动帮助了七名患者恢复健康。得知这名少年酷爱篮球，其中的五名器官获捐者组成了一支以少年名字命名的球队，并与中国职业篮球运动员进行了一场电视直播的友谊赛，以此向这位少年的父母和挽救上万人生命的器官捐献事业致敬。相关数据显示：中国每年大约有 30 万人因终末期器官功能衰竭需要器官移植，但每年能够使用的器官数量不到 1 万，供求比例达到 1∶30。同时，中国需要接受器官移植的患者数量还以每年超过 10% 的增量扩大。如何提高公民器官自愿捐献意愿程度成为一个迫切而重要的问题。目前我国的器官捐献率不高与民众对器官捐献和器官移植的知晓度不高有密切关系。其实，通过网络申请即可以实现器官捐献志愿登记。从某种意义上讲，没有宣传，就没有捐献，特别是在我国，宣传尤为重要。器官捐献让生命延续，捐献者的爱心让生命美好而永恒。作为医药类院校的学生，应培养感恩生命、传承医者仁心、大爱奉献的医学素养。正确评价人生价值，树立服务人民、奉献社会的人生追求；展现医学生的精神风貌，以人体解剖生理学知识为基础，明确科普宣传的重要意义，以提高民众对器官捐献的知晓度和捐献意愿，从而更好地将医学人文素养带进校园，带进社会。

思维导图7

呼吸器官（视频）

第七章　呼吸系统

学习目标

1. 掌握呼吸系统的组成；上、下呼吸道的区分；喉的位置，喉腔的形态和结构；气管的位置和形态；肺的位置、形态和分叶；呼吸概念和基本过程，胸内负压概念及其生理意义，肺活量和肺泡通气量概念，肺换气和组织换气的过程，动脉血液中 PO_2、PCO_2 和 H^+ 浓度的变化对呼吸运动的影响。

2. 熟悉鼻腔的分部和结构，鼻旁窦的名称；喉软骨的名称；肺泡的结构；呼吸膜的构成；胸膜和胸膜腔的概念；肋膈隐窝的位置和临床意义；肺通气的动力及过程，肺容量和肺通气量，影响肺换气的主要因素，O_2 和 CO_2 在血液中的运输方式，呼吸基本中枢。

3. 了解外鼻的形态和结构；左右主支气管形态差异和临床意义；肺内支气管和肺段的概念；肺实质导气部的特点；肺的血管；胸膜和肺的体表投影；纵隔的概念；用力呼吸和平静呼吸不同之处，肺通气的阻力，呼吸节律的形成机制，呼吸运动的其他调节方式。

写在前面

打鼾是怎么回事？

打鼾是指睡眠中因上呼吸道狭窄使悬雍垂（腭垂）发生振动而发出鼾声。扁桃体肥大，舌部过大及过度饮酒等会引发打鼾。打鼾可导致白天嗜睡、乏力、注意力不集中、头痛、工作能力下降等。打鼾是高血压的独立危险因素，严重的打鼾常伴有睡眠呼吸暂停综合征。打鼾需要查明原因，尽早治疗。想全面了解打鼾吗？请学习本章。

第一节　呼吸系统的解剖

呼吸系统由呼吸道和肺组成（图7-1）。呼吸道包括鼻、咽、喉、气管和各级支气管。肺包括肺实质（支气管树和肺泡）和肺间质（血管、淋巴管、神经、结缔组织等）。临床上把鼻、咽、喉称为上呼吸道，把气管和各级支气管称为下呼吸道。呼吸系统的主要功能是进行气体交换，不断吸入外界的氧气，呼出体内的二氧化碳，此外还兼具嗅觉、发音和内分泌功能。

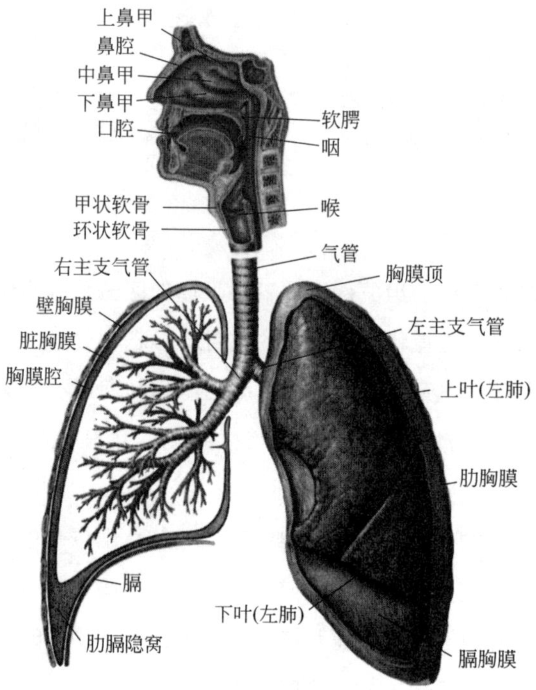

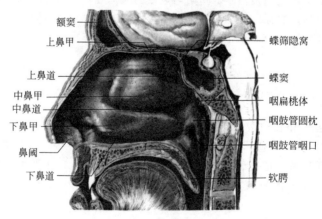

上鼻甲
鼻腔
中鼻甲
下鼻甲
口腔
软腭
咽
甲状软骨
环状软骨
喉
右主支气管
气管
壁胸膜
胸膜顶
脏胸膜
左主支气管
胸膜腔
上叶(左肺)
肋胸膜
膈
下叶(左肺)
肋膈隐窝
膈胸膜

呼吸系统
概况彩图

图 7-1　呼吸系统概况

一、呼吸道

（一）鼻

鼻由外鼻、鼻腔和鼻旁窦三部分组成，是呼吸道的起始部分，也是嗅觉器官。

1. 外鼻

外鼻以骨和软骨为支架，外覆皮肤，自上而下分为鼻根、鼻背、鼻尖。鼻尖两侧的弧形隆起称鼻翼，呼吸困难时，可见鼻翼翕动的症状。从鼻翼向外下至口角的浅沟称鼻唇沟。

2. 鼻腔

鼻腔以骨和软骨为支架，内覆黏膜或皮肤，向前经鼻孔通外界，向后经鼻后孔通咽腔鼻部（图 7-2）。鼻腔被鼻中隔分为左、右两腔，每侧鼻腔分鼻前庭和固有鼻腔。

额窦
上鼻甲
蝶筛隐窝
上鼻道
蝶窦
中鼻甲
咽扁桃体
中鼻道
咽鼓管圆枕
下鼻甲
咽鼓管咽口
鼻阈
下鼻道
软腭

图 7-2　鼻腔外侧壁

（1）**鼻前庭**　鼻腔前下方由鼻翼围成的较宽大空间，内衬皮肤，生有鼻毛，能过滤空气中的尘埃。

（2）固有鼻腔 位于鼻腔的后上方，以骨性鼻腔覆以黏膜构成。其外侧壁自上而下可见突向鼻腔的上鼻甲、中鼻甲和下鼻甲，各鼻甲的下方各有一条裂隙分别称为上鼻道、中鼻道和下鼻道。上鼻甲的后上方有蝶筛隐窝。

鼻黏膜按功能不同分为嗅区和呼吸区。嗅区位于上鼻甲的内侧面和与其相对的鼻中隔部分的鼻黏膜，活体呈苍白或淡黄色，内含嗅细胞，具有嗅觉功能。呼吸区是除嗅区以外的鼻黏膜，活体呈淡红色，内有血管、黏液腺和纤毛，对吸入的空气有加温、加湿和净化的作用。鼻中隔前下部黏膜较薄，毛细血管丰富，如遇损伤易出血，临床上称利特尔（Little）区。

> **小贴士** **鼻内镜**
>
> 鼻内镜，一种微创医疗检查器械，具有良好的照明功能。通过鼻内镜，可以清晰地看到狭窄的鼻腔和鼻道内的构造，能够对鼻腔、咽腔、鼻窦进行检查。通过配套的手术器械可以达到传统手术无法达到的区域如各个鼻窦开口、各个沟、鼻窦内部的隐蔽狭窄处及鼻咽部的细微病变，从而使鼻腔手术变得更加精细。

（3）鼻旁窦 又称鼻窦，为鼻腔周围含气骨腔衬以黏膜而成，具有温暖、湿润空气和对声音产生共鸣的作用。鼻旁窦共4对，包括上颌窦、额窦、筛窦和蝶窦，分别开口于中、上鼻道。

（二）咽

详见第八章消化与吸收"消化道"。

（三）喉

喉是由软骨、软骨连结、喉肌和黏膜构成的管状结构。喉既是呼吸道，又是发音器官。喉位于颈前部中份，成人喉上界约相当于第4颈椎体水平，下界平对第6颈椎体下缘，可随吞咽或发音而上、下移动。

喉主要以甲状软骨、环状软骨、会厌软骨和杓状软骨及其相互的连结为支架，外附有与发音相关的喉肌，内衬黏膜构成喉腔（图7-3）。

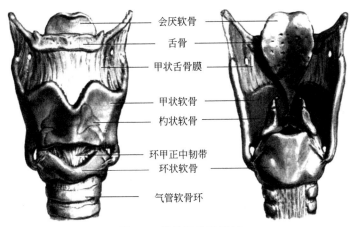

会厌软骨
舌骨
甲状舌骨膜
甲状软骨
杓状软骨
环甲正中韧带
环状软骨
气管软骨环

图7-3 喉的软骨及连结

甲状软骨最大，其中部上端向前突出称喉结。环状软骨位于甲状软骨的下方，是喉软骨中唯一完整的环形软骨。

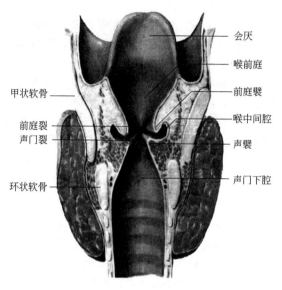

图 7-4　喉腔

喉的内腔称喉腔（图 7-4），向上经喉口通咽腔喉部，向下续于气管腔。喉腔内黏膜形成上、下两对皱襞，上、下黏膜皱襞分别称为前庭襞和声襞，上、下皱襞之间的裂隙分别称为前庭裂和声门裂。其中声门裂是喉腔中最狭窄的部位。声带是由声襞及其襞内的声韧带和声带肌构成。

喉腔借前庭襞和声襞分为 3 个部分：喉前庭、喉中间腔和声门下腔。声门下腔区域的黏膜下组织疏松，发生急性炎症时，易引起水肿。尤其婴幼儿喉腔较小，发生急性喉水肿时，导致喉阻塞而引起呼吸困难。

小贴士　支气管镜

支气管镜检查是利用直径约 0.6cm 的支气管镜，在施行咽喉局部麻醉后，经由口腔或鼻腔或由气管切开口放入。支气管镜适用于做肺叶、肺段及亚段支气管病变的观察、活检采样、细菌学检查、细胞学检查，配合 TV 系统可进行摄影、示数和动态记录。支气管镜附有活检取样机构，能帮助发现早期病变，能开展息肉摘除等体内外科手术，对于支气管、肺疾病研究、术后检查等是一种良好的精密仪器。

（四）气管与主支气管

气管（图 7-5）为后壁稍扁平的圆筒状结构，位于颈前正中，起自环状软骨下缘，向下至胸骨角平面（相当于第 4、第 5 胸椎体交界处）分为左、右主支气管，成人长 11～13cm。气管以 16～20 个缺口向后、呈 "C" 字形的气管软骨作支架，缺口处由结缔组织和平滑肌构成的膜壁所封闭。甲状腺峡位于第 2～4 气管软骨环前方，故临床上气管切开术常在第 3～4 或第 4～5 气管软骨环处进行纵切。

支气管是由气管发出的各级分支，左、右主支气管是气管发出的第一级分支。左、右主支气管比较，左主支气管细长，走向倾斜；右主支气管粗短，走向陡直。临床上异物易坠入右主支气管。

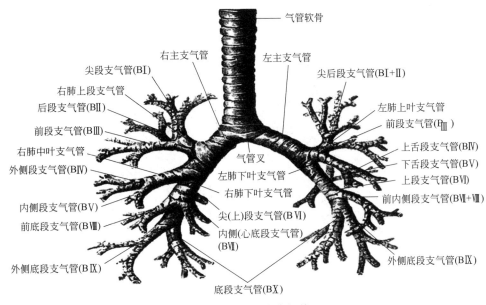

图 7-5　气管和主支气管

二、肺

（一）肺的位置和形态

　　肺位于胸腔内，纵隔的两侧，膈以上，左、右各一。左肺狭长，右肺宽短。肺质软而轻，呈海绵状，富有弹性。

　　肺呈圆锥形，有一尖、一底、两面和三缘（图 7-6）。肺尖圆钝，向上经胸廓上口突入颈根部，高出锁骨内侧 1/3 上方 2～3cm。肺底凹陷，与膈相贴，故称膈面。外侧面隆凸，邻贴肋和肋间肌内面，故称肋面。内侧面邻贴纵隔，故称纵隔面，中部凹陷处，称肺门，是主支气管、肺、淋巴管和神经等进出肺的部位（图 7-7）。进出肺门的结构被结缔组织包绕，称肺根。肺的

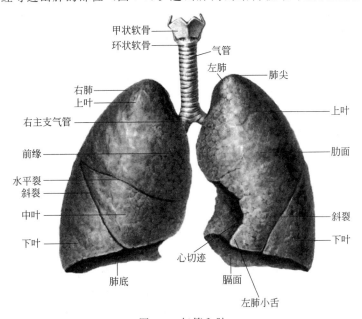

图 7-6　气管和肺

前缘和下缘较锐薄，后缘圆钝。左肺前缘下部有一弧形的心切迹。

左肺被斜裂分为上、下 2 叶。右肺被斜裂和水平裂分为上、中、下 3 叶。

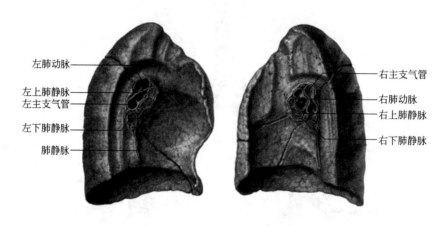

左肺动脉

左上肺静脉
左主支气管

左下肺静脉

肺静脉

右主支气管

右肺动脉

右上肺静脉

右下肺静脉

图 7-7　肺的内侧面

（二）肺段支气管和支气管肺段

左、右主支气管（一级支气管）在肺门处分为肺叶支气管（二级支气管），进入相应肺叶。肺叶支气管再分为肺段支气管（三级支气管），并在肺内反复分支，呈树枝状，称支气管树。每一肺段支气管及其所属的肺组织称支气管肺段（肺段）。肺段呈圆锥形，尖向肺门，底向肺表面，相邻肺段之间以薄层结缔组织隔开，左、右肺一般各分为 10 个肺段。肺段在结构和功能上有相对独立性。临床上常以肺段为单位进行定位诊断及肺段切除。

（三）肺的微细结构

肺的表面被覆浆膜（胸膜脏层），肺组织由肺实质和肺间质组成。

1. 肺实质

由肺内各级支气管和肺泡构成，根据肺实质的功能，分为导管部和呼吸部。左、右主支气管经肺门入肺后，反复多次分支后形成小支气管。小支气管分支到管径＜1mm 时，称细支气管。细支气管继续分支到管径＜0.5mm 时，称终末细支气管（图 7-8）。终末细支气管再分支，直至管壁有肺泡开口时，称呼吸性细支气管。呼吸性细支气管再分支至管壁有许多肺泡或肺泡囊的开口时，称肺泡管。自肺门处主支气管到终末细支气管是导管部；呼吸性细支气管以下至肺泡是呼吸部。

（1）导管部　随着支气管树的逐级分支，黏膜渐薄，杯状细胞、腺体和软骨逐渐减少至消失，平滑肌相对增多。每条细支气管及其各级分支和肺泡构成的结构，称肺小叶，临床上小叶性肺炎即指肺小叶的炎症。

（2）呼吸部　呼吸性细支气管管壁有少量肺泡开口，故管壁不完整。肺泡管管壁有大量肺泡和肺泡囊的开口。肺泡囊是几个肺泡共同开口构成的囊腔。肺泡是由肺泡上皮围成的多面形薄壁囊泡，数量达 3 亿～4 亿个，总面积可达 100m²，是吸入气与血液进行气体交换的主要场所。肺泡上皮包括两种细胞：Ⅰ型肺泡上皮细胞呈扁平形，构成了肺泡腔面大部；Ⅱ型肺泡上皮细胞呈圆形或立方形，夹在Ⅰ型肺泡上皮细胞之间。Ⅱ型肺泡上皮细胞能分泌一种复杂的脂蛋白混合物——肺泡表面活性物质，主要成分是二棕榈酰卵磷脂（DPPC）。该物质以单层分子分布于肺泡腔内表面的液-气界面，并随肺泡的张缩而改变其分布密度，具有降低肺泡表面张力的作用，以维持肺泡容积的相对稳定。

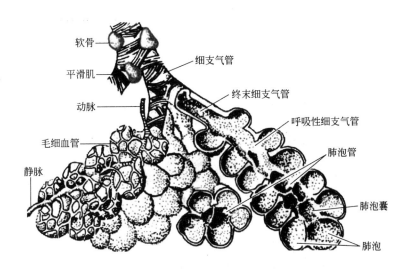

图 7-8　终末细支气管和肺泡

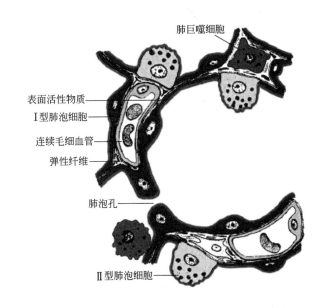

图 7-9　肺泡和肺泡隔模式图

2. 肺间质

肺内结缔组织、血管、淋巴管及神经等属肺间质。相邻肺泡之间的间质，称肺泡隔（图 7-9），内含密集的毛细血管、丰富的弹性纤维和巨噬细胞等。肺泡与血液之间进行气体交换所通过的结构，称呼吸膜（图 7-10），又称血-气屏障，由肺泡表面液体层、Ⅰ型肺泡上皮细胞、上皮基膜、肺泡上皮与肺毛细血管间的间隙、毛细血管基膜和毛细血管内皮 6 层构成。

（四）肺的血管

肺有两个血供来源：一是来自体循环的血管，包括支气管动脉及其分支、毛细血管、支气管静脉及其属支，其主要功能是为肺本身的活动提供营养；二是来自肺循环的血管，包括肺动脉及其分支、肺泡毛细血管、肺静脉及其属支，其主要功能是进行肺换气。

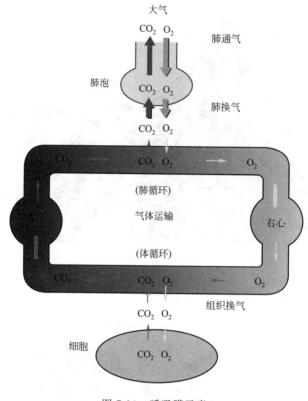

图 7-10 呼吸膜示意

1. 胸膜与胸膜腔的概念

三、胸膜

胸膜为被覆于胸腔各壁内面和肺表面的薄而光滑的浆膜，分脏、壁两层（图 7-11）。脏胸膜紧贴于肺表面，并深入肺裂中。壁胸膜衬贴于胸壁内面、膈上面、纵隔侧面，按部位可分为 4 部分：肋胸膜，贴于胸廓内表面；膈胸膜，贴于膈上面；纵隔胸膜，贴于纵隔侧面；胸膜顶，突出胸廓上口，覆盖肺尖上方。

脏、壁两层胸膜在肺根处互相移行，形成密闭的潜在性腔隙，称胸膜腔。左右各一，互不相通，腔内有少量浆液，呈负压。肋胸膜和膈胸膜相互转折处，形成半环形较深的间隙，称肋膈隐窝，是胸膜腔的最低部位，深度可达两个肋间隙，胸膜炎症渗出液首先积聚于此。

2. 胸膜及肺的体表投影

胸膜的体表投影（图 7-12）是指壁胸膜各部互相移行形成的折返线在体表的投影位置，标志着胸膜腔的范围。

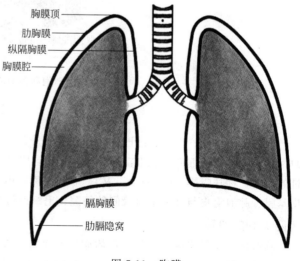

图 7-11 胸膜

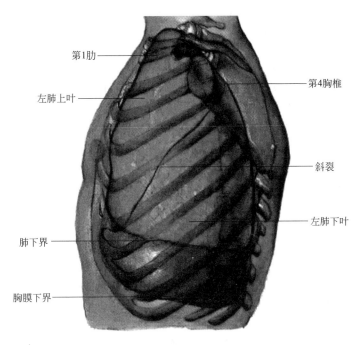

第1肋
左肺上叶
第4胸椎
斜裂
左肺下叶
肺下界
胸膜下界

图 7-12　胸膜的体表投影

四、纵隔

1. 纵隔的概念和位置

纵隔是两侧纵隔胸膜间全部器官、结构与结缔组织的总称（图 7-13）。纵隔的上界为胸廓上口，下界为膈，前界为胸骨，后界为脊柱胸段，两侧界为纵隔胸膜。

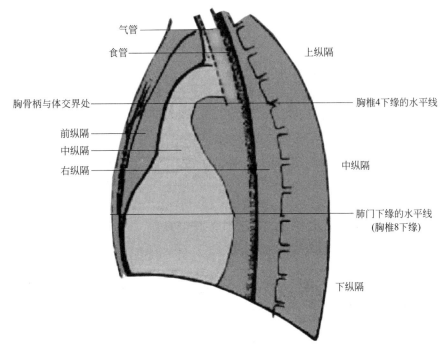

气管
食管
上纵隔
胸骨柄与体交界处
胸椎4下缘的水平线
前纵隔
中纵隔
右纵隔
中纵隔
肺门下缘的水平线
（胸椎8下缘）
下纵隔

图 7-13　纵隔分区示意图

2. 纵隔的分部和主要内容

纵隔通常以胸骨角平面为界分为上纵隔和下纵隔；下纵隔以心包为界，分为前纵隔、中纵隔和后纵隔。

上纵隔内有胸腺、头臂静脉、上腔静脉、膈神经、迷走神经、喉返神经、主动脉弓及其三大分支、食管、气管、胸导管及淋巴结等结构。前纵隔内有淋巴结及疏松结缔组织。中纵隔内有心包、心和出入心底的大血管、膈神经等。后纵隔内有主支气管、食管、主动脉胸部、胸导管、奇静脉、半奇静脉、迷走神经、胸交感干和淋巴结等。

第二节　肺通气

机体活动和维持体温所需热量，均来自体内营养物质的氧化过程。这一过程既消耗氧气（O_2），又产生二氧化碳（CO_2），因此，机体必须不断地从外界摄取 O_2，并将 CO_2 排出体外，以确保机体新陈代谢的正常进行。生理学把机体与外环境之间的气体交换过程，称为呼吸。呼吸是人体生命活动的最基本过程之一。

人体的呼吸过程包括 3 个同时进行而又相互连续的环节，即外呼吸、气体运输和内呼吸（图 7-14）。肺内的气体通过呼吸运动经呼吸道与空气进行交换，称肺通气；流经肺部的血液与肺内气体交换，称肺换气；肺通气和肺换气合称为外呼吸，即血液与空气之间的气体交换。体内的组织细胞通过组织液与血液进行的气体交换称组织换气，又称内呼吸，有时将细胞内物质的氧化过程也包括在内呼吸中。外呼吸和内呼吸之间必不可少的一个环节即气体在血液中的运输。在体内，呼吸功能与心血管系统的循环功能是密切相关的，在临床上，循环功能的变化对呼吸功能常有重要的影响，反之亦然。

肺通气是指肺泡气与外界空气之间经呼吸道进行气体交换的过程。气体进出肺泡，是由于肺内压与大气压之间出现了差值：当肺内压低于大气压时，空气流入肺泡，即为吸气；当肺内压高于大气压时，肺泡内气体流出到外界，即为呼气。肺内压与大气压之间的差值是肺通气的直接动力。

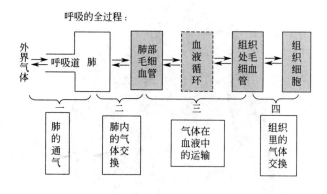

图 7-14　呼吸全过程图解

一、呼吸运动

呼吸运动是呼吸肌群在中枢神经系统调控下，进行节律性舒缩活动，从而使胸廓容积扩大或缩小，进而使肺容积扩大或缩小，改变肺内压，使气体被吸入或呼出的过程。呼吸运动是肺通气的原动力。

（一）吸气过程

平静呼吸时，吸气过程是由吸气肌即肋间外肌和膈肌收缩引起的。肋间外肌收缩时，一方面使肋骨上抬，胸骨前移，进而使胸廓前后径加大；另一方面使肋骨外转，进而使胸廓左右径加大。横膈呈穹隆状凸向胸廓，当膈肌收缩时，横膈下移，使胸廓上下径加大。这样，吸气肌的收缩使胸廓的容积加大，肺也随之扩张，肺内压下降，外界空气即顺压力差流入肺泡，形成吸气。用力呼吸时，除吸气肌加强收缩外，一些吸气辅助肌如胸锁乳突肌、斜角肌等也收缩，进一步加强吸气过程。

（二）呼气过程

平静呼吸时，只需吸气肌舒张，胸廓及横膈即可弹性复位，使胸廓和肺容积缩小，肺内压升高，肺泡内气体顺压力差流出，形成呼气。因此，平静呼吸时，吸气是主动的，呼气是被动的。

用力呼吸时，除吸气肌舒张外，呼气肌和呼气辅助肌也收缩。如肋间内肌收缩使肋骨进一步下降、内收，胸廓前后径和左右径缩小；腹肌收缩增加腹内压，使横膈更进一步上抬，减小胸廓上下径，从而使呼气过程得到加强。因此，用力呼吸过程中，不仅吸气是主动的，呼气也是主动的。

（三）呼吸形式

1. 平静呼吸与用力呼吸

当处于安静状态时，机体新陈代谢水平较低，平静呼吸即可满足气体更新的需要，而当机体处于运动或劳动状态时，新陈代谢水平大大提高，就必须进行用力呼吸，提高气体更新的速度。平静呼吸与用力呼吸时，呼吸肌群参与的数量与强度是不同的，因而呼吸频率、气流速度、肺内气体的更新率以及胸膜腔内压和肺内压变化的幅度和速度都有很大的不同，对循环功能也有不同影响。

2. 胸式呼吸与腹式呼吸

在平静呼吸时，如以肋间外肌的舒缩活动为主，其胸壁的起伏较明显，称为胸式呼吸；如以膈肌的舒缩活动为主，则由于横膈上下移动时腹内压也发生变化，表现为腹壁的起伏较明显，称为腹式呼吸。正常人胸、腹式呼吸常同时存在。某些胸部疾病患者常被迫采取腹式呼吸；而某些腹部疾病患者常被迫采取胸式呼吸，这对临床诊断有一定帮助。

二、肺内压和胸膜腔内压

（一）肺内压

肺内压是指肺泡内压。前已述及，肺内压与大气压的差值是气体流入或流出肺泡的直接原因。肺泡和外界是通过呼吸道相通的，因而，当肺处于静止状态时，肺内压与大气压相等。呼吸过程中，由于胸廓的扩张带动了肺的扩张，肺容积加大，肺内气体被稀释而使肺内压下降，造成吸气；但随着气体的流入，肺内压又回升，直到吸气末又与大气压持平而吸气中止。当胸廓缩小，肺随之回缩时，肺容积减小，肺泡内气体被压缩而使肺内压升高，造成呼气；但随着气体的流出，肺内压又回降，直至呼气末又与大气压持平而呼气中止。由此可见，肺内压的数值总是在大气压上下波动，低于大气压时为吸气过程，高于大气压时为呼气过程，只有在呼与吸的转换期是等于大气压的。

平静呼吸时，肺内压在吸气过程中可低于大气压 $2\sim3mmHg$，呼气过程中可高于大气压 $2\sim3mmHg$。但是，在用力呼吸时，肺内压的变化幅度明显加大。如呼吸道狭窄或梗阻时用力做呼吸动作，吸气时肺内压可低至 $-300\sim-100mmHg$，呼气时可高达 $+60\sim+140mmHg$。

（二）胸膜腔内压

胸膜腔内压指胸膜腔内的压力。在平静呼吸过程中，胸膜腔内压始终低于大气压，即为胸内负压。

1. 胸内负压的形成

胸膜腔是由脏、壁两层胸膜形成的密闭的潜在性腔隙，其中并无空气，只有少量浆液起润滑作用。胸膜腔的密闭性是胸膜腔负压的前提。由于胸廓的自然容积远大于肺的自然容积，而两层胸膜又不容易分离，因此，肺受到胸廓的牵拉而始终处于被动扩张状态，这使得肺具有一种弹性回缩力，这种回缩力正是形成胸内负压的根本原因。

由于胸膜壁层的外侧是较坚实的胸壁组织，因而大气压较难通过壁层胸膜影响到胸膜腔。胸膜的脏层即肺外膜是柔软的浆膜，肺内压可通过此膜影响到胸膜腔，而此种压力又因方向相反的肺回缩力被抵消了一部分，因而胸膜腔内压总是低于肺内压的（图 7-15），即：

胸膜腔内压＝肺内压－肺回缩力

平静呼吸时，肺内压在大气压上下波动，当肺内压等于大气压时，上述公式即为：

胸膜腔内压＝大气压－肺回缩力

如以大气压为零参照点，上述公式即为：

胸膜腔内压＝－肺回缩力

也就是说，由于肺回缩力的存在，胸膜腔内压是低于大气压的，故称为胸内负压。

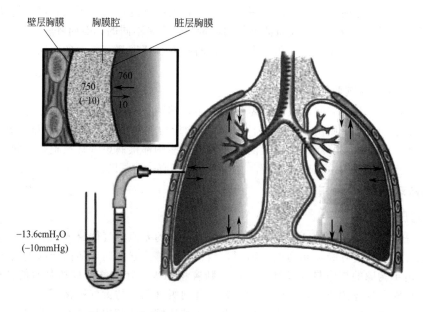

图 7-15　胸内负压产生示意图（单位：mmHg）

2. 呼吸过程中胸膜腔内压的变化

平静呼吸时，胸膜腔内压的高低主要取决于肺回缩力的大小，而肺回缩力又和肺的扩张程度有关。在吸气过程中，由于肺的进一步扩张，肺回缩力加大，故胸膜腔内压下降（即负压加大），至吸气末，肺扩张到最大，胸膜腔内压也降至最低（即负压最大），一般为－10～－5mmHg；呼气过程中，由于肺的回缩，扩张程度减小，因而胸膜腔内压升高（即负压减小），至呼气末，胸膜腔内压最高（即负压最小），一般为$-5\sim-3mmHg$。由此可见，平静呼吸时，胸膜腔内始终为负压。

用力呼吸时，由于胸廓运动的力量和速度均增加，胸膜腔内压的波动加大。用力吸气时，负压更大，可达$-30\sim-20mmHg$；用力呼气时，负压减小，或者消失，甚至出现正压。如紧闭声门后用力做呼气动作（如举重物、拔河、吹号、排便等），胸内负压可消失而出现正压，可达几十毫米汞柱，此时对循环功能将有较大影响，应予注意。

3. 胸内负压的生理意义

胸内负压对维持正常呼吸和循环功能有重要意义。

（1）保持肺的扩张状态，维持呼吸运动的正常进行。前已述及，肺由于被动扩张而具有回缩力，这种回缩力形成胸内负压。另外，正因为胸膜腔内是负压，肺才能保持扩张状态而不萎缩，这是互为因果的两个方面。设想如胸膜腔与大气相通而其压力等于大气压（负压消失），肺泡也经呼吸道与大气相通，肺组织将因其自身弹性回缩到其自然容积状态，而不可能保持扩张状态。如开放性气胸时，尽管胸廓可以扩张做吸气动作，但由于胸膜腔密闭性被破坏，脏、壁两层胸膜分离，胸内负压消失，使肺不能随胸廓扩张而始终处于萎缩状态。

（2）促进静脉血和淋巴的回流。由于受到两侧胸膜腔负压的影响，纵隔内管壁较薄的器官如腔静脉和淋巴导管等处于较扩张的状态，从而降低了中心静脉压，有利于外周静脉血和淋巴液的回流。由于吸气时负压加大，这种作用更强一些。值得重视的是，用力呼气时，胸内负压可消失甚至出现正压，将使中心静脉压升高而减少静脉血回流，心脏功能不好的人应避免做此类动作，如同时患有便秘，则更应予以特别注意。

三、肺通气阻力

肺通气的阻力有两种：一是弹性阻力，包括肺的弹性阻力和胸廓的弹性阻力，是平静呼吸时的主要阻力，约占总阻力的70%；二是非弹性阻力，包括气道阻力、惯性阻力和组织的黏滞阻力，约占总阻力的30%，其中又以气道阻力为主。

（一）弹性阻力

物体对抗外力作用所引起的变形的力称为弹性阻力。弹性阻力大者不易变形，弹性阻力小者易变形。肺通气时的弹性阻力来自肺和胸廓的弹性回缩力，这种弹性回缩力成为阻碍肺扩张的阻力。肺的弹性阻力来自肺组织的弹性纤维和肺泡内表面液体层与空气界面形成的表面张力；胸廓的弹性阻力则是由胸廓弹性组织形成的。以下主要讨论肺的弹性阻力。

如前所述，肺的自然容积远小于胸廓的自然容积，肺总是处于一种被动扩张的状态而具有弹性回缩的趋势。当吸气时，肺进一步扩张，这种回缩力将加大，因而构成肺扩张阻力。来自肺组织弹性纤维的阻力约占肺弹性阻力的1/3，而肺泡表面张力形成的阻力则占到肺弹性阻力的2/3，是形成肺弹性阻力的主要因素。

1. 肺泡表面张力和肺表面活性物质

在肺泡内壁的表面，覆盖着一薄层液体，它与肺泡内气体之间形成了液气界面，而具有了表面张力。表面张力的作用使液体表面积尽可能缩小，因而对近似球形的肺泡来说，这个力是促使肺泡缩小而阻碍肺泡扩大的力。单个肺泡的表面张力并不大，但两肺共有约3亿个肺泡，其总的表面张力还是很大的。现已发现，在肺泡液体层的表面，还有一单分子层的表面活性物质。这种物质覆盖在肺泡液体表面，使表面张力较大的液-气界面转变为表面张力较小的油-气界面，从而大大降低了肺泡表面张力，防止因回缩力过大而阻碍肺的扩张甚至导致肺的塌陷。

缺氧会影响肺泡表面活性物质的合成。有些新生儿尤其是早产儿因缺乏表面活性物质而导致肺不张，难以存活。在成年人患肺炎、肺血栓时，也可能因表面活性物质减少或变性而发生肺不张。

2. 肺的顺应性

外来压力克服弹性阻力所引起的肺容量变化称为肺的顺应性，它反映了肺扩张的难易程度。在一定压力作用下，如弹性阻力大，则肺扩张程度小，是为顺应性小；如弹性阻力小，则肺扩张程度大，是为顺应性大。故顺应性是弹性阻力的倒数，即：

$$顺应性 = \frac{1}{弹性阻力}$$

肺的顺应性可因肺充血、肺不张、肺泡表面活性物质减少、肺纤维化等原因而减退；在肺气肿患者，当弹性纤维已被破坏，但尚未被胶原纤维组织所取代时，肺的顺应性是增大的。

（二）气道阻力

气道阻力（R）是当气流通过呼吸道时，气体与呼吸道管壁的摩擦及气体内部间的摩擦而产生的，它的大小也服从泊肃叶定律，即：

$$R = \frac{8\eta l}{\pi r^4}$$

式中，l 为人工气道和患者气道的长度。由于气体的黏滞性（η）很小，故气道阻力一般不大，平静呼吸时仅占肺通气阻力的 1/3 左右。但如支气管平滑肌发生痉挛，细支气管半径（r）缩小时，气道阻力将明显增大，气体进出肺泡将非常困难。由于呼气时肺内压升高，用力呼气时更高，对小支气管有一定压迫作用，因而呼气时的气道阻力大于吸气时的气道阻力。所以，支气管哮喘发作时，呼气困难远甚于吸气困难。

气道阻力还与气流的速度有关，气流速度加快时，气道阻力加大。

四、肺容量及其变化

肺通气过程中，肺容量随呼吸运动的进行而不断改变。吸气时，肺容量增大；呼气时，肺容量减小。呼吸的深度不同，肺容量的变化量也不同。现分述如下：

1. 潮气量

平静呼吸时，每次吸入或呼出的气体量称潮气量，约 400～500ml。机体在安静状态下，能量代谢水平是稳定的，耗 O_2 量和 CO_2 产生量也较稳定，因而潮气量也很稳定。当运动或情绪发生变化时，这一气量将有变化，一般会增大。

2. 补吸气量

在平静吸气末，再尽力吸气，所能吸入的气体量称补吸气量，正常人为 1500～2000ml。此时，肺已扩张至最大状态。补吸气量反映了人体吸气能力的储备，故又称吸气储备量。有时，将潮气量与补吸气量之和称为深吸气量。

3. 补呼气量

在平静呼气末，再尽力呼气，所能呼出的气体量称补呼气量，正常人为 900～1200ml，此时肺已缩至最小状态。补呼气量反映了机体呼气能力的储备，故又称呼气储备量。

4. 肺活量

尽力吸气后，再尽力呼气，所能呼出的气体量称肺活量。此即肺扩张至最大，再缩至最小时，肺容积的变化量，是肺脏在一次活动中的最大通气能力。肺活量在数值上等于补吸气量、潮气量和补呼气量三者之和。正常成年男性的肺活量约为 3500ml，女性约为 2500ml。肺活量反映了肺每次通气的最大能力，因而常作为重要的健康指标。但在某些呼吸道狭窄的患者，尽管通气功能已受影响，但在测量肺活量时，如不在时间上加以限制，则与正常人相差不大。因此，提出了时间肺活量的概念。时间肺活量是一相对值，测定时，受试者先尽力吸气，然后以尽快的速度尽力呼气，分别测试其在第 1～3s 末呼出的气体量占其肺活量的百分比。正常人应分别为83%、96%、99%。时间肺活量不仅反映受试者的肺活量大小，更能反映通气速度。呼吸道狭窄的患者，尽管肺活量可能正常，但时间肺活量却明显下降。

5. 功能残气量和残气量

在平静呼气末，肺中剩余的气体量称功能残气量；用力呼气末，肺中仍剩余一定的气量称残气量。

显然，功能残气量应为补呼气量与残气量之和。正常男性残气量约1500ml，女性约1000ml。功能残气量和残气量在呼吸气体交换过程中起着缓冲肺泡气体分压变化的作用，其存在使得即使在呼气末流经肺泡的血液也能与肺泡进行气体交换，防止血液气体含量随呼吸周期变化而发生大幅度波动。

6. 肺总量

肺所能容纳的气体总量称肺总量，即肺扩张至最大时，肺内气体的容积。肺总量等于肺活量与残气量之和，成年男性约5000ml，女性约3500ml。

五、肺通气效率

1. 呼吸频率

呼吸频率指单位时间（每分钟）呼吸的次数。平静呼吸时，呼吸频率因年龄和性别而不同。新生儿可达60~70次/min，以后随年龄增长而逐渐减慢；正常成人12~18次/min，女性比男性每分钟快2~3次。劳动、运动或情绪激动时，呼吸频率可明显加快。

2. 肺每分通气量

肺每分通气量是指每分钟呼吸的气量，即每分钟进或出肺泡的气体总量。显然，它应是每次呼吸气量（潮气量）与呼吸频率的乘积，即：

$$肺每分通气量＝潮气量×呼吸频率$$

肺每分通气量可简称为肺通气量，它是肺通气功能的重要指标。正常成年人平静呼吸时的肺通气量为6~8L/min。劳动和运动时，机体的新陈代谢加快，耗O_2量和CO_2产生量增多，此时不仅呼吸频率加快，每次呼吸的深度也加大，故肺通气量可显著增高，最高可达70~120L/min。在单位时间内，肺脏最大限度的呼吸气量称最大通气量，是肺全部通气功能得以充分发挥时的通气量，因而也是反映肺通气功能的重要指标。

3. 无效腔和肺泡通气量

肺通气的目的是不断更新肺泡内气体，使之能与流经肺部的血液进行交换。然而，能够与血液进行气体交换的部位仅在肺泡，从鼻腔至细支气管以前的呼吸道因不具有换气的结构条件，是不能直接与血液进行气体交换的。因此，从气体交换这一角度来说，这部分呼吸道的容积被称为无效腔，又称为解剖无效腔，无效腔的容积约150ml。由于无效腔的存在，使肺通气过程中肺泡内气体的实际更新量远低于肺通气量。以潮气量450ml时为例，当每次吸气时，首先吸入的是上次呼气末停留在无效腔中的气体约150ml，然后才是新鲜空气约300ml，而又有150ml新鲜空气停留在无效腔中；当呼气时，首先呼出体外的是吸气末停留在无效腔中的新鲜空气，然后才是肺泡排出的气体，但又有150ml的肺泡气停留在无效腔中，而在下次吸气时首先被吸入。由此看来，尽管每次呼吸进出肺泡的气体量是450ml，但实际进入肺泡的新鲜空气量只有300ml，实际呼出体外的肺泡气也只有300ml。生理学上，将每分钟进入肺泡的新鲜空气量称为肺泡通气量。显然，它明显低于肺每分通气量：

$$肺泡通气量＝（潮气量－无效腔容积）×呼吸频率$$

肺泡通气量是肺泡实际更新的气体量。当呼吸频率和深度改变时，对肺通气量和肺泡通气量的影响是不一样的。当呼吸运动变得浅而快时，肺泡通气量将明显下降，从而影响血液与肺泡的气体交换。表7-1即说明如潮气量减少（增加）一倍而呼吸频率增加（减少）一倍时，尽管肺每分通气量没有改变，但肺泡通气量却有很大变化。

表 7-1   不同呼吸频率和幅度的每分通气量及肺泡通气量

呼吸现实	呼吸频率/(次/min)	潮气量/ml	每分通气量/(ml/min)	肺泡通气量/(ml/min)
平静呼吸	16	500	500×16＝8000	(500－150)×16＝5600
浅快呼吸	32	250	250×32＝8000	(250－150)×32＝3200
深慢呼吸	8	1000	1000×8＝8000	(1000－150)×8＝6800

有时，一些肺泡未得到充分的血液供应，不能进行气体交换，这部分肺泡也成了无效腔，称肺泡无效腔。上述解剖无效腔和肺泡无效腔合称为生理无效腔。在肺部血液供应充分的情况下，所有的肺泡均能进行气体交换，即不存在肺泡无效腔，此时生理无效腔与解剖无效腔相等。

在平静呼气末，肺功能残气量约2000ml，而每次吸入的新鲜空气量300～350ml，即每次呼吸使肺泡内气体更新约1/7，这有利于肺泡气成分在呼吸过程中的变化不至于过大，进而对保持动脉血气成分在呼吸周期中的稳定有重要意义。

第三节   气体交换

气体交换包括肺泡与血液间的气体交换和血液与组织间的气体交换，二者遵循相同的物理学原理。本节主要介绍肺换气过程及其影响因素。

一、气体分压与分压差

在混合气体中，由某一种气体单独形成的压力称该气体的分压，其大小与该气体占混合气体的容积百分比成正比。如空气中，O_2 占 20.96%，而标准状态下大气压为 760mmHg，则 O_2 分压为 760mmHg×20.96%＝159mmHg。

根据物理学原则，气体分子总是从分压高的一侧向分压低的一侧扩散。因此，气体的分压差是气体交换的动力，并决定了气体交换的方向。必须指出，混合气体或液体中各气体的扩散方向和速率只与该气体本身的分压差有关，而与其他气体分压差无关。体内肺泡气、血液和组织液中氧分压（PO_2）和二氧化碳分压（PCO_2）见表7-2。

表 7-2   肺气泡、血液及组织液中各种气体的分压   单位：mmHg

项目	肺泡气	静脉血	动脉血	组织液
PO_2	104	40	100	30
PCO_2	40	46	40	50

由此可见，在肺部，肺泡气中 PO_2 大于静脉血，而 PCO_2 小于静脉血，因此 O_2 由肺泡向血液扩散，CO_2 由血液向肺泡扩散，形成肺换气，使静脉血变为动脉血（图7-16）；在组织，动脉血中 PO_2 大于组织液，而 PCO_2 小于组织液，因此 O_2 由血液向组织液扩散，而 CO_2 由组织液向血液扩散，形成组织换气，使动脉血又变成静脉血。

二、气体物理特性对气体扩散速率的影响

单位时间内气体扩散的容积称气体扩散速率。气体扩散速率应与气体的分压差、气体的溶解度、扩散面积和温度成正比，而与扩散距离、气体分子量平方根成反比。CO_2 的溶解度是 O_2 的 24 倍，CO_2 分子量的平方根是 O_2 分子量的平方根的 1.17 倍，O_2 的分压差约是 CO_2 的 10 倍。总体来说，在扩散面积、温度和扩散距离相同的情况下，肺换气过程中 CO_2 的扩散速率约为 O_2 的 2 倍。当肺换气出现障碍时，首先受到影响的将是 O_2 的扩散，即缺 O_2 可能早于 CO_2 潴留出现，而且较为严重。

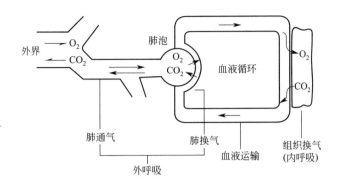

图 7-16 肺换气与组织换气示意图

三、影响气体交换的因素

1. 呼吸膜

呼吸膜是指肺泡与血液间气体交换时须通过的膜性组织。此膜由 6 层结构组成，由肺泡面起依次为表面活性物质层、液体分子层、肺泡上皮细胞、结缔组织间隙、毛细血管基膜和毛细血管内皮细胞，但总厚度平均不超过 1pm。正常情况下，呼吸膜总面积可达 $60\sim100m^2$，为气体交换提供了有效的扩散面积，而且膜的通透性很大，这些都十分有利于血液流经肺泡时，能与肺泡气迅速地进行交换。在某些疾病情况下，呼吸膜面积减小或/和膜厚度增加而使通透性降低，都会影响到肺换气过程，可能导致低氧血症和高碳酸血症的发生。

2. 肺通气/血流比值

气体交换还依赖于肺泡通气量与肺血流量两者间的配合。如运动时，机体耗 O_2 量增加、CO_2 产生量增加，此时不仅需要增大肺泡通气量，以摄入更多 O_2 和排出更多 CO_2，还要相应增加肺血流量（即心输出量），才能满足气体交换的需要。换言之，肺泡通气量与肺血流量必须保持一个恰当的比值。同一时间内肺泡通气量（V）与肺血流量（Q）之间的比值，称为肺通气/血流比值（V/Q）。这一比值反映了循环功能和呼吸功能的内在关联性。正常成人安静时，肺泡通气量约 4200ml/min，肺血流量约 5000ml/min，故 V/Q 正常情况为 0.84。

V/Q 正常意味着由右心射出的静脉血通过肺毛细血管时能够进行充分的气体交换，全部成为动脉血，满足全身组织代谢对气体更新的需要。当 V/Q 增大时，表示有部分肺泡气不能与血液进行充分交换，亦即增加了肺泡无效腔；当 V/Q 减小时，则意味着有部分血液流经未通气或通气不良的肺泡，得不到充分的气体更新，犹如动-静脉短路那样，部分静脉血未能成为动脉血，故称为功能性动-静脉短路。

由于重力影响，人体在直立时，肺底部血流量大于肺尖部，因此，肺底部 V/Q 较低，而肺尖部较高，故体位变化对肺换气也有一定影响。

第四节 气体在血液中的运输

在呼吸过程中，血液起着运输气体的作用。它将 O_2 从肺运送到全身组织，又将组织产生的 CO_2 运送到肺部。其中，血液中的红细胞起着特别重要的作用。

一、气体在血液中的存在形式

O_2 和 CO_2 在血液中以两种形式存在：一种是物理溶解状态；另一种是与血液中的物质形成化学结合的状态。前已述及，气体在一定分压下，可溶解于液体中，但气体的溶解度一般很低，而由于化学结合方式的存在，血液运输 O_2 和 CO_2 的能力得以大大提高。

在动脉血中，每 100ml 血液含 O_2 量可达 20ml 左右，而其中以溶解形式存在的 O_2 仅为 0.3ml，即仅占总量的 1.5%；在静脉血中，每 100ml 血液中 CO_2 含量约 52ml，其中以溶解形式存在的 CO_2 约 3.09ml，亦仅占总量的 6% 左右。因此，从血液运输气体的量来看，化学结合是主要的形式。但从气体交换的角度来看，物理溶解却起着十分重要的作用。因为在肺部或组织进行气体交换时，进入血液的气体必须先溶解于血液，使得血液中该气体的分压提高，然后才能转为化学结合状态；相反，当气体从血液中释放时，也是处于溶解状态的气体首先逸出，血液中该气体的分压下降，于是结合状态的气体再分离出进入溶解状态，如此继续释放气体。在生理状态下，溶解状态与结合状态的气体之间存在着动态平衡。

二、 O_2 的运输

血液中的 O_2 以溶解和结合两种形式存在，其中结合 O_2 占总 O_2 量的 98.5% 左右。O_2 的结合形式是形成氧合血红蛋白（HbO_2）。血红蛋白（Hb）是红细胞内一种结合蛋白，其分子结构特征使之成为极好的运 O_2 载体。血红蛋白还参与 CO_2 的运输，所以在血液的气体运输方面，血红蛋白具有极其重要的作用。

（一） Hb 与 O_2 结合的主要特征

1. 反应快、可逆、不需酶的催化

反应进行的方向取决于氧分压。当血液流经肺泡时，O_2 由肺泡扩散入血，使血 O_2 升高，血红蛋白与 O_2 结合，生成 HbO_2；当血液流经组织时，O_2 由血液扩散到组织，血 O_2 下降，于是 HbO_2 又解离，释放出 O_2：

$$Hb + O_2 \underset{\text{氧分压低的组织}}{\overset{\text{氧分压高的肺部}}{\rightleftharpoons}} HbO_2$$

2. 血红素中的铁与 O_2 结合后仍是亚铁（Fe^{2+}）

此反应是氧合，而不是氧化。如某些物质（如亚硝酸盐）使 Fe^{2+} 氧化成 Fe^{3+}，则血红蛋白失去携 O_2 能力。

3. Hb 与 O_2 的结合存在着变构效应

当 Hb 的 4 个亚铁血红素中有一个与 O_2 结合，其他几个与 O_2 结合的能力立即加强，这是蛋白质分子构型变化的结果，有利于 Hb 与 O_2 的结合；另一方面，当氧合 Hb 中的一个亚单位释放出 O_2 后，其他几个亚单位也更容易释放 O_2，这又有利于氧合 Hb 的解离。

4. Hb 与 O_2 的结合存在严格的定比关系

1 分子 Hb 可结合 4 分子 O_2，即 1molHb 可结合 $4molO_2$，即每克 Hb 大约可结合 1.34～1.36ml O_2。

在 100ml 血液中，Hb 全部与 O_2 结合时，所能结合的 O_2 量，称为 Hb 氧容量，主要取决于血液中 Hb 的量。如某人 100ml 血液中含 Hb 15g，则其 Hb 氧容量约为 1.35×15，即 20ml/100ml 血液。贫血患者的 Hb 含量低，故血氧容量低，血液携氧能力差。

每 100ml 血液中，Hb 实际结合的 O_2 量称 Hb 氧含量。Hb 氧含量的高低不仅取决于 Hb 含量的高低，还取决于血 O_2 的高低。动脉血与静脉血的 Hb 含量是相同的，但动脉血的 O_2 高，Hb 与 O_2 结合的比例高；静脉血的 O_2 低，Hb 与 O_2 结合的比例低，故动脉血的 O_2 含量高于静脉血。动-静脉血含 O_2 量的差值正是血液给组织供氧的数值。

Hb 氧含量与 Hb 氧容量的比值称为 Hb 氧饱和度，即：

$$Hb\ 氧饱和度 = Hb\ 氧含量 \div Hb\ 氧容量 \times 100\%$$

Hb 氧饱和度反映了 Hb 与 O_2 结合的程度，它受血 O_2 的影响。血 O_2 高，氧饱和度高；血 O_2 低，氧饱和度低。

（二）氧解离曲线

氧解离曲线是表示血氧饱和度和血关系的曲线。它反映了在不同时刻，O_2 与 Hb 结合或解离的情况，所以氧解离曲线实际上也是氧合曲线。氧解离曲线并非直线，而近似呈 S 形，这一特征有着重要的生理意义。

1. 氧解离曲线上段

相当于血 PO_2 为 $60\sim100mmHg$，即血 PO_2 较高时的血氧饱和度水平。这段曲线较平坦，表明 PO_2 的变化对血氧饱和度的影响不大。当为 $70mmHg$ 时，血氧饱和度为 94%；$100mmHg$ 时，为 97.4%，只增加了 3.4%。因此，即使吸入氧气或肺泡 PO_2 有所下降，但只要血 PO_2 不低于 $60mmHg$，血氧饱和度仍能保持在 90% 以上，血液仍可携带较多的氧，而不致发生严重低氧血症。

2. 氧解离曲线中段

相当于血 PO_2 $40\sim60mmHg$，该段曲线较陡。血 PO_2 为 $40mmHg$ 时，相当于混合静脉血的 PO_2，血氧饱和度为 75%，即动脉血中 25% 的 O_2，约 $5ml/100ml$ 血液，已释放出供组织利用。若心排血量为 $5000ml/min$，则此时机体耗 O_2 量约为 $250ml/min$。

3. 氧解离曲线下段

相当于血 PO_2 $40\sim15mmHg$，是氧解离曲线最陡的一段。

氧解离曲线的中下段较陡，有重要的生理意义。这表明：此时若血 PO_2 稍下降，血氧饱和度即有较大的下降，可有较多的氧释出。当血液流经代谢旺盛的组织时，由于此处耗 O_2 量大，PO_2 也低，这样血液释放 O_2 也多，使组织 O_2 供应能适应其代谢的水平。如组织活动加强，PO_2 降至 $15mmHg$ 时，血氧饱和度仅 25% 左右，即有 75% 的 O_2 释出，是安静时的 3 倍，可见该段曲线还反映了血液的 O_2 储备能力。

（三）影响氧解离曲线的因素

O_2 与 Hb 的结合和解离受到多种因素的影响，使氧解离曲线的位置发生偏移。曲线右移，表明 O_2 与 Hb 的亲和力下降，有利于 HbO_2 的解离，即同样 PO_2 下，血氧饱和度较低；曲线左移，表明 O_2 与 Hb 的亲和力提高，有利于 O_2 与 Hb 的结合，即同样 PO_2 下，血氧饱和度较高（图 7-17）。

1. PCO_2 的影响

PCO_2 升高时，氧解离曲线右移；下降时，氧解离曲线左移。当血液流经组织时，CO_2 进入血液，使氧解离曲线右移，促进 HbO_2 的解离；血液流经肺部时，CO_2 逸出，使氧解离曲线左移，促进 O_2 与 Hb 的结合。PCO_2 对氧解离曲线的这种影响显然有利于 Hb 运 O_2 和对组织供 O_2。

2. pH 的影响

pH 降低时，氧解离曲线右移，有利于组织供 O_2；而当血液流经肺部时，随着 CO_2 的呼出，pH 升高，又使氧解离曲线左移，有利于 O_2 与 Hb 的结合。

3. 温度的影响

温度升高，氧解离曲线右移，促进 HbO_2 的解离；温度下降，曲线左移，不利于 O_2 的释放。临床低温麻醉时，应考虑到这一点。寒冷季节中，受到冻害的组织由于温度低，更难得到 O_2，而使组织损伤加重。

上述 PCO_2、pH、温度对氧解离曲线的影响有着重要的生理意义。当局部组织代谢加强时，CO_2 和其他酸性代谢产物增多，温度亦增加，使流经此处的血液氧解离曲线右移，释放出更多的 O_2，这就使组织的 O_2 供应能很好地适应组织的代谢水平。

4.2，3-二磷酸甘油酸（2，3-DPG）的影响

2，3-DPG 是红细胞内的代谢中间产物。2，3-DPG 浓度升高，O_2 与血红蛋白亲和力降低，氧解离曲线右移，反之左移。库存时间较长的血液，由于代谢滞缓，红细胞内 2，3-DPG 含量下降，氧解离曲线左移，O_2 不易与血红蛋白解离。所以，用大量储存血给患者输血时，其供 O_2 能力较差。

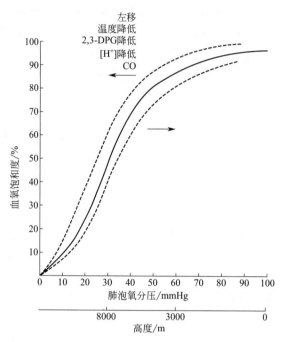

图 7-17　影响氧解离曲线的因素

（四）发绀与一氧化碳（CO）中毒

1. 发绀

氧合 Hb 呈鲜红色，而还原 Hb 呈紫蓝色。动脉血因其 Hb 几乎都与 O_2 结合而呈鲜红色；静脉血因有部分 Hb 与 O_2 解离呈暗红色。若血液中缺 O_2，去氧 Hb 含量达到 50g/L 血液时，就会在皮肤、黏膜等处呈现浅蓝色，称为发绀。红细胞增多症患者易出现发绀，而严重贫血患者，如去氧 Hb 低于 50g/L 血液，则不会出现发绀。故发绀一般来说是缺 O_2 的表现，但不发绀并不等于不缺 O_2。

2.CO 中毒

去氧血红蛋白中的亚铁离子不仅能与 O_2 结合，也能与 CO 结合，生成碳氧血红蛋白（Hb-CO）。CO 与 Hb 结合后，就占据了 O_2 与 Hb 结合的位点，使 Hb 失去携 O_2 功能。CO 与 Hb 的亲和力比 O_2 更强，大约是 O_2 的 210 倍。空气中 O_2 浓度约为 20.96%，当空气中 CO 浓度达到 O_2 浓度的 1/210，即约 0.1% 时，就足以与 O_2 抗衡，竞争与 Hb 结合，造成低氧血症，引起脑等重要组织的代谢障碍，即 CO 中毒。HbCO 呈樱桃红色，故 CO 中毒的患者常有特殊的面容。

此外，CO 还有一极为有害的效应，即当 CO 与 Hb 中的某个血红素结合后，将使其他 3 个血红素与 O_2 的解离变得困难。因此，CO 既妨碍 O_2 与 Hb 的结合，又妨碍 O_2 与 Hb 的解离，使含量已少的血氧 O_2 也不能很好地供组织利用，故对机体危害极大。

三、　CO_2 的运输

CO_2 在血液中也是以物理溶解和化学结合两种形式进行运输。物理溶解大约占 CO_2 总量的

6%，化学结合约占 94%。其化学结合的形式较为复杂，主要是形成碳酸氢盐和氨基甲酸血红蛋白。化学结合的反应主要在红细胞内进行，其中碳酸酐酶起着重要作用。

（一）碳酸氢盐

CO_2 与水可化合成碳酸，后者又可解离成 HCO_3^- 和 H^+，这两步反应均为可逆反应。红细胞中由于含有碳酸酐酶，使反应极为迅速，不到 1s 即可达到平衡：

$$CO_2 + H_2O \xrightleftharpoons[]{碳酸酐酶} H_2CO_3 \rightleftharpoons H^+ + HCO_3^-$$

$$HbO_2 \longleftarrow HHb$$

在组织，大量的 CO_2 扩散入血并进入红细胞，使 PCO_2 升高，反应向右进行，红细胞中 HCO_3^- 和 H^+ 不断增多。根据化学反应平衡移动的原理，减少生成物的浓度，有利于反应不断向右进行。此时，H^+ 可与 Hb 结合，部分 HCO_3^- 透过红细胞膜进入血浆，Cl^- 则由血浆进入细胞以保持电荷平衡，这种交换又称为 Cl^- 转移。由于细胞内主要的阳离子是 K^+，细胞外主要的阳离子是 Na^+，所以，大量的 CO_2 实际上是以红细胞内的 $KHCO_3$ 和血浆中的 $NaHCO_3$ 形式存在的（图 7-18）。

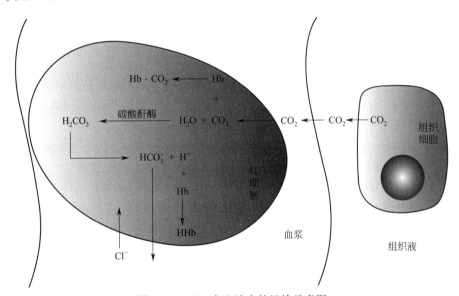

图 7-18　CO_2 在血液中的运输示意图

在肺部，CO_2 向肺泡扩散，红细胞中 CO_2 逸出，使血液 PCO_2 下降，反应向左进行；血浆中 HCO_3^- 又与 Cl^- 交换进入细胞，Hb 与 O_2 结合释出 H^+，后者与 HCO_3^- 化合成 H_2CO_3，H_2CO_3 分解成 CO_2 和水。这样，以碳酸氢盐形式运输的 CO_2，在肺部又变成 CO_2 呼出。

（二）氨基甲酸血红蛋白

CO_2 也能与 Hb 结合，但不是与辅基部分的血红素结合，而是与珠蛋白部分多肽链上的游离氨基结合，生成氨基甲酸血红蛋白（HbNHCOOH）。这一反应不需要酶的催化，反应迅速、可逆，决定反应方向的主要因素是 PCO_2，而 Hb 和 O_2 的结合与解离也起着重要的调节作用。

氧合 Hb 与 CO_2 结合的能力小于去氧 Hb。在组织中，氧合 Hb 解离，释氧后成为去氧 Hb；而此处 CO_2，进入血液使 PCO_2 升高，这些都有利于 CO_2 与 Hb 的结合。此外，氧离 Hb 与 H^+ 结合力也强，进而促进氨基甲酸血红蛋白的生成，同时也缓冲了 pH 变化。在肺部，氧合 Hb 生成增多，促使氨基甲酸血红蛋白解离。

$$HbNH_2O_2 + H^+ + CO_2 \xrightleftharpoons[在肺部]{在组织} HbNHCOOH + O_2$$

由此看出，在组织，氧离作用有利于血液容纳较多的 CO_2；在肺部，氧合作用又有利于 CO_2 的释出，通过肺泡排出体外。以这一方式运输的 CO_2 尽管仅占血液 CO_2 总量的 7％，但由于 HbNHCOOH 在肺部很易解离，故由肺部排出的 CO_2 中有 17.5％是从中释放出来的。

CO_2 也能与血浆蛋白中的游离氨基结合，生成氨基甲酸血浆蛋白，但生成的量很少，且其在动、静脉中的浓度基本相同，表明其对 CO_2 的运输不起重要作用。

血液运 O_2 和运 CO_2 之间存在着相互促进的关系。在组织，CO_2 进入血液促进氧合 Hb 的解离，而氧合 Hb 的解离又促进 CO_2 与 Hb 的结合和碳酸氢盐的生成。这种相互作用既有利于组织得到 O_2，又有利于组织产生的 CO_2 进入血液，而保持内环境的相对稳定；在肺部，Hb 与 O_2 的结合促进氨基甲酸血红蛋白的解离，促进碳酸氢盐重新变成 CO_2，而 CO_2 的释出又可促进氧合 Hb 的生成，这样既有利于血液从肺泡中摄取 O_2，又有利于血液中 CO_2 向肺泡中扩散，从而加快血液中气体的更新。

第五节　呼吸运动的调节

呼吸运动是肺通气的原动力，其基本意义是实现肺泡气与外界空气的交换，保证肺换气的正常进行，从而有效地提供机体代谢所需的 O_2 和排出体内代谢产生的 CO_2。进行呼吸运动的呼吸肌是骨骼肌，并无自动节律性，然而呼吸运动却可以自动地、有节律地进行，这是中枢神经系统调节的结果。与心脏活动的自律性不同的是，呼吸运动也可以是一种随意运动，即在很大程度上，由大脑皮质产生的人的意识以控制呼吸运动的进行。

正常运动是在中枢神经系统各级中枢的相互配合调节下进行的。它们在多种传入冲动的作用下，反射性地调节着呼吸运动的频率和深度，从而改变肺通气量以适应机体代谢的需要。

一、呼吸中枢

呼吸中枢是中枢神经系统中产生和调节呼吸运动的神经细胞群。这些细胞群分布于大脑皮质、间脑、脑桥、延髓和脊髓等部位。各部位中枢在呼吸节律的产生和调节中所起作用不同，但彼此相互配合，保证呼吸运动的正常进行，满足机体不同状态下新陈代谢对气体更新的需要。

1. 脊髓

支配呼吸肌的运动神经元胞体位于脊髓前角。其中，支配肋间肌的肋间神经起自胸脊髓，支配膈肌的膈神经起自颈脊髓。但如在脊髓和脑干之间横断，呼吸运动立即停止，说明呼吸的自动节律不是脊髓产生的。脊髓是联系上位脑和呼吸肌的中继站和整合某些呼吸反射的初级中枢。脊髓高位损伤或高位麻醉时，有可能影响呼吸功能。

2. 低位脑干

低位脑干是指延髓和脑桥。实验表明，在动物脑桥上端与中脑之间横断，呼吸运动并无明显变化，表明低位脑干是呼吸节律产生的部位。

3. 大脑皮质对呼吸运动的调节

大脑皮质对呼吸运动的调节，可通过两条途径实现：一是通过脑桥和延髓呼吸中枢的作用，调节呼吸的节律和深度；二是通过皮质脊髓束下行，直接支配脊髓呼吸神经元的活动。前者是对自主节律呼吸运动的调节或影响，后者则是一种随意性调节。人类的语言、唱歌等，实际上都依赖于大脑皮质支配下的复杂的呼吸运动的配合。人还可以在一定范围内随意进行屏气或加深加快呼吸。由大脑皮质建立的呼吸条件反射，对机体更好地适应内外环境的变化也有重要的意义。

二、呼吸运动的反射性调节

呼吸运动可因机体受到各种刺激而反射性加强或减弱，其中比较重要的反射是：

（一）肺牵张反射

肺牵张反射感受器位于气管到细支气管的平滑肌里，是一种牵张感受器。当吸气时，肺扩张牵拉呼吸道，使感受器兴奋。传入冲动沿迷走神经传入纤维传至延髓，促使吸气中止，转为呼气。由此可见，这一反射的生理作用，在于防止吸气过深，促使吸气及时转为呼气，从而加速吸气与呼气的交替，调节呼吸的频率和深度。在动物实验中，如切断迷走神经，动物将立即出现深而慢的呼吸，这是肺扩张反射被中断的结果。

（二）呼吸肌本体感受器反射

呼吸肌尤其是肋间外肌内有肌梭感受器，是呼吸肌的本体感受器。当肌梭受到牵拉时，感受器兴奋并传至脊髓，反射性使肌梭所在肌肉收缩加强。这一反射在机体自动调节呼吸强度以克服呼吸阻力时有重要作用。

（三）防御性呼吸反射

呼吸道的鼻腔、喉、气管、支气管等受到机械性或化学性刺激时，都将引起防御性呼吸反射，以排出呼吸道内的异物。

1. 咳嗽反射

咳嗽是常见而重要的防御性呼吸反射，其感受器分布于喉及以下的呼吸道的黏膜上皮。大支气管以上部位对机械刺激较敏感，二级支气管以下部位对化学刺激较敏感，感受器的传入神经在迷走神经中上行。

咳嗽时，先出现短促或深的吸气，然后声门紧闭，并发生强烈的呼气动作，使胸膜腔内压和肺内压均迅速上升。此后声门突然开放，由于压力差极大，肺泡内气体以极高的速度喷出，将存在于气道中的异物或分泌物随之排出体外。但强烈的持续咳嗽可使胸膜腔内压显著上升，阻碍静脉血的回流，对机体可能造成不利影响。长期的慢性咳嗽还可因肺内压持续升高而使肺组织弹性下降，并引起肺循环阻力加大，是成为肺气肿和肺心病的重要原因。

2. 喷嚏反射

感受器位于鼻部黏膜，传入神经为三叉神经。这一反射过程与咳嗽反射相似，特点是气流从鼻腔和口腔同时喷出以清除鼻腔中的异物。

（四）化学感受性呼吸反射

血液中化学成分的改变，特别是血液、PCO_2 和 pH 的变化，可通过刺激化学感受器，改变呼吸中枢的功能状态而调节呼吸运动。呼吸运动的变化又改变了血液中 PCO_2 和 pH 的水平。这种负反馈调节使得呼吸运动能够与机体代谢水平相适应，在保证机体内环境的相对稳定方面，具有特别重要的意义。

1. 化学感受器

接受血液和脑脊液中化学物质刺激的感受器称化学感受器。以其所在部位不同分为两类。

（1）外周化学感受器　即颈动脉体和主动脉体，二者分别经窦神经和主动脉神经传入冲动，然后再分别混入舌咽神经和迷走神经中到达延髓呼吸中枢。外周化学感受器可感受动脉血中 PCO_2 和 pH 的变化。当血液下降、PCO_2 升高和 pH 下降时，传入冲动增多，可使呼吸运动加强。相比而言，颈动脉体的作用更重要。

（2）中枢化学感受器　位于延髓腹侧浅表部位，与延髓呼吸中枢是分开的，但有神经纤维联系。中枢化学感受器的敏感刺激是脑脊液中 H^+ 浓度的变化。当脑脊液中 H^+ 浓度升高时，中枢化学感受器兴奋，并传至呼吸中枢而加强呼吸运动。血液中的 CO_2 较易通过血脑屏障，进入脑脊液后，CO_2 与水化合生成碳酸，后者再分解为 HCO_3^- 和 H^+，而 H^+ 对中枢化学感受器有刺激作用。血液中的 H^+ 因不易透过血脑屏障而对中枢化学感受器的作用不大。

2. CO_2 对呼吸的影响

CO_2 是调节呼吸运动的最重要的体液因子。当动脉血中 PCO_2 升高时，可使呼吸运动加强，肺通气量加大；PCO_2 下降时，则出现相反效应，直到 PCO_2 回升后才恢复正常呼吸运动。可见，CO_2 不仅调节呼吸运动，也是维持呼吸中枢正常兴奋性所必需的。机体在代谢过程中不断产生 CO_2，通过呼吸感受器作用于呼吸中枢，调节肺通气量的大小，从而使动脉血和肺泡气中 PCO_2 保持正常水平。

CO_2 刺激呼吸的作用，是通过血液 PCO_2 的变化作用于外周和中枢化学感受器而实现的。中枢化学感受器对血液 PCO_2 的变化较外周化学感受器敏感，但因脑脊液中碳酸酐酶含量较少，故反应的潜伏期较长。如 PCO_2 长期维持在较高水平，则在几天后，感受器出现适应现象，其刺激呼吸加强的效应逐步下降。

外界空气中，正常时 CO_2 浓度约 0.04％，如吸入气中 CO_2 含量增多，可立即引起呼吸运动加强，肺通气量随即加大。但当吸入气中 CO_2 浓度过高时，肺泡气和动脉血中 PCO_2 过度升高，将导致 CO_2 对中枢神经系统的麻醉作用，表现为呼吸抑制。机体出现呼吸困难、头痛、意识丧失等症状，甚至发生惊厥。

总之，动脉血中 PCO_2 在一定范围内升高，可以加强对呼吸的刺激作用，但超过一定限度，则有抑制和麻醉效应。

3. 缺 O_2 对呼吸的影响

当动脉血下降时，可出现呼吸运动的加强，其特点是：

（1）缺 O_2 是通过刺激外周化学感受器起作用的，如切断外周化学感受器的传入神经，缺 O_2 兴奋呼吸的效应即消失。

（2）缺 O_2 对呼吸中枢有直接的抑制作用，但外周化学感受器的传入冲动对呼吸中枢的兴奋作用，可在一定范围内对抗缺 O_2 对呼吸中枢的直接抑制作用，而表现为呼吸运动的加强。只有在严重缺 O_2 的情况下，才表现为呼吸的抑制。

（3）从通气现象来看，缺氧对正常呼吸运动的调节，似乎作用不大，因为只有在动脉血下降至 80mmHg 时，才会出现可觉察到的肺通气量的增加，对于在海平面地带生活的人，这一般是不会发生的。但在一些特殊情况，缺 O_2 的刺激对呼吸的作用有着特别重要的意义。如严重肺心病、肺气肿等患者，肺通气和肺换气受到限制，导致动脉血中 PCO_2 升高而 PO_2 下降，并可刺激呼吸增强。但以后随着中枢化学感受器对 CO_2 的适应，CO_2 的刺激效应逐渐减弱。此时，缺 O_2 成为维持和加强呼吸的主要刺激因素，因为外周化学感受器对缺 O_2 的适应很慢。

4. H^+ 浓度对呼吸的影响

当机体发生酸中毒时，血中 H^+ 浓度升高，将引起呼吸运动的明显加强。H^+ 主要通过外周化学感受器刺激呼吸。由于 H^+ 难以通过血脑屏障，故其对中枢化学感受器无明显作用。

调节呼吸的各种体液因素是相互联系、相互影响的。在同一时间内，常常不单是一个因素在变动。例如，当缺 O_2 和 H^+ 浓度增加时，都可以提高 CO_2 对呼吸的刺激效应。因此，在探讨呼吸运动的调节时，必须全面地、动态地进行观察和分析，才能得到正确的结论。

本章小结

　　本章主要介绍了呼吸系统的结构和功能。呼吸系统包括呼吸道与肺。呼吸道包括：鼻、咽、喉、气管、主支气管及其各级分支。一般将鼻到喉这部分称为上呼吸道，喉以下的部分称为下呼吸道，从气管到各级支气管是传导气体的通道，而呼吸性细支气管到肺泡管和肺泡，才是气体交换的场所。气体交换时，要经过呼吸屏障。肺位于胸腔内纵隔的两侧。表面有胸膜覆盖。正常情况下，胸膜分泌少量的黏液，具有润滑作用。胸腔内呈负压，其内产生积液、胸壁损伤等使胸内负压消失，可能使肺脏压缩，产生呼吸功能障碍。

重要知识点学习指导 7

目标测试 7

参考答案 7

思政高地

巍巍南山风骨 浩浩济世情怀

钟南山，1936年10月出生，福建厦门人，中国工程院院士，国家卫健委高级别专家组组长，国家呼吸系统疾病临床医学研究中心主任，广州医科大学附属第一医院呼吸内科教授、博士生导师。他长期致力于重大呼吸道传染病及慢性呼吸系统疾病的研究、预防与治疗，2003年为抗击"非典"作出重要贡献。新冠肺炎疫情发生后，84岁的他毅然逆行、敢医敢言，再度成为抗击疫情的"定海神针"，且多次连线外国专家，为全球抗疫分享中国经验。2020年9月8日，被授予共和国勋章。2020年4月10日，四位广东省少先队员代表向钟南山院士赠送手绘的"戴红领巾的钟南山爷爷"画像。他是医者，从医数十载，以仁心仁术还无数患者"呼吸自由"，更在疫情风暴来袭时一次次挺身而出，直面危机，力挽狂澜。他是学者，长期以来关注国民健康公共议题，秉持严谨客观的科学精神，向公众发声，向政府建言。他是师者，传道授业，身体力行诠释教育的真谛。"钟南山团队"与"南山班"继承的不仅是医术，更是担当。敢医敢言，实事求是，其底色是家学家风。继承父母辈的行医风格，他也将执着追求与严谨实在的品质传给后辈，让"医学世家"的故事继续在广州书写着。

"国士无双"——南山风骨，已成为这个时代的一个精神坐标。

非典时喊出"把最重的病人送到我这里来"，新冠肺炎疫情时坐高铁餐车赶往武汉，皆是钟南山院士留给公众的"名场面"。面对突如其来的重大疫情，他一次次临危受命，毅然逆行，更敢医敢言。非典疫情危急之际，他以专业学养和丰富经验，否定了"典型衣原体是病因"的观点，从而为及时制定救治方案提供了决策依据。新冠肺炎疫情初期，他向社会公布"存在人传人"情况，进而拉响全国严格防控的警报。此后，他带领团队只争朝夕，一边进行临床救治，一边开展科研攻关……

钟院士在忘我工作的同时也时时注重身体锻炼，常常会在各种媒体上见到已80多岁的钟南山"秀肌肉"、举哑铃、跑步健身的报道。钟南山一次次向公众传达了疾病"预防胜于治疗"、有规律锻炼身体有助健康的理念。我们要学习国士这种志存高远、留取精神在人间的高贵医者品德，向榜样看齐，让自己也成长为医教双馨之士。

同时在教学过程中可以通过比较幼儿、青少年、中年、老年人的肺的不同之处，比较不吸烟者和吸烟者的肺的不同之处，组织讨论，让学生回答为何吸烟者的肺是焦黑色的，从而得出吸烟的严重危害，培养学生终身不吸烟的良好习惯，保护环境和良好生态，提高自身修养，增强社会责任感。

在讲解肺的位置、形态和结构时采取直观演示讲授教学法，然后以案例教学法讲解小针刀操作失误造成气胸的案例，分析为何造成气胸，总结职业素质提升的重要性，培养学生勤学苦练，提高职业素养，以严谨认真的态度进行医疗操作。

第八章　消化与吸收

学习目标

1. 掌握消化和吸收的概念；胃液的成分、作用及其调节；胃的运动和胃排空；胰液、胆汁的成分及其生理作用，胰液分泌的调节机制。

2. 熟悉消化系统的组成以及结构；胃肠运动的主要形式；小肠是吸收的主要部位的原因；糖类、脂肪和蛋白质的吸收形式和途径。

3. 了解消化道平滑肌一般生理特征；消化腺的作用；消化道的神经支配；胃肠激素的概念；唾液的成分和生理作用。

写在前面

什么是胃溃疡?

　　从广义角度说，胃溃疡是指发生在胃角、胃窦、贲门和裂孔疝等部位的溃疡，是消化性溃疡的一种。消化性溃疡是一种常见的消化道疾病，可发生于食管、胃或十二指肠，也可发生于胃-空肠吻合口附近或含有胃黏膜的 Meckel 憩室内，因为胃溃疡和十二指肠溃疡最常见，故一般所谓的消化性溃疡是指胃溃疡和十二指肠溃疡。它之所以称之为消化性溃疡，是因为既往认为胃溃疡和十二指肠溃疡是由于胃酸和胃蛋白酶对黏膜自身消化所形成的，事实上胃酸和胃蛋白酶只是溃疡形成的主要原因之一，还有其他原因可以形成消化性溃疡。由于胃溃疡和十二指肠溃疡的病因和临床症状有许多相似之处，有时难以区分是胃溃疡还是十二指肠溃疡，因此往往诊断为消化性溃疡，或胃、十二指肠溃疡。如果能明确溃疡在胃或十二指肠，那就可直接诊断为胃溃疡或十二指肠溃疡。要进一步了解胃溃疡请学习本章。

第一节　消化系统的组成和结构

　　消化系统（alimentary system）包括消化道和消化腺两大部分（图 8-1）。临床上通常把从口腔到十二指肠的消化管道称为上消化道，空肠以下的部分称为下消化道。消化腺分为大消化腺和小消化腺两种。大消化腺包括大唾液腺、肝和胰。小消化腺包括唇腺、颊腺、舌腺、食管腺、胃腺和肠腺等。

　　人体在新陈代谢过程中，不仅要从外界环境中摄取氧气，还必须从食物中获得足够的营养物质，包括蛋白质、脂肪、糖类、无机盐、维生素和水，其中蛋白质、脂肪和糖类属于结构复杂且难溶于水的大分子物质，不能被机体直接吸收利用，必须在消化道内分解，转变为结构简单、溶于水的小分子物质，才能被吸收利用。

　　食物在消化道内被分解成小分子物质的过程称为消化（digestion）。消化的方式有两种：一种是通过消化道肌肉的收缩活动，将食物磨碎，使之与消化液充分混合，并将食物不断地向消化道远端推送的过程，称为机械性消化（mechanical digestion）；另一种是通过消化液中各种消化酶的作用，将食物中的大分子物质（主要是蛋白质、脂肪和多糖）分解为小分子物质的过程，称为化学性消化（chemical digestion）。正常情况下，这两种方式的消化作用同时进行，相互配合。

消化道内物质通过消化道黏膜进入血液和淋巴循环的过程，称为吸收（absorption）。消化和吸收是两个相辅相成、紧密联系的过程。消化器官除了具有对食物进行消化和吸收的主要功能外，还可分泌多种胃肠激素，具有重要的内分泌功能。

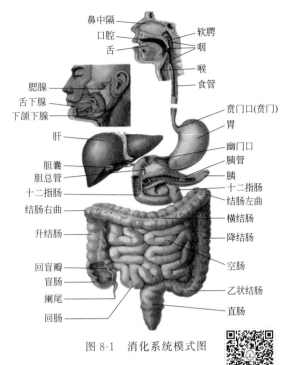

图 8-1　消化系统模式图

消化系统模式彩图

一、消化道

（一）口腔

1. 腭（palate）

口腔的顶是腭（图 8-2），腭的前 2/3 为硬腭，后 1/3 为软腭。软腭的两侧各向下方分出腭舌弓和腭咽弓。腭垂、腭帆游离缘、两侧的腭舌弓及舌根围成咽峡。

2. 牙（teeth）

按形态分为牙冠、牙根和牙颈（图 8-3）。牙冠内有牙冠腔，牙根内有牙根管，牙根尖端有牙根尖孔。牙冠腔和牙根管内容纳牙髓。牙由牙质、牙釉质、牙骨质和牙髓组成。牙周组织包括牙周膜、牙槽骨和牙龈。

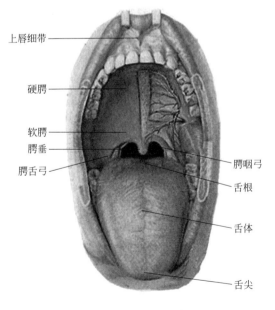

图 8-2　口腔和咽峡

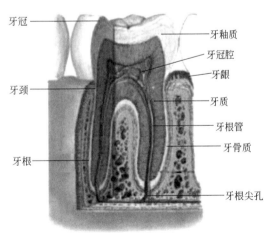

图 8-3　牙的形态和构造

3. 舌（tongue）

前 2/3 为舌体，后 1/3 为舌根。舌体背面有舌乳头，包括丝状乳头、叶状乳头、菌状乳头和轮廓乳头。

（二）咽

咽（pharynx）位于第1~6颈椎前方，上方连于颅底，向下于第6颈椎体下缘续于食管。咽腔分别以软腭及会厌上缘为界，分为鼻咽、口咽、喉咽三部。

（三）食管

食管（esophagus）上端起自咽下缘，下端终于胃的贲门。食管分颈部、胸部和腹部三部。食管的管径有3处生理性狭窄：第一处狭窄在起始处，距上颌中切牙15cm；第二处狭窄在左主支气管跨越食管的左前方处，距上颌中切牙约25cm；第三处狭窄在穿膈的食管裂孔处，距上颌中切牙约40cm（图8-4）。

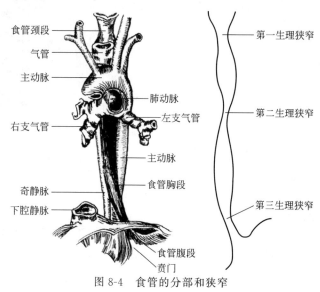

图 8-4　食管的分部和狭窄

（四）胃

胃（stomach）的上口称贲门，上连食管；下口称幽门，接续十二指肠。在食管末端的左缘与胃大弯起始处的锐角呈切迹状，为贲门切迹。胃分为贲门部、胃底、胃体和幽门部（图8-5）。

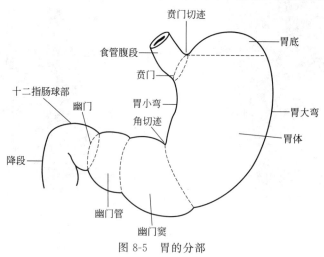

图 8-5　胃的分部

（五）小肠

小肠分为十二指肠、空肠和回肠。

1. 十二指肠（duodenum）

紧贴腹后壁，分为上部、降部、水平部和升部（图 8-6）。十二指肠上部急转向下成为降部，在降部肠管后内侧壁上有一自上而下的黏膜皱襞隆起，称十二指肠纵襞，此襞下端有圆形隆起，称十二指肠大乳头，是胆总管和胰管的共同开口处。升部急转处的弯曲接续空肠，称十二指肠空肠曲，此曲由十二指肠悬韧带连于膈右脚。

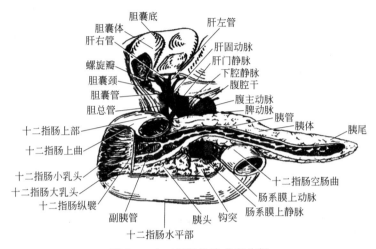

图 8-6　十二指肠的形态和分部

案例 8-1

患者，女性，35 岁。自诉 3 天前同学聚会饱餐、饮酒后，解黑色柏油样便，每天 3～4 次，每次量约 100g，呕吐 3 次，自诉呕吐物为胃内容物，多为吃过的前一顿食物，并伴有头晕、心悸、口干等症状，今日来院检查。查体：慢性病容，腹软，肝肾可触及，腰曲前突，上腹部压痛。辅助检查：X 线钡剂可见钡剂经胃排空缓慢，胃体被钡餐充盈明显，十二指肠球部充盈不全，进钡餐后 6h，仍可见胃内有钡剂残留。进行胃镜检查，可发现胃窦部有 2cm×2cm 的活动性出血区，胃幽门周围黏膜糜烂、充血。临床诊断：幽门梗阻；胃溃疡出血。

问题：1. 为什么胃溃疡容易发生在胃窦部？

2. 为什么胃溃疡出血与暴饮暴食、酗酒或饮食不规律等因素有关？

提示：幽门括约肌包绕在胃幽门周围，表面覆盖着黏膜层构成幽门瓣，既可以防止胃内容物过快进入十二指肠，又可以防止十二指肠内容物反流回胃，因此，胃内容物在此容易蓄积。

胃黏液-碳酸氢盐屏障是位于胃黏膜层表面的黏液层，含有丰富的 HCO_3^- 等离子，对防止胃酸损伤胃黏膜具有重要意义。酗酒可引起胃黏膜保护机制被破坏，使黏液黏稠度减弱，导致胃黏膜层直接被胃酸等胃内容物腐蚀糜烂。

2. 空肠和回肠

无明显界线。空肠管径较粗，管壁较厚，血管较多，颜色较红，呈粉红色；而回肠管径较细，管壁较薄，血管较少，颜色较浅，呈粉灰色。

（六）大肠

大肠分为盲肠、阑尾、结肠、直肠、肛管 5 部分。除直肠、肛管及阑尾外，结肠和盲肠共有三种特征结构，即结肠带、结肠袋和肠脂垂（图 8-7）。

1. 盲肠（cecum）

与回肠交界处为回盲瓣。

2. 阑尾（vermiform appendix）

根部连于盲肠的后内侧壁。

3. 结肠（colon）

分为升结肠、横结肠、降结肠和乙状结肠 4 部分。

4. 直肠（rectum）

在矢状面上有骶曲和会阴曲。前者是由于直肠在骶、尾骨前面下降，形成凸向后方的弯曲；后者是由于直肠绕过尾骨尖转向后下方之后形成凸向前方的弯曲。

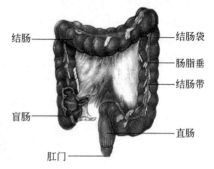

图 8-7　结肠的特征

5. 肛管（anal canal）

内面有 6～10 条纵行的黏膜皱襞，称为肛柱，是良好的吸收药物部位。

（七）消化道的组织学构造

1. 黏膜层

由上皮、固有层组成，消化道各段结构差异最大。口腔、咽、食管和肛门处为复层扁平上皮；胃肠则为单层柱状上皮；小肠上皮和固有层向肠腔突出，形成众多的肠绒毛。

2. 黏膜下层

由疏松结缔组织组成，内有小血管、淋巴管和黏膜下神经丛等。

3. 肌层

咽、食管上段和肛门处的肌层为骨骼肌，其余均为平滑肌。

4. 外膜

分为纤维膜和浆膜。纤维膜由薄层结缔组织构成，与周围组织无明显界线；浆膜则由薄层结缔组织和间皮共同组成（图 8-8）。

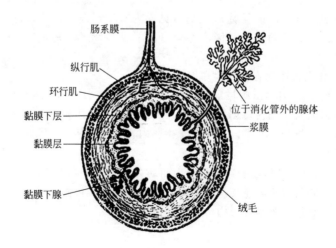

图 8-8　消化道管壁基本组织结构模式图

二、消化腺

（一）肝

肝（liver）上方为膈面，下方为脏面。脏面中部有略呈"H"形的三条沟，其中横行的沟位于脏面正中，有肝左、右管，肝固有动脉左、右支，肝门静脉左、右支和肝的神经、淋巴管等由此出入，称为肝门（porta hepatis）（图8-9，图8-10）。

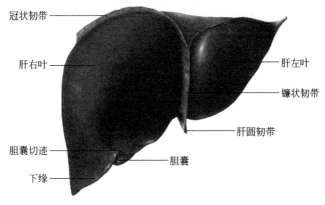

图 8-9　肝的膈面

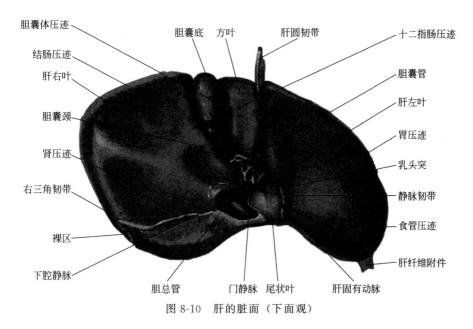

图 8-10　肝的脏面（下面观）

肝的组织学结构：肝小叶呈多面棱柱体，肝小叶中央贯穿一条中央静脉。肝细胞以中央静脉为中心，向四周呈放射状排列成肝板（肝细胞索）。肝板之间是腔大而不规则的肝血窦。血液从肝小叶的周边经肝血窦流向中央，汇入中央静脉。相邻肝细胞的细胞膜局部凹陷形成胆小管（图8-11）。

（二）肝外胆道

肝管包括肝左管和肝右管，分别由左、右半肝内的毛细胆管逐渐汇合而成。肝总管（common hepatic duct）由肝左管和肝右管汇合而成，其下端与胆囊管汇合成胆总管（common bile duct），胆总管开口于十二指肠大乳头。胆囊（gall bladder）位于胆囊窝内，分底、体、颈、管

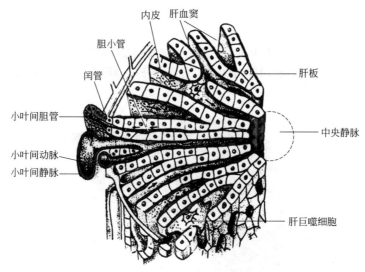

图 8-11　肝小叶模式图

4 部分。

三、腹膜

腹膜（peritoneum）为覆盖于腹、盆腔内侧壁和腹、盆腔脏器表面的一层浆膜，薄而光滑，近似半透明，由内皮和少量结缔组织构成。覆盖于腹、盆腔脏器表面的腹膜较薄，称为脏腹膜（visceral peritoneum）；衬于腹、盆腔壁内的腹膜较厚，称为壁腹膜（parietal peritoneum）。腹膜覆盖腹、盆腔脏器的范围各不相同，据此可将腹、盆腔脏器分为三类：腹膜内位器官、腹膜间位器官和腹膜外位器官。

知识拓展｜胆囊疾病的解剖学知识

胆囊结石为临床常见疾病，该病常伴有胆囊炎。胆囊的结石可来自胆囊、肝内胆管，亦可发生于胆总管内。结石发生于胆总管者，可以造成完全胆道梗阻，胆囊、胆管多肿大或扩大。部分结石较小，发作期间不典型，也可无任何症状，B 超无法显影。患者出现 Charcot 三联征，即腹痛、寒战高热、黄疸，且 B 超显示胆囊增大。

由于胆囊底在肝右缘突出，与肝脏面之间借疏松结缔组织相连，体表可以在右侧腹直肌外侧缘与右侧肋弓交点之间触及，胆囊与肝脏随呼吸而上下运动，若吸气的时候，胆囊底下降，遇到阻力而产生疼痛，称为胆囊压痛征（＋），是确诊胆囊疾病的重要手段。发生胆管结石的时候，肝脏分泌的胆汁无法排放，逆流入血，形成黄疸。胆囊的感觉神经来自颈丛的右侧膈神经，胆囊发生疾病的时候，刺激右侧膈神经，引起右侧颈丛皮支支配的右侧肩部、胸上部等位置出现放射性疼痛，称为牵涉痛，也是判断胆囊疾病的重要指征之一。

第二节　消化系统生理功能概述

一、消化道平滑肌的生理特性

在整个消化道中，除口、咽、食管上段和肛门外括约肌是骨骼肌外，其余部分都是由平滑肌组成的。消化道平滑肌是胃肠运动的结构基础，借助其舒缩活动混合、推进消化道内容物，将其充分消化吸收，并将剩余的残渣排出体外。因此消化道平滑肌是促进食物消化和吸收的主要因素。它具有肌肉组织的共性，即兴奋性、传导性和收缩性等，但这些特性的表现均有其自己的特点。

（一）消化道平滑肌的一般生理特性

1. 兴奋性低、收缩缓慢

消化道平滑肌的兴奋性较骨骼肌和心肌低。收缩的潜伏期、收缩期和舒张期的时程比骨骼肌长得多，而且变异很大。

2. 自动节律性

消化道平滑肌离体后，置于适宜的环境内，仍能进行自动节律性运动，但其节律缓慢，远不如心肌规则。

3. 紧张性

消化道平滑肌经常保持微弱的持续收缩状态，即具有一定的紧张性。消化道各部分，如胃、肠等之所以能保持一定的形状和位置，同平滑肌的紧张性有重要的关系；紧张性还使消化道的管腔内经常保持一定的基础压力；消化道各种运动形式也是在紧张性收缩的基础上发生的。

4. 富有伸展性

消化道平滑肌能适应实际需要进行很大程度的伸展。作为中空的容纳器官来说，这一特性具有重要生理意义。它使消化道可容纳几倍于自己原初体积的食物，而消化道内压力却不明显升高。

5. 适宜刺激

消化道平滑肌对电刺激不敏感，但对于牵张、温度和化学刺激特别敏感。例如，微量的ACh可使胃肠平滑肌收缩，微量的肾上腺素可使其舒张，机械牵拉消化道平滑肌可引起强烈的收缩等。消化道平滑肌的这种特性与其所处的环境和生理功能密切相关，消化道内食物对平滑肌的机械扩张、温度和化学刺激可促进消化腺分泌及消化道的运动，有助于食物的消化。

（二）消化道平滑肌的电生理特性

消化道平滑肌的生物电活动较骨骼肌、神经复杂，包括静息电位、慢波电位和动作电位。

1. 静息电位

消化道平滑肌的静息电位很不稳定，幅值为 $-60 \sim -50 \mathrm{mV}$。其形成机制较复杂，主要与 K^+ 的平衡电位有关，此外，生电性 Na^+ 泵、少量 Na^+ 内流、Cl^- 外流也对其有一定影响。

2. 慢波电位

消化道平滑肌在静息电位基础上周期性自发产生的除极和复极的节律性电位波动，称为慢波电位（slow wave potential），又称基本电节律（basic electrical rhythm，BER）。慢波的波幅为 $10 \sim 15 \mathrm{mV}$，时程由几秒至十几秒不等，频率因部位不同而异（图 8-12）。人胃的慢波频率为 3 次/min，十二指肠为 12 次/min。慢波起源于纵行肌和环行肌之间的 Cajal 细胞。慢波电位的产生机制可能与 Na^+-K^+ 泵活动的周期性改变有关。当慢波除极达到或超过机械阈时，细胞内的 Ca^{2+} 内流浓度增加，可激活肌细胞引起轻度收缩。慢波电位是消化道平滑肌收缩节律的控制波。

3. 动作电位

消化道平滑肌的动作电位是在慢波电位除极的基础上产生的。动作电位的除极主要是由 Ca^{2+} 内流引起的，复极是由 K^+ 外流引起的。动作电位一旦产生，即可引起肌肉的收缩，动作电位频率越高，引起的平滑肌收缩越强。消化道平滑肌细胞发生动作电位时，由于 Ca^{2+} 内流量远大于慢波除极达机械阈时的 Ca^{2+} 内流量，所以在只有慢波而无动作电位时，平滑肌只发生轻度收缩，而当发生动作电位时，收缩幅度明显增大，并随动作电位频率的增高而加大（图 8-12）。

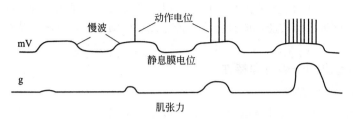

图 8-12 消化道平滑肌的生物电和收缩活动

二、消化腺的分泌功能

消化道附近有唾液腺、肝脏和胰腺，在消化道黏膜内还有许多散在的腺体，它们向消化道内分泌各种消化液，成人每天分泌的消化液总量达 6～8L。消化液主要由有机物、无机物和水组成。消化液的主要功能为：①稀释食物，使之与血浆的渗透压相等，以利于吸收；②改变消化腔内的 pH，使之适应于消化酶活性的需要；③水解复杂的食物成分，使之便于吸收；④通过分泌黏液、抗体和大量液体，保护消化道黏膜，防止物理性和化学性的损伤。

分泌过程是由腺细胞主动活动的过程，它包括由血液内摄取原料、在细胞内合成分泌物，以及将分泌物由细胞内排出等一连串的复杂活动。腺细胞膜上往往存在着多种受体，不同的刺激物与相应的受体结合，可引起细胞内一系列的生化反应，最终导致分泌物的释放。

三、消化系统的神经调节

消化系统的神经调节比较复杂，主要通过自主神经和肠神经系统之间的相互协调，共同来调节消化道平滑肌的运动和消化腺的分泌。

（一）外来神经

消化道除口、咽、食管上段和肛门外括约肌外，均受自主神经支配。支配消化道的自主神经被称为外来神经，包括交感神经和副交感神经（图 8-13）。

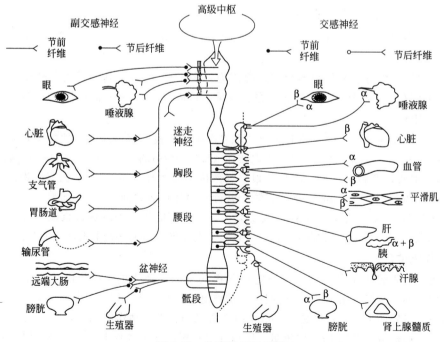

图 8-13 外来神经示意图

交感神经从脊髓胸腰段侧角发出，经过腹腔神经节、主动脉肾神经节和肠系膜上、下神经节，更换神经元后，节后纤维主要终止于肠神经系统，抑制其中胆碱能神经元的活动；部分纤维直接终止于胃肠平滑肌、血管平滑肌及胃肠道腺体。当交感神经兴奋时，节后神经末梢释放去甲肾上腺素，引起胃肠道运动减弱，腺体分泌减少，但可使胃肠括约肌（如胆总管括约肌、回盲括约肌和肛门内括约肌）收缩，对某些唾液腺（如颌下腺）也可起到刺激分泌的作用。交感神经对壁内神经元有抑制作用。

消化道的副交感神经纤维除了支配口腔及咽部的少数纤维外，主要是迷走神经和盆神经。迷走神经发自延髓的迷走神经背核，支配食管下段、胃、小肠和结肠（图8-13）。还有肝、胆囊和胰腺。盆神经起自脊髓骶段，主要支配远端结肠和直肠。副交感神经节前纤维进入消化道壁后，主要与肌间神经丛和黏膜下神经丛的神经元形成突触联系，发出节后纤维支配胃肠平滑肌、血管平滑肌及胃肠道腺体。大部分副交感神经的节后纤维释放ACh，通过兴奋M受体，引起胃肠道运动增强，腺体分泌增加，但可使胃肠括约肌舒张。副交感神经对壁内神经元具有兴奋作用。少数副交感神经纤维是抑制性纤维，其末梢释放的递质可能是肽类物质，称为肽能神经。

（二）内在神经丛

消化道的内在神经也称为壁内神经丛或肠神经系统（enteric nervous system），存在于食管至肛门的消化道壁内，包括两种神经丛：一种是位于黏膜与环行肌之间的黏膜下神经丛；另一种是位于纵行肌和环行肌之间的肌间神经丛。肠神经系统中的神经元包括感觉神经元、运动神经元和大量的中间神经元，形成了一个相对独立的局部反射系统，在胃肠活动调节中具有重要的作用。当切断外来神经后，局部反射仍可进行，但正常整体情况下，肠神经系统的活动受外来神经的调节。肠神经系统释放多种递质，包括NO、ACh、5-羟色胺、多巴胺、血管活性肠肽和P物质等。

四、消化系统的内分泌功能

由胃肠黏膜的内分泌细胞分泌的化学物质统称为胃肠激素，由于多为肽类物质，因此又称为胃肠肽。胃肠道黏膜层内包含40多种内分泌细胞，它们散在地分布在胃肠黏膜非内分泌细胞之间。由于胃肠黏膜面积巨大，胃肠内分泌细胞的总数大大地超过了体内所有内分泌腺的总和。因此，消化道不仅是消化器官，也是体内最大、最复杂的内分泌器官。

迄今已发现和鉴定的胃肠激素多达30多种，其中促胃液素、缩胆囊素、促胰液素、抑胃肽和胃动素被认为是具有重要生理性调节作用和循环激素作用的胃肠激素，其主要生理作用、分布部位以及引起释放的刺激物列于表8-1。

表8-1　主要激素的生理作用及引起释放的刺激物

激素名称	分布部分	主要生理作用	引起释放的刺激物
促胃液素	胃窦、十二指肠	促进胃酸和胃蛋白酶分泌，使胃窦和幽门括约肌收缩，延缓胃排空，促进胃肠运动和胃肠上皮生长	蛋白质消化产物、迷走神经递质、扩张胃
缩胆囊素	十二指肠、空肠	刺激胰腺腺泡细胞分泌多种消化酶，促进胆囊平滑肌收缩，增强小肠和结肠运动，抑制胃排空，增强幽门括约肌收缩，松弛Oddi括约肌，促进胰腺组织蛋白质和核糖核酸的合成	蛋白质消化产物、脂肪酸
促胰液素	十二指肠、空肠	刺激胰液及胆汁中的HCO_3^-分泌，抑制胃酸分泌和胃肠运动，收缩幽门括约肌，抑制胃排空	盐酸、脂肪酸
抑胃肽	十二指肠、空肠	刺激胰岛素分泌，抑制胃酸和胃蛋白酶分泌，抑制胃排空	葡萄糖、脂肪酸和氨基酸
胃动素	胃、小肠	在消化间期刺激胃和小肠的运动	迷走神经、盐酸和脂肪

　　胃肠激素绝大多数是通过远距分泌途径，即通过血液循环运送到靶细胞起作用的，如促胃液素；有些则通过旁分泌途径发挥作用，如生长抑素；还有些胃肠激素通过腔分泌的方式发挥作用。胃肠激素与神经系统一起，共同调节消化器官的活动，同时对其他器官的活动也具有广泛的影响，其主要作用可归纳为：①调节消化腺的分泌和消化道的运动；②调节其他激素的释放，如抑胃肽有很强的刺激胰岛素分泌的作用；③一些胃肠激素具有刺激消化道组织的代谢和促进生长的作用，称为营养作用。例如，促胃液素能刺激胃泌酸部、黏膜和十二指肠黏膜的蛋白质、RNA 和 DNA 的合成，从而促进其生长。给动物长期注射促胃液素，可引起壁细胞增生。在临床上也观察到，切除胃窦的患者，血清促胃液素水平下降，同时可发生胃黏膜萎缩；相反，胃泌素瘤患者，其血清促胃液素水平很高，这种患者多有胃黏膜增生、肥厚。

　　胃肠内分泌细胞属于 APUD 细胞（amine precursor uptake and decarboxylation cell），即具有摄取胺前体、进行脱羧而产生肽类或活性胺的能力。胃肠激素在化学结构上属于肽类，分子量大多在 2000～5000。许多胃肠激素也存在于中枢神经系统中，如促胃液素、缩胆囊素、胃动素、生长抑素、血管活性肠肽、脑啡肽和 P 物质等，这种既分布于中枢神经系统、又分布于胃肠道的肽类物质统称为脑-肠肽（brain-gut peptides）。迄今已被确认的脑-肠肽至少有 20 多种，如促胃液素、促胰液素、缩胆囊素和血管活性肠肽等。脑-肠肽具有广泛的生物活性，如调节消化道活动和消化腺的分泌、调节代谢、调节免疫功能、调节摄食活动等。

知识拓展 **促胰液素的发现**

　　英国生理学家在研究小肠的局部运动反射时，偶然看到法国科学家一篇分析盐酸在狗小肠内引起胰液分泌机制的论文，引起很大兴趣。根据当时的观点，这被认为是一个反射。但阻断外来神经后，这个反射仍存在。那位法国学者还把实验狗的一段游离小肠襻的神经切除，只保留动静脉与身体相连，仍未能排除这个反应。因而他认为这是一个顽固的局部反射，是难以将神经切除干净导致的。

　　贝利斯和斯他林出于好奇和怀疑心理，立即重复这个实验，并证实了法国人的结果。但他们确信自己切除局部神经是完全的，他们摆脱"神经反射"这个传统概念的束缚，设想这可能是一个"化学反射"，认为在 HCl 的作用下，小肠黏膜可能产生一种物质，此物质经血液循环送到胰腺，引起胰液分泌。他们设计实验证实了这个想法，因此，发现了人类历史上第一个激素——促胰液素，开拓了"激素调节"和内分泌学这个崭新的领域。

第三节　口腔内消化

　　消化过程从口腔开始。在口腔内，通过咀嚼将食物磨碎，并使之与唾液混合，唾液中的淀粉酶可对食物中的淀粉进行初步的化学性消化。食物在口腔中经过短暂停留后，再经吞咽进入胃内进行消化。

一、唾液的生理功能及其分泌调节

　　唾液是由腮腺、颌下腺和舌下腺三对大的唾液腺及许多散在的小唾液腺分泌的混合液。唾液是近中性的低渗液体，其中水分约占 99%；唾液无色无味，pH 为 6.6～7.1。正常人每日分泌量约为 1.0～1.5L（牛、羊等食草动物，每天唾液分泌量多达体重的 1/3）。有机物主要有黏蛋白、黏多糖、唾液淀粉酶、溶菌酶、免疫球蛋白（IgA、IgG、IgM）、血型物质（A、B、H）、尿素、尿酸和游离氨基酸等；无机物有 Na^+、K^+、Ca^{2+}、Cl^-、HCO_3^- 以及一些气体分子。

1. 唾液的作用

唾液的作用包括：①湿润、清洁口腔，溶解、软化食物，便于咀嚼、吞咽和引起味觉。②唾液淀粉酶可将食物中的淀粉分解为麦芽糖，最适 pH 为 7.0。在食团入胃后，唾液淀粉酶活性仍可维持一段时间，直至胃酸浸入食团，使其 pH 降低到 4.5 以下为止。③唾液可清除口腔中的食物残渣，同时稀释、中和进入口腔的有害物质。④唾液中的溶菌酶、IgA、硫氰酸盐、乳铁蛋白等具有杀菌或抑菌作用，缺乏时易患龋齿。⑤溶解食物，利于产生味觉。

2. 唾液分泌的调节

唾液分泌的调节完全是神经调节，包括条件反射和非条件反射。进食过程中，食物的形状、颜色、气味以及与进食有关的环境刺激，甚至对食物的联想，均能引起明显的唾液分泌。"望梅止渴"是条件反射性唾液分泌的典型例子。

条件反射传入纤维在第 Ⅰ、Ⅱ、Ⅷ 对脑神经中，而非条件反射传入纤维在第 Ⅴ、Ⅶ、Ⅸ、Ⅹ 对脑神经中，唾液分泌的初级中枢位于延髓（上涎核和下涎核），高级中枢分布在下丘脑、皮质的味觉及嗅觉感受区。支配唾液的传出神经为副交感神经纤维（在第 Ⅶ、Ⅸ 对脑神经中）和交感神经纤维，以前者的作用为主。副交感神经的节后纤维末梢释放的递质为乙酰胆碱，作用于 M 受体，促使唾液腺分泌大量稀薄的唾液，使用 M 受体阻断剂阿托品，唾液分泌可被明显抑制，产生口渴感觉。交感神经纤维也支配唾液腺，其节后纤维释放去甲肾上腺素，作用于腺细胞膜 β 受体，使唾液腺分泌黏稠的唾液。

二、咀嚼与吞咽

1. 咀嚼

咀嚼是通过咀嚼肌群协调而有序收缩完成的复杂反射动作，受大脑意识控制。咀嚼的作用是磨碎食物，使食物与唾液充分混合形成食团以利于吞咽。咀嚼还能加强食物对口腔的刺激，反射性地引起胃液、胰液、胆汁分泌，为随后的消化过程做好准备。

2. 吞咽

吞咽是指食物由口腔经咽、食管进入胃的过程。食团从口腔进入咽，是在大脑皮质控制下的随意运动，受意识控制；食团从咽进入食管上端，由咽部一系列急速的反射动作实现；食团从食管上端经贲门进入胃，是由食管的蠕动实现的，即通过食管平滑肌的顺序性舒缩，逐步向前推进食物（图 8-14）。

在食管下端和胃连接处有一宽 3～5cm 的高压区，其内压力一般比胃内压高 5～10mmHg，可阻止胃内容物逆流入食管，发挥类似生理性括约肌的作用，称为食管下括约肌（LES）。LES 受迷走神经抑制性

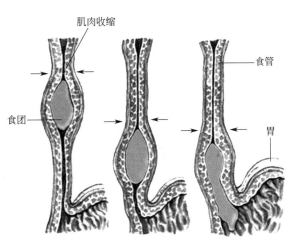

图 8-14　食管的蠕动示意图

纤维和兴奋性纤维双重支配。当食管壁感受器受到食团刺激时，迷走神经中的抑制性纤维兴奋，末梢释放血管活性肠肽或 NO，引起 LES 舒张，食团进入胃；随后其兴奋性纤维兴奋，末梢释放乙酰胆碱，LES 收缩，防止胃内容物的逆流。

第四节　胃内消化

胃是消化道最膨大的部位，成年人胃的容量为 1～2L，具有暂时储存食物和消化食物的作

用。食物在胃内受到胃液的化学性消化和胃壁肌肉的机械性消化作用。

一、胃液的生理功能及其分泌调节

胃黏膜是一个复杂的分泌器官，含有三种外分泌腺和多种内分泌细胞。外分泌腺包括：①贲门腺，分布在胃和食管连接处的环状区内，主要由黏液细胞构成，分泌碱性黏液；②胃底腺（也称泌酸腺），分布在胃底和胃体部，由壁细胞、主细胞和黏液颈细胞组成，壁细胞分泌盐酸和内因子，主细胞分泌胃蛋白酶原，黏液颈细胞分泌黏液；③幽门腺，分布在幽门部，主要分泌碱性黏液。胃液为这三种腺体和胃黏膜上皮细胞所分泌的混合液。胃黏膜内分散有多种内分泌细胞，其中 G 细胞分泌促胃液素，D 细胞分泌生长抑素，肠嗜铬样细胞分泌组胺。

（一）胃液的性质、成分和作用

纯净的胃液是无色透明呈酸性的液体，pH 为 $0.9\sim1.5$，正常成人分泌量为 $1.5\sim2.5L/$天，主要成分包括盐酸、胃蛋白酶原、黏液和内因子等。

1. 盐酸

胃液中的盐酸也称为胃酸（gastric acid），由胃底腺中的壁细胞分泌。正常成人空腹时盐酸排出量（基础胃酸排出量）很少，在食物或某些药物刺激下，盐酸排出量可大大增加。盐酸排出量与壁细胞的数量和功能状态密切相关。

（1）盐酸分泌的细胞机制　壁细胞分泌 S-HT 是逆浓度差进行的主动耗能过程，通过壁细胞顶端膜上的质子泵来完成（图 8-15）。质子泵兼有转运 H^+、K^+ 和催化 ATP 水解的功能。壁细胞胞质内的水解离产生 H^+ 和 OH^-，质子泵主动将 H^+ 转运入小管腔内，同时将小管腔中的 K^+ 主动转运回细胞；OH^- 则在碳酸酐酶的催化下与细胞代谢产生的 CO_2 结合生成 HCO_3^-，HCO_3^- 在壁细胞的底侧膜与 Cl^- 交换进入血液，并与 Na^+ 结合生成 $NaHCO_3$，而 Cl^- 进入壁细胞再经顶端膜上的 Cl^- 通道进入分泌小管，与 H^+ 结合形成 HCl，随即进入胃腔。一些抑制胃酸分泌治疗溃疡的药物如奥美拉唑就是通过作用于质子泵发挥药理作用的。

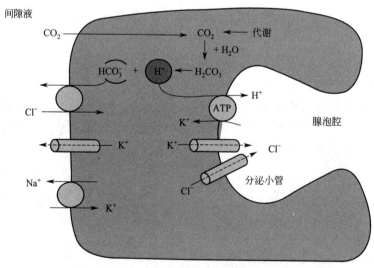

图 8-15　壁细胞分泌盐酸示意图

（2）盐酸的主要生理作用　①激活胃蛋白酶原，并为胃蛋白酶提供适宜的酸性环境；②使蛋白质变性而易于水解；③杀死随食物进入胃内的细菌；④盐酸进入十二指肠后，可间接促进胰液、胆汁和小肠液的分泌；⑤盐酸可促进 Ca^{2+} 和 Fe^{2+} 在小肠内的吸收。

2. 胃蛋白酶原（pepsinogen，简称 PG）

由胃底腺的主细胞合成，在胃腔内经盐酸（HCl）或已有活性的胃蛋白酶（pepsin）作用变成胃蛋白酶，将蛋白质分解成䏾、胨及少量多肽。该酶作用的最适 pH 为 2，进入小肠后，酶活性丧失。

（1）组成　胃蛋白酶原是胃蛋白酶的前体，根据其生化性质和免疫原性将其分成 2 个亚群，1～5 组分的免疫原性相同，称为胃蛋白酶原 Ⅰ（PG Ⅰ），主要由胃底腺的主细胞和黏液颈细胞分泌；组分 6 和 7 被称为胃蛋白酶原 Ⅱ（PG Ⅱ），除由胃底腺的主细胞和黏液颈细胞分泌外，贲门腺和胃窦的幽门腺的黏液颈细胞以及十二指肠上段也能产生胃蛋白酶原 Ⅱ。

（2）代谢　通常情况下，约有 1% 的 PG 透过胃黏膜毛细血管进入血液循环，进入血液循环的 PG 在血液中非常稳定。血清 PG Ⅰ和 PG Ⅱ反映胃黏膜腺体和细胞的数量，也间接反映胃黏膜不同部位的分泌功能。当胃黏膜发生病理变化时，血清 PG 含量也随之改变。因此，监测血清中 PG 的浓度可以作为监测胃黏膜状态的手段。

胃蛋白酶原是由主细胞合成的，并以不具有活性的酶原颗粒形式储存在细胞内。当细胞内充满酶原颗粒时，它对新的酶原的产生有负反馈作用。分泌入胃腔内的胃蛋白酶原在胃酸的作用下，从分子中分离出一个小分子的多肽，转变为具有活性的胃蛋白酶。已激活的胃蛋白酶对胃蛋白酶原也有激活作用。

胃蛋白酶能水解食物中的蛋白质，它主要作用于蛋白质及多肽分子中含苯丙氨酸或酪氨酸的肽键上，其主要分解产物是胨，产生多肽或氨基酸较少。胃蛋白酶只有在酸性较强的环境中才能发挥作用，其最适 pH 为 2。随着 pH 的升高，胃蛋白酶的活性即降低，当 pH 升至 6 以上时，此酶即发生不可逆的变性。

（3）临床意义

① 血清活检。血清胃蛋白酶原水平反映了不同部位胃黏膜的形态和功能：PG Ⅰ是检测胃底腺细胞功能的指标，胃酸分泌增多 PG Ⅰ升高，分泌减少或胃黏膜腺体萎缩 PG Ⅰ降低；PG Ⅱ与胃底黏膜病变的相关性较大（相对于胃窦黏膜），其升高与胃底腺管萎缩、胃上皮化生或假幽门腺化生、异型增值有关；PG Ⅰ/Ⅱ比值进行性降低与胃黏膜萎缩进展相关。因此，联合测定 PG Ⅰ和 PG Ⅱ比值可起到胃底腺黏膜"血清学活检"的作用。

② 通过其血清测量值的不同反映出在各种胃部疾病中均有不同程度的改变，为临床提供可靠的诊断价值。

（4）价差优势　胃蛋白酶原（PG）对胃部疾病的发展历程，一般可表述为：浅表性胃炎—胃黏膜糜烂溃疡—萎缩性胃炎—胃癌，及其他疾病，具有良好的诊断和筛选作用。胃蛋白酶原 Ⅰ/Ⅱ检测试剂盒用于检测血清或者血浆中的胃蛋白酶原 Ⅰ/Ⅱ的含量，具有简便、快速的优势，避免了 X 射线对人体的侵害和胃镜的不便。

3. 黏液和碳酸氢盐黏液

由胃黏膜表面的上皮细胞、胃底腺的黏液颈细胞、贲门腺和幽门腺共同分泌，化学成分为糖蛋白，可形成凝胶层覆盖在胃黏膜表面。黏液与胃黏膜表面上皮细胞分泌的 HCO_3^- 一起构成"黏液-碳酸氢盐屏障"。黏液的润滑作用可保护胃黏膜免受粗糙食物的机械损伤；黏稠的黏液可限制胃液中的 H^+ 向胃黏膜的扩散速度，同时 HCO_3^- 可中和向胃黏膜逆向扩散的 H^+，在胃黏液层形成 pH 梯度（图 8-16），从而能有效防止 H^+ 对黏膜的直接侵蚀以及胃蛋白酶对黏膜的消化作用，对胃黏膜具有保护作用。

除黏液-碳酸氢盐屏障外，胃黏膜上皮细胞顶端膜与相邻细胞间的紧密连接构成了胃黏膜屏障（gastric mucosal barrier），可防止胃腔内 H^+ 向黏膜内扩散，对胃黏膜也起保护作用。胃黏膜还能通过合成和释放某些前列腺素抑制胃酸和胃蛋白酶原的分泌，刺激黏液和 HCO_3^- 的分泌，使微血管扩张，增加黏膜的血流量，有助于胃黏膜的修复和维持其完整性。

许多因素如乙醇、胆盐、阿司匹林类药物以及幽门螺杆菌感染等，均可破坏或削弱胃黏膜的屏障作用，造成胃黏膜的损伤，引起胃炎或溃疡。临床应用增强胃黏膜屏障和/或黏液-碳酸

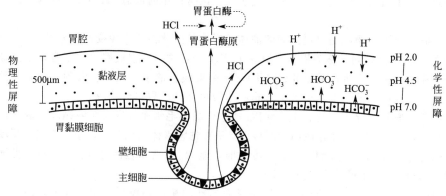

图 8-16　胃黏液-碳酸氢盐屏障示意图

氢盐屏障的药物可发挥抗溃疡的作用。

4. 内因子（intrinsic factor）

内因子是胃黏膜壁细胞分泌的一种糖蛋白，其作用是保护维生素 B_{12} 免受小肠内蛋白水解酶的破坏，促进维生素 B_{12} 的吸收。内因子通过其两个活性部位发挥作用：一个活性部位与维生素 B_{12} 结合成复合物，保护维生素 B_{12}；另一个活性部位与回肠黏膜上皮细胞的特异性受体结合，促进维生素 B_{12} 的吸收。如果内因子分泌不足，将引起维生素 B_{12} 吸收障碍，影响红细胞的成熟，可引起巨幼红细胞性贫血。

（二）胃液的分泌及其调节

空腹时胃液分泌量很少，称为基础胃液分泌或消化间期胃液分泌；进食后，胃液大量分泌，称为消化期胃液分泌。进食是胃液分泌的自然刺激物，胃液分泌受神经和体液因素的影响。

1. 促进胃液分泌的内源性物质

（1）乙酰胆碱（ACh）　大部分支配胃的迷走神经和部分肠壁内在神经末梢释放的递质是 ACh，ACh 可直接作用于壁细胞上的 M 受体，刺激胃酸分泌，其作用可被 M 受体阻断剂阿托品所阻断。

（2）促胃液素　由胃窦及小肠上段黏膜 G 细胞分泌，作用于壁细胞上特异性受体，刺激胃酸、胃蛋白酶原的分泌。丙谷胺能与促胃液素竞争受体，拮抗促胃液素的作用。

（3）组胺　由胃泌酸区黏膜中的肠嗜铬样细胞分泌，作用于壁细胞上的组胺受体（ H_2 受体），具有很强的刺激胃酸分泌的作用。

上述三种内源性物质既可各自直接刺激壁细胞分泌盐酸，又可相互影响。组胺被认为是胃酸分泌最重要的调控因素，H_2 受体阻断药西咪替丁既能阻断壁细胞对组胺的反应而抑制胃酸分泌，同时又能降低壁细胞对促胃液素和 ACh 的敏感性，临床用于消化性溃疡的治疗。

2. 消化期胃液分泌

按食物刺激部位分为头期、胃期和肠期，实际上这三个期几乎同时开始、互相重叠。

（1）头期　指食物刺激头面部及附近的感受器（眼、鼻、耳、口腔、咽、食管等）所引起的胃液分泌。引起头期胃液分泌的机制包括条件反射和非条件反射。反射的传出神经是迷走神经，迷走神经可直接作用于壁细胞引起胃液分泌，也可通过作用于 G 细胞引起促胃液素释放，从而间接作用于壁细胞而引起胃液分泌。头期胃液分泌量占进食后总分泌量的 30%，酸度和胃蛋白酶原含量都很高，消化力强。分泌量的多少与食欲有很大关系，并受情绪影响。

（2）胃期　指食物入胃后，对胃的机械和化学刺激所引起的胃液分泌，包括神经调节和体液调节。机制为：①食物对胃部感受器的扩张刺激，通过迷走-迷走神经长反射和内在神经丛局部反射直接促进胃腺分泌，或通过促胃液素间接促进胃腺分泌；②食糜的化学成分（主要是蛋白质分解产物）直接作用于 G 细胞，引起促胃液素释放而刺激胃液分泌。胃期胃液分泌量最多，占进食后总分泌量的 60%，酸度很高，但胃蛋白酶原的含量较头期少，消化力比头期弱。

（3）肠期　指食物进入小肠后所引起的胃液分泌，主要受体液调节。食糜对肠壁的扩张和化学刺激可使小肠黏膜释放一种或几种胃肠激素，从而影响胃液分泌，其中最主要的是十二指肠黏膜 G 细胞分泌的促胃液素。食糜还能使小肠黏膜释放肠泌酸素（entero-oxyntin）而刺激胃液分泌。肠期胃液分泌量少，仅占进食后总分泌量的 10%，酸度低，胃蛋白酶原少。

3. 消化期抑制胃液分泌的因素

消化期胃液的分泌除受上述促进因素调节外，还受到以下抑制性因素的调节。

（1）盐酸　当胃酸分泌过多，使胃窦部 pH 降到 $1.2 \sim 1.5$ 或十二指肠内的 pH 降到 2.5 以下时，胃腺分泌受到抑制，其机制为：①盐酸直接抑制胃窦黏膜 G 细胞释放促胃液素；②盐酸刺激胃窦黏膜 D 细胞释放生长抑素，间接抑制 G 细胞释放促胃液素和胃液分泌；③盐酸刺激小肠黏膜释放促胰液素和球抑胃素（bulbogastrone）抑制胃液分泌，球抑胃素的化学结构尚未确定。盐酸是胃腺活动的产物，又是胃腺分泌的一种负反馈调节物质，对防止胃酸过度分泌、保护胃肠黏膜具有重要的生理意义。

（2）脂肪　脂肪及其消化产物进入小肠后可刺激小肠黏膜释放缩胆囊素、抑胃肽、促胰液素等多种抑制胃液分泌的激素，统称为肠抑胃素（enterogastrone）。

（3）高张溶液　十二指肠内高张溶液可刺激渗透压感受器，通过肠-胃反射以及刺激小肠黏膜分泌肠抑胃素而抑制胃液分泌。

二、胃的运动

胃在消化期和消化间期具有不同的运动形式。消化期胃运动的功能是接纳和储存吞咽入胃的食物；对食物进行机械性消化，使之与胃液充分混合形成食糜；以适当的速率将食糜排入十二指肠。消化间期胃运动的主要功能是清除胃内残留物。

（一）消化期胃运动的主要形式

1. 紧张性收缩

胃平滑肌的紧张性收缩能使胃保持一定的形状和位置；使胃腔内保持一定压力，促使胃液渗入食物内部，有利于化学性消化；协助食糜向十二指肠推送。

2. 容受性舒张

当咀嚼和吞咽时，食物对口腔、咽、食管等处感受器的刺激反射性地引起胃底和胃体平滑肌的舒张，称为容受性舒张。其生理意义是使胃容纳和储存食物，同时，保持胃内压基本不变。胃的容受性舒张是通过迷走-迷走神经长反射实现的，这一反射的迷走神经传出纤维是抑制性的，其末梢释放的递质可能是某种神经肽或 NO。

3. 蠕动

胃的蠕动是一种起始于胃体中部并向幽门方向推进的波形运动（图 8-17）。食物进入胃后约 5min 即出现胃的蠕动。蠕动波开始时较弱，在传播途中逐步加强，速度也明显加快。蠕动到达胃窦接近幽门时达最大，导致幽门开放，将部分食糜（$1 \sim 2ml$）排入十二指肠。如果蠕动波超越食糜先到达胃窦，引起胃窦终末部的强力收缩，可将食糜反向推回到胃体。多次的往返运动有助于块状食物被进一步磨碎，又能促进食糜与胃液充分混合。

（二）消化间期胃运动的主要形式

在消化间期即空腹状态下，胃运动呈现以间歇性强力收缩并伴较长的静息期为特征的周期性运动，称为移行性复合运动（migrating motor complex，MMC）。MMC 始于胃体上部，并向肠道方向扩布，每一周期为 $90 \sim 120min$。MMC 的生理意义是将上次进食后遗留的食物残渣和

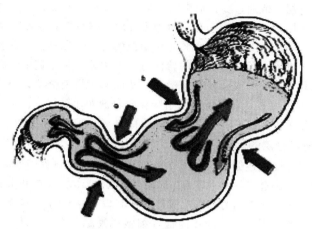

胃的蠕动彩图

图 8-17　胃的蠕动示意图

积聚的黏液推送到十二指肠，为下次进食做准备。

（三）胃排空及其控制

食糜由胃排入十二指肠的过程称为胃排空（gastric emptying）。胃排空速度与食物的物理性状和化学组成有关。一般来说，流体食物比固体食物排空快；颗粒小的食物比大块的食物排空快；小分子食物比大分子食物排空快；等渗液体比非等渗液体快。三种营养物质排空速度由快到慢依次为糖类、蛋白质、脂肪。混合食物由胃完全排空通常需要 4～6h。

胃排空的动力来源于胃的运动以及由此形成的胃和十二指肠之间的压力差，胃排空的速度受胃和十二指肠内容物的双重影响。

1. 胃内促进因素

当大量食物入胃后，食物对胃的扩张刺激可通过迷走-迷走神经长反射和内在神经丛局部反射引起胃运动加强；此外，食物对胃的扩张和化学成分还可刺激 G 细胞释放促胃液素，从而加强胃的运动。促胃液素也能增强幽门括约肌的收缩，其总的效应是延缓胃排空。

2. 十二指肠内抑制因素

食糜进入十二指肠后刺激肠壁的相应感受器，通过肠胃反射抑制胃运动，同时食糜还可刺激十二指肠黏膜释放促胰液素、抑胃肽等肠抑胃素，抑制胃的运动，延缓胃排空。

随着胃酸被中和，食糜被推进十二指肠远端并被消化和吸收，食糜对胃的抑制作用逐渐解除，胃的运动又加强，再推送少量食糜进入十二指肠，如此反复进行，直到食糜从胃全部排入十二指肠。可见，胃排空是间断进行的，胃排空与十二指肠内消化和吸收的速度相适应。

胃肠动力药能加强胃肠蠕动，促进胃排空，可用于治疗因胃肠运动障碍所引起的慢性功能性消化不良。

（四）呕吐

呕吐（vomiting）是将胃及十二指肠内容物经口腔强力驱出体外的一种反射性动作。机械和化学刺激作用于舌根、咽部、胃、大小肠、胆总管、腹膜及泌尿生殖器官等处的感受器，视觉和内耳前庭的位置觉改变，均可引起呕吐。呕吐是一种具有保护意义的反射过程，中枢位于延髓孤束核附近。颅内压增高（脑水肿、脑瘤等情况）可直接刺激呕吐中枢而引起呕吐。某些中枢性催吐药（如阿扑吗啡）能够刺激呕吐中枢附近的化学感受区，进而兴奋呕吐中枢，在临床上被用于抢救食物中毒患者。呕吐反射中枢以及传入、传出神经纤维中含有多巴胺、5-HT、组胺及胆碱能神经纤维，通过释放相应递质参与呕吐反应。应用相应的受体阻断剂可降低呕吐中枢的活动，临床作为止吐药，治疗和预防晕动病、颅脑损伤及化疗引起的恶心、呕吐。

第五节　小肠内消化

小肠内消化是整个消化过程中最重要的阶段。在小肠内，食糜受到胰液、胆汁和小肠液的化学性消化及小肠运动的机械性消化作用，最终转变成可被吸收的小分子物质，未被消化的食物残渣从小肠推进到大肠。

一、胰液的生理功能及其分泌调节

胰腺是兼有外分泌和内分泌功能的腺体。胰腺的内分泌功能主要与糖代谢调节有关，将在第十二章内分泌一章中讨论。胰腺的外分泌物为胰液，是由胰腺腺泡细胞和小导管上皮细胞分泌，经胰腺导管排入十二指肠，是最重要的消化液。

（一）胰液的成分和作用

胰液是无色、无味的碱性液体，pH 为 7.8～8.4，成人分泌量为 1～2L/天，渗透压与血浆相等。胰液的主要成分是水、HCO_3^-、Na^+、K^+、Cl^- 等无机离子及各种消化酶。

1. 碳酸氢盐

主要由胰腺的小导管细胞所分泌，主要作用是中和进入十二指肠的胃酸，保护肠黏膜免受胃酸的侵蚀，同时为小肠内的多种消化酶发挥作用提供适宜的 pH 环境。

2. 消化酶

由胰腺的腺泡细胞分泌，主要有胰淀粉酶、胰脂肪酶、胰蛋白酶原和糜蛋白酶原等。

（1）胰淀粉酶（pancreatic amylase）　能将淀粉分解为糊精和麦芽糖，对生的和熟的淀粉水解效率都很高。发挥作用的最适 pH 为 6.7～7.0。

（2）胰脂肪酶　可将三酰甘油分解成单酰甘油、甘油和脂肪酸。发挥作用的最适 pH 为 7.5～8.5。胰脂肪酶只有在胰腺分泌的辅脂酶（colipase）的帮助下才能发挥作用。胰液中还有胆固醇酯酶和磷脂酶 A_2，能分别水解胆固醇和磷脂。

（3）胰蛋白酶原和糜蛋白酶原　腺泡细胞分泌的胰蛋白酶原和糜蛋白酶原是以无活性的酶原形式存在于胰液中，随胰液进入小肠后，小肠液中的肠激酶迅速激活胰蛋白酶原为有活性的胰蛋白酶（trypsin），胰蛋白酶又可激活胰蛋白酶原和糜蛋白酶原为胰蛋白酶和糜蛋白酶（chymotrypsin）。另外，胃酸及组织液也能使胰蛋白酶原激活。胰蛋白酶和糜蛋白酶都能分解蛋白质为䏋和胨，两者协同作用于蛋白质时，可将蛋白质分解为小分子的多肽和氨基酸。

正常情况下，胰液中的蛋白水解酶并不消化胰腺自身，这是因为它们以无活性酶原的形式被分泌。此外，胰腺细胞还可分泌少量的胰蛋白酶抑制物（trypsin inhibitor），后者能与胰蛋白酶和糜蛋白酶结合而使其失活，因而能阻止少量活化的胰蛋白酶对胰腺的自身消化。当胰腺受到损伤或导管阻塞时，大量胰液汇集在胰组织中，超过了胰蛋白酶抑制物的作用量，胰蛋白酶原在胰组织中被激活，对胰组织自身进行消化，引起急性胰腺炎。

正常胰液中还含有羧基肽酶、核糖核酸酶、脱氧核糖核酸酶等水解酶，分别水解羧基末端的肽链、核糖核酸、脱氧核糖核酸。

胰液中含有水解三大营养物质的消化酶，是最重要的一种消化液。如果胰液分泌障碍，会明显影响蛋白质和脂肪的消化和吸收，但对糖的消化和吸收影响不大。脂肪吸收障碍可影响脂溶性维生素 A、维生素 D、维生素 E、维生素 K 的吸收。

（二）胰液分泌的调节

在非消化期，胰液几乎不分泌；进食可引起胰液大量分泌。胰液的分泌受神经和体液因素的双重调节，以体液调节为主。

1. 神经调节

食物的形状、气味及食物对口腔、食管、胃和小肠的刺激，均可通过神经反射引起胰液分泌。反射的传出神经主要是迷走神经，切断迷走神经或注射阿托品可显著减少胰液分泌。迷走神经可直接作用于腺泡细胞，也可通过促胃液素释放间接作用于腺泡细胞引起胰液分泌。迷走神经兴奋引起胰液分泌的特点是水和碳酸氢盐含量少，而胰酶含量丰富。

2. 体液调节

促胰液素和缩胆囊素是调节胰腺分泌的两种主要胃肠激素，两者共同作用于胰腺时有相互加强的作用。

（1）促胰液素 由小肠上段黏膜S细胞分泌，主要作用于胰腺小导管细胞，引起水和碳酸氢盐分泌，使胰液量增加，而胰酶含量不高。

（2）缩胆囊素 由小肠黏膜的I细胞分泌，主要作用是促进腺泡细胞分泌胰酶以及促进胆囊平滑肌收缩。缩胆囊素还可作用于迷走神经传入纤维，通过迷走-迷走神经反射刺激胰酶分泌。

案例 8-2

患者，男性，35岁。上腹部疼痛8h。自诉在饱餐、饮酒后约3h突然发作上腹疼痛，呈持续性，伴阵发性加重，向后腰背放射，取前倾位可减轻疼痛，伴有恶心和呕吐，吐出物含有胆汁，呕吐后无缓解，无头晕、意识障碍，无胸闷、心悸及气促，无呕血、黑便，无腹泻及便秘。辅助检查：血淀粉酶413U/L，大于正常值（25～125U/L）3倍。

临床诊断：急性胰腺炎。

问题：1. 为什么说胰液是最重要的消化液？

2. 为什么急性胰腺炎发病与胆结石、胆囊炎、暴饮暴食和酗酒等因素有关？

提示：1. 胰液中含有能分解食物中葡萄糖、脂肪和蛋白质的酶，这是其他消化液不具备的，因此胰液是最重要的一种消化液。

2. 急性胰腺炎是胰腺自身消化所致的急性炎症。暴饮暴食等刺激胰液大量分泌；胆结石和胆囊炎可致胰液排出不畅或受阻，造成大量胰液淤积于胰腺组织中；酗酒可引起胰液分泌增加，还能引起胰管梗阻，并对胰腺细胞有毒性作用，使胰液黏稠度增加。

二、胆汁的生理功能及其分泌调节

肝细胞能持续分泌胆汁（bile）。在消化期，胆汁经肝管、胆总管直接排入十二指肠；在消化间期，分泌的胆汁经胆囊管进入胆囊储存，在进食时再由胆囊排入十二指肠。刚从肝细胞分泌出来的胆汁称肝胆汁，储存于胆囊内的胆汁称胆囊胆汁。

（一）胆汁的性质和成分

胆汁是一种味苦的有色液体，成人分泌量为800～1000ml/天。肝胆汁呈金黄色，透明清亮，pH为7.4；胆囊胆汁为深棕色或墨绿色，pH为6.8。胆汁的成分很复杂，除水、钠、钾、钙、碳酸氢盐等无机成分外，还有胆盐、胆色素、胆固醇、卵磷脂和黏蛋白等有机成分。胆盐是胆汁酸与甘氨酸或牛磺酸结合形成的钠盐或钾盐，是胆汁参与消化和吸收的主要成分。胆汁中的胆盐、胆固醇和卵磷脂保持一定的比例是维持胆固醇呈溶解状态的必要条件。当胆固醇分泌过多或胆盐、卵磷脂合成减少时，胆固醇容易沉积而形成胆结石。

（二）胆汁的作用

胆汁中不含消化酶，但胆汁对脂肪的消化和吸收有重要作用。

1. 乳化脂肪

胆汁中的胆盐、胆固醇和卵磷脂等都可作为乳化剂，降低脂肪的表面张力，使脂肪乳化成微滴，增加胰脂肪酶的作用面积，促进脂肪的消化分解。

2. 促进脂肪吸收和脂溶性维生素吸收

脂肪分解产物掺入由胆盐聚合成的微胶粒中，形成水溶性的混合微胶粒。胆盐分子具有双嗜性，亲水面向外，疏水面向内。脂肪分解产物及脂溶性物质被包裹其中，使之能通过肠黏膜表面的水相层到达肠黏膜吸收。胆汁在促进脂肪分解产物吸收的同时，也促进脂溶性维生素 A、维生素 D、维生素 E、维生素 K 的吸收。

案例 8-3

患者，女性，45 岁。间歇性右上腹疼痛 2 年，加重 10 天。该患者自述平时喜欢吃高油脂及油炸食品，于一年前无明显诱因开始出现右上腹部不适疼痛，疼痛呈间歇性隐痛。曾诊断为"胆囊炎"，给予抗炎、利胆等口服药对症治疗后症状好转。近 10 天在进食大量油腻食物后右上腹疼痛加剧，并可向右肩背部放射。门诊检查腹部 B 超示：①慢性胆囊炎；②多发胆囊结石。

临床诊断：慢性胆囊炎，多发胆囊结石。

问题：1. 胆汁的性质、成分和作用是什么？

2. 胆囊结石的形成原因是什么？

提示：胆汁是一种味苦的有色液体。肝胆汁呈金黄色，透明清亮，pH 为 7.4；胆囊胆汁为深棕色或墨绿色，pH 为 6.8。胆汁的成分很复杂，除水、钠、钾、钙、碳酸氢盐等无机成分外，还有胆盐、胆色素、胆固醇、卵磷脂和黏蛋白等有机成分。胆汁的作用：①乳化脂肪；②促进脂肪吸收和脂溶性维生素吸收；③中和胃酸及促进胆汁自身分泌。

胆石症是指发生在胆囊内的结石所引起的疾病，是一种常见病。随年龄增长，发病率也逐渐升高，女性明显多于男性，40 岁后发病率随年龄增长而增高。胆汁中的胆盐、胆固醇和卵磷脂保持一定的比例是维持胆固醇呈溶解状态的必要条件。当胆固醇分泌过多或胆盐、卵磷脂合成减少时，胆固醇容易沉积而形成胆结石。任何影响胆汁内胆固醇、胆汁酸和卵磷脂三者比例关系和造成胆汁淤滞的因素，都能导致结石形成。

3. 中和胃酸及促进胆汁自身分泌

胆汁排入十二指肠后，可中和一部分胃酸。胆盐进入肠道后，大部分在回肠末端被吸收入血，由门静脉运送到肝，称为胆盐的肠-肝循环（enterohepatic circulation of bile salt）。通过肠-肝循环到达肝细胞的肝盐还可刺激肝细胞合成和分泌胆汁，此作用称为胆盐的利胆作用。

（三）胆汁分泌和排出的调节

消化道内的食物是引起胆汁分泌和排出的自然刺激物，高蛋白质食物引起胆汁流出最多，高脂肪或混合食物次之，糖类食物的作用最小。胆汁的分泌和排出受神经和体液因素的调节，以体液调节为主。

1. 神经调节

进食动作以及食物对胃、小肠等的机械和化学刺激，可通过迷走神经引起胆汁分泌和胆囊收缩，切断迷走神经或用胆碱能受体阻断剂均可阻断此反应。迷走神经还可通过引起促胃液素释放而间接促进胆汁分泌和胆囊收缩。

2. 体液调节

促胃液素、促胰液素、缩胆囊素都有一定程度的促进胆汁分泌和排出的作用。其中，促胃液素作用于肝细胞和胆囊，促进胆汁分泌和胆囊收缩；促胰液素主要作用于胆管系统，促进胆汁中水和 HCO_3^- 的分泌；缩胆囊素可引起胆囊强烈收缩，Oddi 括约肌舒张，引起胆汁大量排出。此外，胆盐可通过肠-肝循环发挥利胆作用。

很多药物可经胆汁排泄。口服药物经胃肠道吸收进入肝门静脉系统后到达肝脏，在肝脏中一些酶的催化作用下发生氧化、还原、水解或结合反应，大多数药物转化成为毒性或药理活性较小、水溶性较大而易于排泄的物质。被分泌到胆汁中的药物及其代谢产物经由胆道及胆总管进入肠腔，随粪便排出体外。经胆汁排入肠腔的药物部分可再随胆汁进入肠-肝循环，反复的肠-肝循环延长了药物的半衰期和作用时间，中断肠-肝循环可加快药物从粪便的排泄；胆道引流的患者，药物可随胆汁排出体外，使药物的血浆半衰期显著缩短。

三、小肠液的生理功能及其分泌调节

小肠液由十二指肠腺和小肠腺分泌。十二指肠腺位于十二指肠黏膜下层，分泌碱性黏稠液体，内含黏蛋白；小肠腺位于整个小肠的黏膜层内，其分泌液为小肠液的主要部分。

1. 小肠液的成分和作用

小肠液是一种弱碱性液体，pH 为 7.6，渗透压与血浆渗透压相等。成人分泌量为 1～3L/天，其中除水和无机盐外，还含有肠激酶、黏蛋白等。

在肠上皮细胞的顶端膜上含有多种肽酶和寡糖酶，可对进入上皮细胞的营养物质进行消化，这些酶可随脱落的肠上皮细胞进入肠腔，但对小肠内的消化不起作用。

小肠液的主要生理作用包括：①保护十二指肠黏膜免受胃酸侵蚀；②肠激酶可激活胰蛋白酶原，有助于蛋白质的消化；③稀释消化产物，使其渗透压降低，有利于消化产物的吸收。

2. 小肠液分泌的调节

小肠液的分泌受神经和体液因素的双重调节。食糜对肠黏膜的机械和化学刺激可通过肠壁内在神经丛的局部反射引起小肠液的分泌，其中小肠黏膜对扩张刺激最为敏感，小肠内食糜量越多，分泌也越多。许多体液因素如促胃液素、促胰液素、缩胆囊素等都具有刺激小肠液分泌的作用。

四、小肠的运动

（一）小肠的运动形式

1. 紧张性收缩

紧张性收缩是小肠进行其他各种运动的基础。紧张性收缩增强时，食糜在肠腔内的混合和推进加快；紧张性收缩降低时，肠内容物的混合和推进减慢。

2. 分节运动（segmental motility）

分节运动是一种以小肠壁环行肌收缩和舒张为主的节律性运动，是小肠特有的运动形式。表现为食糜所在的肠管上相隔一定间距的环行肌同时收缩，把食糜分割成许多节段；随后，原来收缩的部位开始舒张，舒张的部位开始收缩，使每段食糜又分成两半，而相邻的两半则合拢形成新的节段，如此反复进行（图 8-18）。分节运动的生理意义是：①使食糜与消化液充分混合，有利于化学性消化；②使食糜与肠壁紧密接触，促进吸收；③挤压肠壁，促进血液与淋巴液的回流，有助于吸收。

3. 蠕动

小肠的蠕动由纵行肌和环行肌协调的顺序舒缩引起，近端小肠的蠕动大于远端。通常每个蠕动波将食糜向前推进一段短距离便消失。蠕动的意义在于使经过分节运动作用后的食糜向前推进，到达新的肠段再开始分节运动。

此外，小肠还有种进行速度快、传播距离较远的蠕动，称为蠕动冲。它可在几分钟内将食糜从小肠的始端一直推送到回肠末端甚至到结肠。蠕动冲可能是一种由吞咽动作或食糜对十二指肠

的刺激引起的反射活动。有些药物（泻药）的刺激可引起蠕动冲。

小肠在消化间期也存在周期性移行性复合运动（MMC），它是由胃 MMC 向下游扩布形成的，生理意义与胃 MMC 相似。

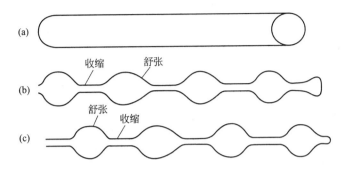

图 8-18　小肠的分节运动示意图

小肠运动的功能是继续研磨食糜，使食糜与消化液混合，并与肠壁广泛接触，促进消化和吸收，同时向小肠下段推送食糜。

4. 回盲括约肌的功能

回盲括约肌在平时保持轻度的收缩状态，当食物进入胃后，可通过胃-回肠反射引起回肠蠕动，当蠕动波通过回肠末端时，回盲括约肌舒张，少量食物残渣（约 4ml）被推入结肠。结肠以及盲肠内容物的机械扩张刺激，可通过内在神经丛的局部反射，使回盲括约肌收缩加强，延缓回肠内容物推入大肠。回盲括约肌的这种活瓣作用既可防止回肠内容物过快地进入结肠，有利于小肠内容物的充分消化和吸收，又可阻止结肠内容物反流进入回肠。

（二）小肠运动的调节

1. 神经调节

小肠平滑肌受内在神经系统和外来神经的双重控制。肠内容物的机械和化学刺激可通过内在神经丛局部反射引起小肠蠕动加强。外来神经中副交感神经兴奋能加强小肠运动，交感神经兴奋则抑制小肠运动，它们的作用是通过内在神经丛实现的。切断支配小肠的外来神经，蠕动仍可进行，说明内在神经系统对小肠运动起主要的调节作用。

2. 体液调节

胃肠激素在调节小肠运动中起重要作用。促胃液素、缩胆囊素可增强小肠运动；而促胰液素和胰高血糖素则抑制小肠运动。

第六节　大肠的功能

人类大肠没有重要的消化活动。大肠的主要功能是：①吸收肠内容物中的水和电解质，参与机体对水、电解质平衡的调节；②吸收由大肠内细菌合成的维生素 B、维生素 K 等物质；③完成对食物残渣的加工，形成并暂时储存粪便，以及控制排便。

一、大肠液的生理功能及其分泌调节

大肠液由大肠黏膜表面的柱状上皮细胞和杯状细胞分泌，pH 为 8.3～8.4，分泌量为 600～800ml/天，主要成分是黏液和碳酸氢盐，主要作用是保护肠黏膜和润滑粪便。

食物残渣对肠壁的机械刺激通过局部神经反射可引起大肠液的分泌。副交感神经兴奋可使大肠液分泌增加，交感神经兴奋可使大肠液分泌减少。

二、大肠的运动和排便

大肠的运动少而缓慢，对刺激的反应也较迟缓，这些特点与大肠作为粪便的暂时储存场所的功能相适应。

1. 大肠的运动形式

（1）袋状往返运动（haustral shutting）　是由环行肌不规律地收缩引起的，是空腹时多见的运动形式，它使结肠袋中的内容物向两个方向做短距离的位移。这种运动有助于促进水的吸收。

（2）分节或多袋推进运动　是一个或多个结肠袋同时收缩，把肠内容物缓慢推进到下一肠段的运动。进食后或副交感神经兴奋时，这种运动增加。

（3）蠕动　大肠的蠕动是由一些稳定向前的收缩波所组成，能将肠内容物向前推进。在大肠还有一种进程快、行程远的集团蠕动（mass peristalsis），通常始于横结肠，可将大肠部分内容物推送至乙状结肠或直肠。集团蠕动多发生在进食后。

应用刺激结肠推进性蠕动的药物如酚酞、比沙可啶等可促进排便。硫酸镁等盐类泻药口服后在肠道难被吸收，使肠内容物为高渗状态，可抑制水分的吸收，增加肠容积，刺激肠蠕动，可用于外科手术前或结肠镜检查前排空肠内容物。

2. 排便反射

食物残渣进入大肠储存过程中，部分水、无机盐和维生素等被大肠黏膜吸收，其他成分经细菌的发酵和腐败作用，加上脱落的肠上皮细胞和大量的细菌共同形成了粪便。

正常人的直肠中通常没有粪便。当肠蠕动将粪便推入直肠，刺激肠壁的压力感受器，传入冲动沿盆神经和腹下神经传至脊髓腰骶段的初级排便中枢，同时上传到大脑皮质引起便意。如果条件允许，即可发生排便反射（defecation reflex），传出冲动沿盆神经下传，使降结肠、乙状结肠和直肠收缩，肛门内括约肌舒张，同时阴部神经传出冲动减少，肛门外括约肌舒张，将粪便排出体外。另外，排便时腹肌和膈肌收缩，腹内压增加，可促进粪便排出。如果条件不允许，大脑皮质发出抑制性冲动，排便反射暂时终止。

正常人直肠壁内的感受器对粪便的压力刺激具有一定的阈值，当达到阈值时即可产生便意，大脑皮质可以加强或抑制排便。经常或反复抑制便意，是导致便秘的常见原因。直肠给予润滑性泻药（如甘油和液状石蜡）可润滑并软化粪便，促进粪便排出。

三、大肠内细菌的作用

粪便中含有大量细菌，粪便中细菌占粪便固体总量的 $20\% \sim 30\%$。大肠内细菌主要来自食物和空气，大肠内的酸碱度和温度适宜于细菌的生长繁殖，这些细菌通常不致病。由大肠内的细菌利用肠内简单物质合成的 B 族维生素和维生素 K 可被大肠吸收，能为人体所利用。如果长期大量使用广谱抗生素，大肠内的细菌被抑制或杀灭，可引起 B 族维生素和维生素 K 缺乏。

四、食物中纤维素对肠道功能的影响

食物中纤维素对肠道功能具有重要影响，包括：①纤维素能刺激肠运动，缩短粪便在肠道内停留的时间，促进排便；②多糖纤维素可以与水结合形成凝胶，从而限制水的吸收，增加粪便的体积，促进排便；③纤维素能够降低食物中热量的比率，减少高热量物质的吸收，有助于控制体重。服用不被肠道吸收的纤维素类药可增加肠内容积，产生通便作用。因此，适当增加食物中纤维素的含量有益于增进健康，可预防便秘、痔疮、结肠癌等疾病的发生。

第七节　吸收

消化过程是吸收的重要基础，吸收是消化的延续，食物的消化产物经吸收后为机体提供所需的营养物质。

一、吸收的部位

  消化道不同部位的吸收能力和吸收速度相差很大，这主要取决于消化道各部位的组织结构、食物被消化的程度和食物停留的时间。口腔和食管基本不吸收任何食物；胃黏膜没有绒毛，上皮细胞之间都是紧密连接，仅能吸收乙醇和少量水分；小肠是吸收的主要部位，大量消化后的营养物质以及水和电解质在小肠被吸收（图 8-19）；大肠主要吸收食物残渣中剩余的水和无机盐类。

  小肠是营养物质吸收的主要部位，具有吸收的有利条件：①小肠的吸收面积大，成人的小肠长 4～5m，小肠黏膜具有向肠腔突出的环状皱襞，皱襞上又密布绒毛，绒毛的表面是一层柱状上皮细胞，细胞的顶端膜又形成许多微绒毛，这使小肠的吸收面积增加了 600 倍，达到 200～250m^2（图 8-20）；②食物在小肠内已被消化成可吸收的小分子物质；③食物在小肠内停留的时间较长（3～8h），使营养物质有充分的时间被消化吸收；④小肠黏膜绒毛内有较丰富的毛细血管、毛细淋巴管，有利于物质的吸收。

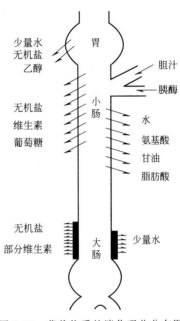

图 8-19 营养物质的消化吸收分布图

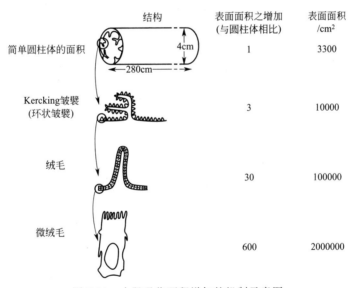

图 8-20 小肠吸收面积增加的机制示意图

二、吸收的途径与方式

  营养物质吸收可经跨细胞和细胞旁两条途径进入血液或淋巴液。跨细胞途径是指营养物质通过小肠黏膜上皮细胞的顶端膜进入细胞内，再经过细胞的基底侧膜进入组织间隙的过程；细胞旁途径是指肠腔内的营养物质通过上皮细胞间的紧密连接进入细胞间隙的过程。

  营养物质的吸收方式有被动转运、主动转运、胞饮等方式。

三、主要营养物质的吸收过程

1. 糖的吸收

  食物中的糖类一般需分解为单糖才能被小肠吸收。小肠内的单糖主要是葡萄糖，约占单糖

总量的 80％，半乳糖和果糖很少。各种单糖的
吸收速率不同，以葡萄糖和半乳糖最快，果糖次
之。葡萄糖的吸收是逆浓度差进行的继发性主动
转运过程（图 8-21）。小肠绒毛上皮细胞顶端膜
上有 Na^+-葡萄糖同向转运体，基底侧膜上有钠
泵。钠泵的活动是维持细胞内外的 Na^+ 浓度平
衡，Na^+ 经转运体不断转运入胞，从而为葡萄糖
逆浓度梯度入胞提供能量。

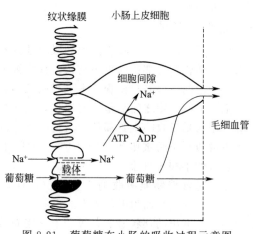

图 8-21　葡萄糖在小肠的吸收过程示意图

2. 蛋白质的吸收

食物中的蛋白质经消化分解为氨基酸后，几
乎全部被小肠吸收。吸收机制与葡萄糖的吸收相
似，也是通过与 Na^+ 偶联进行的继发性主动转运
过程。

小肠上皮细胞顶端膜上还存在着二肽和三肽
转运系统，能将二肽和三肽完整地转运入胞，再被细胞内的二肽酶和三肽酶进一步水解成氨基
酸后吸收入血。

3. 脂肪的吸收

脂肪的消化产物脂肪酸、单酰甘油和甘油都是脂溶性分子，在小肠内被包裹在由胆盐形成
的微胶粒中。外表面具有亲水性的微胶粒能通过肠黏膜上皮细胞表面的静水层到达微绒毛表面。
在此处，脂肪酸、单酰甘油从混合微胶粒中释放出来，通过微绒毛的细胞膜进入细胞，而胆盐
则留在肠腔内继续发挥作用。

长链脂肪酸和单酰甘油进入细胞后重新合成三酰甘油，与细胞内的载脂蛋白合成乳糜微粒
（chylomicron），经高尔基复合体包裹为囊泡后，再以出胞方式经过细胞间隙扩散入淋巴液（图
8-22）。中、短链脂肪酸及单酰甘油可直接扩散进入血液。由于膳食中的动、植物油含长链脂肪
酸较多，所以脂肪的吸收以淋巴途径为主。

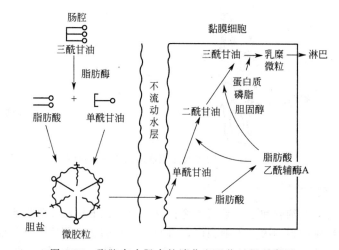

图 8-22　脂肪在小肠内的消化和吸收过程示意图

4. 胆固醇的吸收

小肠内的胆固醇主要有两类：来自胆汁的游离胆固醇和来自食物的酯化胆固醇。酯化的胆
固醇需在肠腔内胆固醇酯酶的作用下水解为游离的胆固醇后才能被吸收。游离胆固醇的吸收与

长链脂肪酸及单酰甘油相似，也借助于胆盐形成的微胶粒进入肠黏膜上皮细胞，在细胞内被酯化成胆固醇酯，再形成乳糜微粒进入淋巴液。

5. 维生素的吸收

大部分维生素在小肠上段被吸收，只有维生素 B_{12} 是在回肠被吸收的。多数水溶性维生素通过依赖于 Na^+ 的同向转运体被吸收；维生素 B_{12} 先与内因子结合形成复合物后再到回肠被吸收；脂溶性维生素 A、维生素 D、维生素 E、维生素 K 的吸收与脂肪消化产物的吸收相同。

6. 水的吸收

每日由胃肠道吸收的液体量为 8～9L。水分的吸收都是被动的，各种溶质，特别是 NaCl 主动吸收产生的渗透压梯度是水吸收的主要动力。在严重腹泻、剧烈呕吐时，会使消化液大量丢失，导致水和电解质平衡紊乱，对这类患者应及时补充水分和无机盐。

7. 无机盐的吸收

（1）钠的吸收　成人每日吸收 25～35g 钠，每日分泌至消化液中的钠 95%～99% 可被重吸收，食物中每日仅需摄入 5～8g 钠。钠的吸收是主动过程，依赖于钠泵的活动。肠腔内的 Na^+ 吸收与小肠黏膜对葡萄糖或氨基酸转运相偶联，并为葡萄糖和氨基酸的吸收提供动力。由于肠腔内的葡萄糖、氨基酸可增加 Na^+ 的吸收，临床给分泌性腹泻患者口服含有葡萄糖和 Na^+ 等的溶液，可加快葡萄糖、NaCl 和水的吸收，以补偿丢失的盐和水。

（2）铁的吸收　人每日吸收的铁约为 1mg，仅为每日膳食中含铁量的 1/10。铁主要在十二指肠和空肠主动吸收。食物中的铁大部分是三价铁，不易被吸收，需还原为亚铁才能被吸收。维生素 C 能将高铁还原为亚铁而促进铁的吸收。胃液中的盐酸促进铁的吸收，胃大部分切除或胃酸减少的患者，常伴有缺铁性贫血。给贫血患者补充铁时，应补充二价铁，并应配合口服维生素 C 或稀盐酸，以促进铁的吸收。

肠上皮细胞释放的转铁蛋白在肠腔内与铁离子结合为复合物，以受体介导入胞方式进入细胞内。进入细胞内的铁，一部分从细胞基底侧膜以主动转运形式进入血液，其余则与细胞内的铁蛋白结合，暂时保留在细胞内，以后缓慢向血液中释放，避免铁被过量吸收。

（3）钙的吸收　正常人每日钙的净吸收量约为 100mg，影响钙吸收的主要因素是维生素 D 和机体对钙的需要量。钙的吸收主要在十二指肠，通过细胞基底侧膜上钙泵的活动实现。多种因素影响钙的吸收，如维生素 D、胆汁酸可促进小肠对钙的吸收；而磷酸盐可与钙结合成不易溶解的钙盐，妨碍钙的吸收。

（4）负离子的吸收　在小肠内吸收的负离子主要是 Cl^- 和 HCO_3^-。钠泵活动产生的电位差可促进肠腔内的负离子向细胞内转移而被动吸收。

四、药物的吸收

口服给药方便，且多数药物能在消化道充分吸收，是常用的给药途径。根据药物种类不同，可在消化道不同部位吸收，如硝酸甘油可经口腔黏膜吸收，阿司匹林可经胃黏膜吸收，但药物吸收主要在小肠。小肠的吸收面积大且肠道内适宜的酸碱度对药物解离影响小，均有利于药物在小肠的吸收。有些药物也可经直肠或舌下给药。

大多数药物在胃肠道内以单纯扩散方式被吸收。从胃肠道吸收入门静脉系统的药物在到达全身血液循环前先通过肝脏，在肝脏代谢转化后经血液到达相应的组织器官发挥作用，最终经肾脏从尿中排出或经胆汁从粪便排出。如果肝脏对药物的代谢能力强或胆汁排泄量大，会使进入全身血液循环的有效药量明显减少，因此，凡是在肝脏易于代谢转化而被破坏的药物，口服效果差，以注射为好。而经舌下及直肠途径给药，由于药物不经过门静脉即进入全身血液循环，避免了药物被肝脏代谢而导致的对药效的影响。

本章
小结

我们可以把人体对食物的消化和吸收总结为：淀粉消化始口腔，唾液肠胰葡萄糖。蛋白消化从胃始，胃肠胰液氨基酸。脂肪消化在小肠，胆汁乳化后分解，化成甘油脂肪酸。小肠吸收六营养，水无维生进大肠，胃吸酒水是少量。残渣集中在直肠，废物肛门排体外。

消化系统由消化道和消化腺两部分组成。消化道分为上消化道（口腔、咽、食管、胃、十二指肠）和下消化道（空肠、回肠、盲肠、阑尾、结肠、直肠、肛管），消化道壁从内向外分为黏膜、黏膜下层、肌层和外膜；消化腺主要有口腔腺、肝、胰等。

口腔是消化道的起始部；咽是消化道和呼吸道的共同通道；食管主要是运送食团，全长有 3 处狭窄；胃大部分位于左季肋区，小部分位于腹上区，可分为贲门部、胃底、胃体、幽门部，胃底腺是分泌胃酸的主要腺体；小肠是消化道中最长的一段，是消化食物和吸收营养物质的主要场所；大肠为消化道的最下段，主要功能是吸收水分、无机盐和形成粪便。

肝脏大部分位于右季肋区和腹上区，小部分位于左季肋区。肝小叶是肝的基本结构和功能单位。肝细胞分泌的胆汁经肝左右管、肝总管、胆囊管进入胆囊储存和浓缩，进食后，胆汁经胆总管排入十二指肠，参与消化食物；胰位于胃的后方，由外分泌部和内分泌部构成，外分泌部分泌胰液，对食物起消化作用，内分泌部即胰岛，主要分泌胰岛素和胰高血糖素，调节血糖。

腹膜包覆大部分腹腔内的器官，能分泌黏液润湿脏器的表面，减轻脏器间的摩擦。腹膜分为脏腹膜和壁腹膜，两者围成的腔隙构成腹膜腔，腹腔脏器的血液、淋巴和神经组织经由腹膜与外界相连。腹膜也具有吸收撞击保护内脏的效果。男性腹膜腔是密闭的，女性腹膜腔是开放的。腹、盆腔的器官依腹膜覆盖的程度分为腹膜内位器官、腹膜间位器官、腹膜外位器官。腹膜所形成的结构有韧带、系膜、网膜和陷凹等。重点掌握以下内容：

1. 消化道平滑肌的一般生理特征。

2. 消化　食物在消化道内被分解为小颗粒、溶于水和小分子物质的过程，分为机械性消化和化学性消化。

3. 吸收　食物经过消化后，透过消化道的黏膜，进入血液和淋巴循环的过程。

4. 消化液的主要功能。

5. 胃肠激素　在胃肠黏膜层内，除外分泌腺外还存在着 10 种内分泌细胞，这些内分泌细胞分泌的以及由胃肠壁神经末梢释放的激素统称胃肠激素。

6. 胆汁和胰液进入消化道的途径。

7. 唾液、胰液、胆汁、小肠液的主要成分及主要作用。

8. 消化道运动及消化液分泌的神经支配及其作用。

9. 吸收定义，为什么小肠是吸收的主要部位。

10. 小肠对糖、脂肪、蛋白质、无机盐、维生素是怎样吸收的。

11. 胃液　是无色的呈酸性（pH 0.9～1.5）反应的液体，含：①盐酸，杀死随食物进入胃内的细菌；激活胃蛋白酶原并为胃蛋白酶提供酸性环境；引起促胰液素的释放从而促进胰液、胆汁和小肠液的分泌；有助于小肠吸收铁和钙；②胃蛋白酶原，由胃底腺的主细胞合成分泌，在胃酸作用下变为有活性的胃蛋白酶，从而将蛋白质水解；③黏液-碳酸氢盐屏障，保护胃黏膜免受食物的摩擦损伤，有助于食物在胃内移动，并可阻止胃黏膜细胞与胃蛋白酶及高浓度的酸直接接触；④内因子，与进入胃内的维生素 B_{12} 结合而促进其吸收。

　　12. 消化期胃液分泌的调节。

　　13. 胃的运动　容受性舒张、蠕动、紧张性收缩。

　　14. 小肠运动形式　紧张性收缩、分节运动、蠕动。

　　15. 大肠内细菌的作用。

　　16. 消化器官活动调节的主要形式。

重要知识点学习指导 8

目标测试 8

参考答案 8

思政高地　披肝沥胆立榜样

　　在中国传统文化中，有"肝胆相照""披肝沥胆" 等象征讲义气、勇敢的成语。在学习肝脏胆囊等人体解剖生理学知识时，应当了解"打开肝脏禁区"的"中国肝胆外科之父"吴孟超老先生的先进事迹。中国肝胆外科之父吴孟超，出生于福州闽清，年幼时随父母移居马来西亚，再远的距离也无法割断那份浓浓爱国情。热血青年吴孟超回国抗日，走上了"医学报国"之路。从医学院毕业时，他说："我一定要做外科医生，而且还要做个最好的外科医生。"正是坚定着信念和坚守了初心，吴孟超克服重重困难，站在了手术台上，这一站就是 76 年。当年，我国肝胆外科领域是一片空白，吴孟超及其团队花了整整两年进行肝脏解剖结构的研究，他们制作了中国第一具结构完整的人体肝脏血管铸形标本，凭着脚踏实地的奋斗精神，他们找到了打开肝脏禁区的钥匙。中国第一例肝脏肿瘤切除术，世界第一例中肝叶切除术……吴孟超创造了中国乃至全世界肝胆外科无数个第一。肝脏方寸之间，他仿佛一匹老马，驮着一个个病人过河。面对肿瘤大如篮球的复杂病人，大家劝他别做了，万一手术失败，影响他的名誉。他说："名誉算什么，我不过是一个吴孟超，救治病人是我的天职！"从医 76 年，他始终冲锋在第一线上，他说："如果有一天我要是倒下去，就让我倒在手术室吧，这是我一生最大的幸福。"吴孟超老先生用一生践行着医务工作者的责任与坚守。作为医药卫生类的学生，应学习、传承，并且发扬吴孟超老先生毅然归国、坚定信念的爱国主义民族情怀；在求学的路上坚持初心，从医时夯实基础、求真务实的优秀品质，坚守医者仁心的奉献精神，增强职业责任感，树立崇高的理想信念，从而更好地服务社会。

　　吴孟超老先生的一生也是勤俭的典范，在消化与吸收这一章里，我们还可以融入勤俭节约，爱惜粮食，健康饮食，不铺张浪费，开展光盘行动的相关思政元素。

第九章　泌尿系统

学习目标

1. 掌握排泄、肾小球滤过、肾小球滤过率、肾糖阈、渗透性利尿的概念；影响肾小球滤过的因素；抗利尿激素、醛固酮对尿生成的调节；排尿反射。

2. 熟悉肾的位置和形态，肾的结构和血液循环特点，肾单位组成及各部结构特点；肾小管和集合管的重吸收和分泌功能。

3. 了解泌尿系统的组成，输尿管、膀胱和尿道的形态结构；正常尿量；尿生成的自身调节和神经调节因素。

写在前面

什么是肾结石？

青壮年时期容易患肾结石，肾结石是晶体物质（如钙、草酸、尿酸、胱氨酸等）在肾脏的异常聚积所致，为泌尿系统的常见病、多发病，男性发病多于女性，左右侧的发病率无明显差异，90%含有钙，其中草酸钙结石最常见。40%～75%的肾结石患者有不同程度的腰痛。结石较大，移动度很小，表现为腰部酸胀不适，或在身体活动增加时有隐痛或钝痛。较小结石引发的绞痛，常骤然发生，腰腹部刀割样剧烈疼痛，呈阵发性。泌尿系统任何部位均可发生结石但常始发于肾，肾结石形成时多位于肾盂或肾盏，可排入输尿管和膀胱，输尿管结石几乎全部来自肾脏。

首先应对症治疗。如绞痛发作时用止痛药物，若发现合并感染或梗阻，应根据具体情况先行控制感染，必要时行输尿管插管或肾盂造瘘，保证尿液引流通畅，以利控制感染，防止肾功能损害。同时积极寻找病因，按照不同成分和病因制定治疗和预防方案，从根本上解决问题，尽量防止结石复发。

1. 一般治疗

（1）对于较小的结石（直径小于 0.6cm），可通过大量饮水、排石药物和适当运动促进结石自行排出。

（2）调整饮食：饮食成分应根据结石种类和尿液酸碱度而定。草酸钙结石患者，应避免高草酸饮食，限制菠菜、甜菜、番茄、果仁、可可、巧克力等食物的摄入。对特发性高钙尿患者应限制钙摄入。低盐饮食，控制钠摄入。高尿酸者要吃低嘌呤饮食，避免吃动物内脏，少食鱼和咖啡等。

（3）去除诱因：对于病理性因素所导致的尿路结石，还应积极治疗原发病。积极治疗形成结石的原因，防止结石形成和复发。

2. 对症治疗

（1）解痉镇痛：M型胆碱受体阻断剂可以松弛输尿管平滑肌，缓解痉挛。肌内注射黄体酮可以抑制平滑肌的收缩而缓解痉挛，对止痛和排石有一定的疗效；钙离子阻滞剂硝苯地平,对缓解肾绞痛有一定的作用;α受体阻滞剂在缓解输尿管平滑肌痉挛,治疗肾绞痛中具有一定的效果。

（2）控制感染:结石引起的尿路梗阻容易发生感染,感染尿内常形成磷酸镁铵结石,这种恶性循环使病情加重。除积极取出结石解除梗阻外,应使用抗生素控制或预防尿路感染。

（3）消除血尿:明显肉眼血尿时可用羟基苄胺或氨甲环酸。

要更好地保护好自己的肾脏,掌握更多泌尿系统保健知识,让我们进入排泄系统的学习。

排泄是指机体将新陈代谢的终产物、过剩的物质以及进入体内的各种异物通过血液循环由排泄器官排出体外的过程。

机体的排泄途径主要有:①呼吸器官,以气体形式,由肺经呼吸道排出 CO_2、少量的水和挥发性物质;②皮肤,以不感蒸发和发汗形式,排出水、少量 NaCl、尿素和乳酸等;③消化器官,随唾液的分泌排出铅和汞,随粪便排出胆色素和无机盐（如钙、镁、铁等）;④肾,机体主要的排泄器官,以尿液形式,排出大部分代谢终产物、过剩的水和无机盐等。尿液中排泄物的种类多、数量大,并且可以随着机体的需要调整尿量和尿液的成分。

第一节　泌尿系统的解剖结构

泌尿系统由肾、输尿管、膀胱和尿道组成（图 9-1）。其主要功能是排出机体的代谢产物。机体在新陈代谢过程中所产生的废物,如尿素、尿酸、多余的水分和无机盐等,经血液运送到肾,在肾内形成尿液,经输尿管流入膀胱暂时储存,当尿液达到一定量后,再经尿道排出体外。

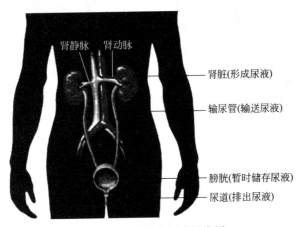

肾静脉　肾动脉

肾脏(形成尿液)

输尿管(输送尿液)

膀胱(暂时储存尿液)

尿道(排出尿液)

图 9-1　泌尿系统组成示意图

一、肾

（一）肾的形态和位置

肾是实质性器官,左、右各一,形似蚕豆,新鲜时呈红褐色。肾可分上、下两端,前、后两面和内、外侧两缘。肾上端宽而薄,下端窄而厚。前面较凸,朝向前外侧;后面较平,紧贴腹后壁。外侧缘隆凸;内侧缘中部凹陷称肾门,为肾的血管、淋巴管、神经和肾盂出入的部位,出入肾门的结构合称为肾蒂。肾蒂主要结构的排列关系,由前向后依次为肾静脉、肾动脉、肾盂;从上向下依次为肾动脉、肾静脉和肾盂。

肾门向肾内续于一个较大的腔,称为肾窦,内含肾动脉分支、肾静脉属支、肾小盏、肾大盏、肾盂和脂肪组织等。

肾位于脊柱两侧,腹膜后隙内,紧贴腹后壁的上部（图 9-2）。肾的长轴向外下倾斜,略呈八字形排列。右肾因受肝的影响比左肾略低。左肾上端平第 12 胸椎上缘，下端平第 3 腰椎上缘；右肾上端平第 12 胸椎下缘，下端平第 3 腰椎下缘。第 12 肋斜过左肾后面的中部，右肾后面的上部。肾门约平第 1 腰椎平面，距正中线约 5cm。竖脊肌外侧缘与第 12 肋所形成的夹角区称为肾区，又称脊肋角。肾病患者触压和叩击该处可引起疼痛。肾的位置一般女性低于男性，儿童低于成人。

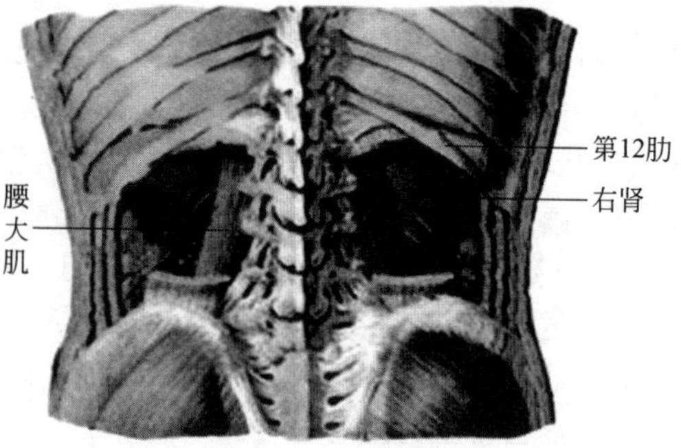

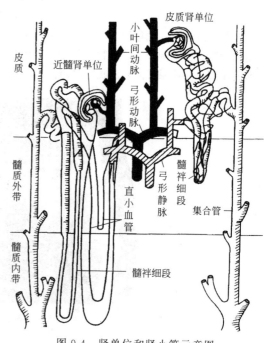

图 9-2　肾的位置

（二）肾的解剖面结构和组织结构

肾实质包括皮质和髓质。在肾冠状剖面上，皮质位于肾的外周，髓质由 10～18 个肾锥体组成。每个肾锥体尖端朝向肾门，底部朝向皮质，肾锥体间有皮质伸入称肾柱。2～3 个肾锥体尖端合并成肾乳头，其尖端有小孔称乳头孔。肾小盏呈漏斗形，包绕肾乳头。2～3 个肾小盏合成肾大盏，2～3 个肾大盏合成一个肾盂。肾盂离开肾门向下渐变细与输尿管相移行（图 9-3）。肾实质主要由肾单位和集合管系组成，其间有少量结缔组织、血管和神经等构成肾间质（图 9-4）。

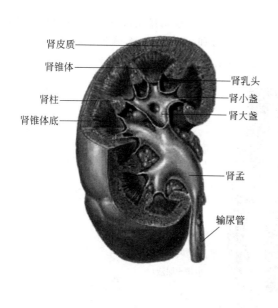

图 9-3　肾的冠状切面

图 9-4　肾单位和肾小管示意图

1. 肾单位

肾单位是肾的结构和功能单位。由肾小体和肾小管两部分组成，每个肾约有 100 万个以上的肾单位，它们与集合管系共同行使泌尿功能。

（1）肾小体　呈球形，由肾小球和肾小囊组成。

① 肾小球　为肾小囊中一团盘曲的毛细血管。入球微动脉从血管极进入肾小体内，分支形成网状毛细血管袢，后汇集成出球微动脉，经血管极离开肾小体。

② 肾小囊　是肾小管起始端膨大凹陷而成的双层囊杯状结构，分壁层和脏层，两层上皮之间的腔隙为肾小囊腔。壁层为单层扁平上皮，在尿极处与近曲小管上皮相延续，在血管极处反折为肾小囊脏层。脏层由单层多突起的足细胞构成，足细胞胞体发出数个较大的初级突起，初

级突起再发出许多细指状的次级突起，相邻的次级突起互相嵌合成栅栏状并包绕于毛细血管基膜外。次级突起之间存在有狭窄裂隙，称裂孔，裂孔上覆以裂孔膜。

（2）肾小管　由单层上皮组成，有重吸收原尿中的某些成分和排泄等作用。

① 近端小管　是肾小管中最长最粗的一段，分近端小管曲部（近曲小管）和近端小管直部两段。

近曲小管管壁为单层立方形或锥形细胞，细胞分界不清，胞体较大，核圆，位于细胞基底部，胞质强嗜酸性。细胞腔面有刷状缘，基部有纵纹。电镜下可见细胞游离面有长而密集的微绒毛，构成光镜下的刷状缘，扩大了细胞游离面表面积，有利于重吸收；细胞基底面有发达的质膜内褶，其间有许多线粒体，形成光镜下的纵纹。细胞侧面伸出许多侧突，相邻细胞的侧突相互嵌合，故光镜下细胞分界不清。侧突和质膜内褶使细胞侧面及基底面的面积扩大，有利于重吸收物质的排出。

② 细段　细段管径细，管壁薄，为单层扁平上皮，细胞核椭圆形，突向管腔，胞质弱嗜酸性。细段上皮特点有利水和离子的通透。

③ 远端小管　分远端小管直部和远端小管曲部（远曲小管）两段。

远端小管的管腔大而规则，管壁由立方形上皮细胞组成，细胞分界较清楚，细胞较小，着色浅，核圆形，位于中央，无刷状缘，纵纹较明显。电镜下，细胞游离面微绒毛少而短小，基底部质膜内褶发达，侧突广泛。

远端小管是离子转换的重要部位，细胞有吸水、Na^+ 和排出 K^+、H^+、NH_3 等功能，对维持体液的酸碱平衡发挥重要作用。醛固酮能促进上皮吸收 Na^+ 排 K^+；抗利尿激素能促进上皮重吸收水分，使尿液浓缩。

2. 集合管系

长 20～38mm，分弓形集合小管、直集合管和乳头管三段。弓形集合小管较短，位于皮质迷路内，一端与远曲小管相接，另一端呈弓形进入髓放线，与直集合管相连。直集合管在髓放线下行至肾乳头处改称乳头管，开口于肾小盏。集合管管径由细变粗，管壁上皮由单层立方渐变为高柱状，上皮细胞胞质淡而清亮，细胞分界清楚，核圆居中，着色较深。集合管系受醛固酮和抗利尿激素的调节，能进一步重吸收水和交换离子，使原尿进一步浓缩。

3. 球旁复合体

也称肾小球旁器，位于肾小体血管极，由球旁细胞、致密斑和球外系膜细胞组成。

（1）球旁细胞　肾小体血管极处的入球微动脉管壁上平滑肌细胞转变成上皮样细胞，称球旁细胞。细胞体积较大，立方形，核大而圆，胞质弱嗜碱性，内有分泌颗粒，其内含肾素，可使血管平滑肌收缩，血压升高。

（2）致密斑　远端小管靠近肾小体一侧的上皮细胞增高、变窄，形成一椭圆形斑，称致密斑。致密斑细胞柱状，胞质淡，核椭圆形，排列紧密，位于近细胞顶部。致密斑是一种离子感受器，能感受远端小管内滤液的 Na^+ 浓度变化。当滤液内 Na^+ 浓度降低时，可将信息传递给球旁细胞，促进球旁细胞分泌肾素，增强远端小管和集合管对 Na^+ 的重吸收。

（三）肾的被膜

肾的表面包有三层被膜，由内向外为纤维囊、脂肪囊和肾筋膜。

（1）纤维囊　紧贴肾表面，薄而坚韧，由致密结缔组织和少量弹性纤维构成。正常情况下，易与肾实质分离，但在病理情况下，则与肾实质粘连。肾破裂或肾部分切除时，须缝合此膜。

（2）脂肪囊　为纤维囊外面的脂肪组织，通过肾门与肾窦内的脂肪组织相连续。对肾起弹性垫样的保护作用。

（3）肾筋膜　为肾被膜的最外层，由腹膜外组织发育而来。肾筋膜分前、后层包裹肾及肾上腺。两层在上方和外侧相互融合；向内侧，前层越过脊柱及大血管前面与对侧相续，后层与腰大肌筋腹融合，在肾的下方两层分开，有输尿管通过。肾筋膜向深面发出许多结缔组织小束，穿过脂肪囊连于纤维囊，对肾起固定作用。

肾的正常位置除主要靠肾的被膜维持外，肾血管、腹膜及肾的毗邻器官等对肾也起固定作用。当肾的固定装置发育不良时，可引起肾下垂或游走肾。

（四）肾的血液循环特点

肾的血液循环与肾功能密切相关，它有如下特点：①肾动脉来自腹主动脉，血流量大且流速快，约占心输出量的1/4。②90%的血液供应皮质，进入肾小体后被滤过。③入球微动脉较出球微动脉粗，使肾小球内的压力较高，有利于滤过。④两次形成毛细血管网，即肾小球和球后毛细血管网。由于血液流经肾小球时大量水分被滤出，因此球后毛细血管内血液的胶体渗透压较高，有利于肾小管上皮细胞的重吸收和尿液浓缩。⑤髓质内的直小血管与髓袢伴行，有利于肾小管和集合管的重吸收和尿液的浓缩。

二、输尿管

1. 输尿管的行程分部

输尿管为一对细长的肌性管道，起于肾盂末端，终于膀胱，长20～30cm。管壁有较厚的平滑肌，可作节律性蠕动，使尿液不断流入膀胱。根据其行程可分为三部（图9-5）。

（1）腹部　起自肾盂下端，经腰大肌前面下行，至小骨盆入口处，左侧跨过左髂总动脉，右侧跨过右髂外动脉，进入盆腔移行为盆部。

（2）盆部　该段先沿盆侧壁向后下，再向前内达膀胱底。男性输尿管与输精管交叉后斜穿膀胱底；女性输尿管行经子宫颈两侧达膀胱底，距子宫颈外侧1～2cm处，有子宫动脉横过其前方。临床上子宫切除术结扎子宫动脉时，应注意此关系，以免误伤输尿管。

（3）壁内部　此部为输尿管斜穿膀胱壁的部分，长约1.5cm，以输尿管口开口于膀胱内面。当膀胱充盈时，内压增高，压迫壁内部，使管腔闭合，可阻止尿液逆流入输尿管。

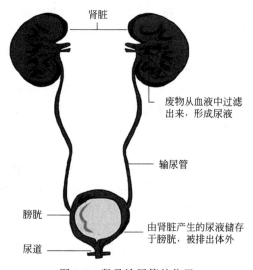

图9-5　肾及输尿管的位置

2. 输尿管的狭窄

输尿管全长有3处生理性狭窄：①肾盂与输尿管移行处；②与髂血管交叉处；③壁内段。这些狭窄处常是输尿管结石的滞留部位。

三、膀胱

膀胱是储存尿液的囊状肌性器官，其形状、大小和位置均随尿液的充盈程度而变化。一般正常成人的膀胱容量为300～500ml。

1. 膀胱的形态

空虚的膀胱呈三棱锥体形，可分为尖、底、体、颈4部。膀胱尖细小，朝向前上方。膀胱底近似呈三角形，朝向后下方。膀胱尖与膀胱底之间的部分为膀胱体。膀胱的最下部称膀胱颈。膀胱各部之间无明显界限。充盈的膀胱呈卵圆形。

2. 膀胱的位置

成人膀胱位于盆腔的前部。其前方为耻骨联合；后方在男性为精囊、输精管壶腹和直肠，在女性为子宫和阴道。膀胱颈的下方，男性邻前列腺，女性邻尿生殖膈。

膀胱空虚时，膀胱尖一般不超过耻骨联合上缘。充盈时，膀胱尖可超过耻骨联合以上，这时由腹前壁反折向膀胱的腹膜也随之上移。此时在耻骨联合上方进行膀胱穿刺或膀胱手术，不会伤及腹膜和污染腹膜腔。

3. 膀胱的构造

膀胱壁内面，空虚时黏膜由于肌层的收缩而形成许多皱襞，当膀胱充盈时，皱襞可消失。但在膀胱底的内面有一个三角形区域，位于两个输尿管口与尿道内口之间，称膀胱三角。此区由于缺少黏膜下层，黏膜与肌层紧密相连，无论膀胱扩张或收缩，黏膜均保持光滑。膀胱三角是肿瘤、结核和炎症的好发部位（图9-6）。

四、尿道

尿道是膀胱与体外相通的一段管道。男性尿道兼有排尿和排精的功能，故在男性生殖系统叙述。

女性尿道较男性尿道短、宽，且较直，长约5cm，仅有排尿功能。起于膀胱的尿道内口，经阴道前方行向前下，穿尿生殖膈，开口于阴道前庭的尿道外口（图9-6）。在女性尿道穿尿生殖膈处，有尿道阴道括约肌（骨骼肌）环绕，可控制排尿。由于女性尿道的特点，易患尿路逆行性感染。

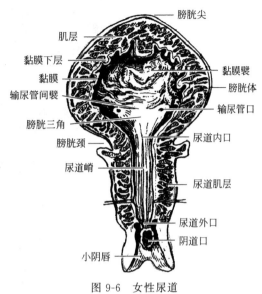

图 9-6　女性尿道

第二节　尿的生成过程

尿的生成过程是在肾单位和集合管中进行的。尿生成的过程包括3个基本步骤：肾小球的滤过、肾小管和集合管的重吸收、肾小管和集合管的分泌。

一、肾小球的滤过功能

当血液流经肾小球毛细血管时，血浆中的水和小分子溶质通过滤过膜进入肾小囊囊腔生成原尿的过程，称为肾小球的滤过作用。微穿刺结果显示，原尿的化学成分与血浆相比，除蛋白质含量很少外，各种晶体物质的成分及浓度与血浆基本相同（表9-1）。这说明原尿就是血浆的超滤液。

表 9-1　血浆、原尿和终尿的主要成分比较　　　　　单位：%

成分	血浆	原尿	终尿
水	90～93	99	95～97
蛋白质	7～9	（微量）	—
葡萄糖	0.1	0.1	—
尿素	0.03	0.03	2
尿酸	0.002	0.002	0.05
肌酐	0.001	0.001	0.15
氯化物	0.37	0.37	0.6
钠	0.32	0.32	0.35
钾	0.02	0.02	0.15
氨	0.0001	0.0001	0.04

（一）滤过膜

滤过膜是肾小球滤过的结构基础，由毛细血管内皮细胞（内层）、基膜（中层）和肾小囊脏层细胞——足细胞（外层）三层结构组成（图9-7）。

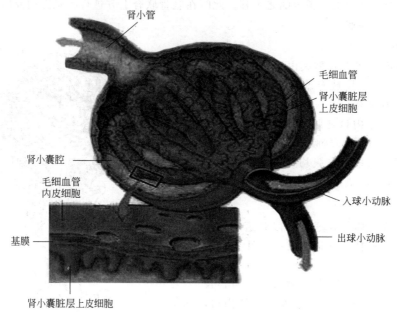

图9-7　肾小球滤过膜示意图

电镜下观察：毛细血管内皮细胞上有直径50～100mm的小孔，称为窗孔；基膜主要由Ⅳ型胶原构成，膜上有直径为2～8nm的多角形网孔；肾小囊脏层上皮细胞（足细胞）有初级突起和次级突起，次级突起相互交错对插，在突起之间形成滤过裂隙膜，膜上有直径4～14mm的小孔。由此可见，滤过膜每层结构上都存在不同直径的微孔，构成了滤过的机械屏障（图9-7），决定了滤过膜能够允许分子量不超过69000的物质通过；滤过膜的每层结构上还覆盖有带负电荷的糖蛋白，构成了滤过膜的电学屏障，所以带负电荷的大分子物质不易通过。因此，滤过膜对血浆中的物质通过具有高度选择性，两种屏障作用决定了原尿中没有大分子蛋白质，其他成分与血浆相似。

（二）有效滤过压

有效滤过压是肾小球滤过的动力，与组织液生成的有效滤过压原理相似。由于滤过膜的屏障作用，使原尿中蛋白质含量极低，囊内液胶体渗透压可忽略不计。故：

肾小球有效滤过压＝肾小球毛细血管血压－（血浆胶体渗透压＋囊内压）

用微穿刺法测得大鼠肾小球毛细血管血压从入球端到出球端血压下降不多，约为45mmHg。囊内压较为恒定，约为10mmHg。由于血液在肾小球毛细血管中流动时，血浆中水和小分子物质不断滤出，使血浆中蛋白质浓缩，因此血浆胶体渗透压在入球小动脉端为25mmHg，到出球小动脉端逐渐升高（图9-8）。

由此可见，血液从入球小动脉端流动到出球小动脉端，有效滤过压逐渐降低，原尿生成的量逐渐减少，当有效滤过压降低到零时，称为滤过平衡，滤过停止。所以只有在有效滤过压为零之前的一段毛细血管才有滤过发生。

（三）肾小球滤过功能的评价指标

1. 肾小球滤过率（GFR）

肾小球滤过率是指单位时间（每分钟）内，两肾生成的原尿量。正常成人安静时约为125ml/min。以此推算，每昼夜两肾生成的原尿量高达180L。

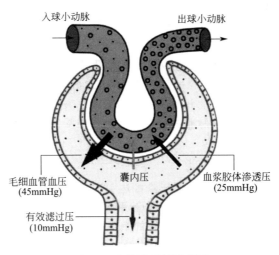

入球小动脉　　　　　　出球小动脉

毛细血管血压
(45mmHg)
囊内压
血浆胶体渗透压
(25mmHg)

有效滤过压
(10mmHg)

图 9-8　有效滤过压示意图

2. 滤过分数（FF）

肾小球滤过率与肾血浆流量的比值称为滤过分数。经测算肾小球血浆流量约为 660ml/min，故滤过分数约为 125/660×100％＝19％。这说明，流经肾的血浆约有 1/5 由肾小球滤入囊腔生成原尿。

（四）影响肾小球滤过的因素

肾小球滤过功能受许多因素影响，如滤过膜、有效滤过压和肾血浆流量等。

1. 滤过膜的面积和通透性

正常成人两肾全部的肾小球都具有滤过功能，滤过膜的总面积在 $1.5m^2$ 以上，足以保证肾小球持续而稳定地滤过。但在病理情况下（如急性肾小球肾炎），由于肾小球毛细血管管腔狭窄甚至完全阻塞，导致有效滤过面积急剧减少，肾小球滤过率降低，出现少尿甚至无尿。

生理情况下，滤过膜的通透性比较稳定。然而，某些肾疾病（急慢性肾小球肾炎、肾病综合征）可使滤过膜各层带负电荷的糖蛋白减少，或者基膜损伤、破裂，足突融合及消失，使电学屏障、机械屏障作用减弱，滤过膜的通透性明显增大，导致原本不能滤过的血浆蛋白滤出，甚至红细胞也能滤出，因此出现蛋白尿和血尿。

2. 有效滤过压

有效滤过压是肾小球滤过的动力，其大小决定了肾小球滤过率的多少，从而决定了尿量的多少。

（1）肾小球毛细血管血压　正常情况下，当动脉血压在 80～180mmHg 范围内变动时，肾血流量通过自身调节机制，肾小球毛细血管血压可保持相对稳定，肾小球滤过率基本不变。当大失血或休克等原因引起平均动脉压降到 80mmHg 以下时，超出了上述自身调节范围，使肾小球毛细血管压下降，进而有效滤过压降低，肾小球滤过率减少，尿量减少。另外，剧烈运动，强烈的伤害性刺激或情绪激动等情况下，可使交感神经活动加强，入球小动脉强烈收缩，导致肾血流量、肾小球毛细血管血压下降，从而导致肾小球滤过率减少，尿量减少。

（2）血浆胶体渗透压　血浆胶体渗透压在正常情况下不会发生大幅度波动。当静脉内快速输入大量生理盐水，或病理情况下肝功能严重受损使血浆蛋白合成减少，或因某些肾疾病，血浆蛋白丢失过多，都会导致血浆蛋白浓度降低，血浆胶体渗透压下降，使有效滤过压和肾小球滤过率增大，尿量因此增多。

（3）囊内压　正常情况下囊内压一般比较稳定。当肾盂或输尿管结石、肿瘤压迫等原因引起输尿管阻塞，或小管液中磺胺类药物的结晶过多堵塞肾小管时，均可造成囊内压升高，使有效滤过压和肾小球滤过率降低，引起少尿甚至无尿。

3. 肾血浆流量

当静脉内快速输入大量生理盐水，造成肾血浆流量增大，肾小球毛细血管中血浆胶体渗透压上升速度减缓，从而使肾小球有效滤过压下降速度随之减缓，具有滤过作用的毛细血管延长，肾小球滤过率增大，尿量增多。与此相反，在剧烈运动、失血、缺氧和中毒性休克等情况下，肾交感神经强烈兴奋引起入球小动脉收缩，肾血浆流量明显减少，肾小球滤过率也显著降低，尿量减少。

二、肾小管和集合管的重吸收功能

正常情况下，成人每天两肾生成的原尿量可达180L，而排出的终尿量仅1.5L左右，由此可见原尿中的水流经肾小管和集合管时约99%被重吸收，只有1%被排出体外。原尿流入肾小管和集合管后，称为小管液。肾小管和集合管的重吸收，是指小管液中的水及各种溶质部分或全部经肾小管和集合管的上皮细胞重新转运回血液的过程。

（一）重吸收的选择性、部位和方式

1. 重吸收的选择性

肾小管和集合管对于小管液中物质的重吸收具有极强的选择性。重要的营养物质（如葡萄糖、氨基酸等）全部被重吸收；水、Na^+等有用的物质，大部分被重吸收；基本无用甚至有害的物质大部分（如尿素）或完全不被重吸收（如肌酐）。

2. 重吸收部位

肾小管和集合管都具有重吸收的功能，但不同部位重吸收能力不同。近端小管在肾小管中最长最粗，其管腔膜上有大量密集的微绒毛，使重吸收面积达$50\sim60m^2$，重吸收的物质种类最多、数量最大，是重吸收的主要部位。

3. 重吸收方式

重吸收的基本方式包括主动重吸收和被动重吸收。主动重吸收包括主动转运（原发性、继发性）和入胞等方式。一般来说，小管液中葡萄糖、氨基酸、Na^+都属于主动重吸收；而小管中的尿素、水和Cl^-等物质均属于被动重吸收。

（二）几种重要物质的重吸收

1. Na^+的重吸收

小管液中99%的Na^+被重吸收入血，其中绝大多数在近端小管被重吸收。在近端小管，Na^+进入上皮细胞的过程与葡萄糖、氨基酸的转运以及与H^+的分泌相偶联（图9-9），具体机制见葡萄糖的重吸收和H^+的分泌。在髓袢升支粗段的顶端膜上有Na^+-K^+-$2Cl^-$同向转运体，可使小管液中1个Na^+、1个K^+和2个Cl^-一起被转运进入上皮细胞内（图9-10）。

2. 水的重吸收

原尿中99%以上的水被重吸收，只排出1%。肾小管和集合管对水的重吸收有两种情况：一种是在近端小管伴随Na^+、葡萄糖等溶质的重吸收而被动重吸收，重吸收的比例相对固定，占原尿中水的65%～70%，与机体是否缺水无关，属于必需性重吸收；另一种是在远曲小管和集合管，重吸收量与机体是否缺水有关，受抗利尿激素（ADH）的调节，属于调节性重吸收。当机体缺水时，ADH分泌增多，水的重吸收增多；反之则减少。由此可见，远曲小管和集合管对水的重吸收在机体水平衡的调节中具有重要意义。

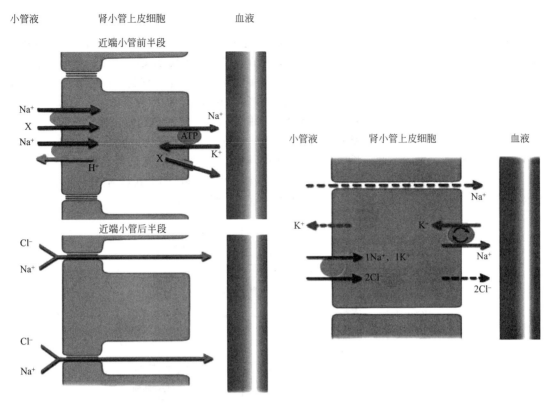

图 9-9　近端小管重吸收 NaCl 示意图
X 代表葡萄糖、氨基酸等

图 9-10　髓袢升支粗段重吸收
Na^+、K^+ 和 Cl^- 示意图

3. 葡萄糖的重吸收

微穿刺实验证明肾小球滤过的葡萄糖在近端小管被重吸收。近端小管上皮细胞顶端膜上有 Na^+-葡萄糖同向转运体，小管液中 Na^+ 和葡萄糖与转运体结合后被转入细胞内，属于继发性主动转运。由于近端小管上的 Na^+-葡萄糖同向转运体的数目是有限的，因此其对葡萄糖的重吸收能力是有一定限度的。当血糖浓度超过 $160\sim180mg/100ml$ 时，部分近端小管对葡萄糖的重吸收已达极限，葡萄糖不能被完全重吸收，尿中开始出现葡萄糖，从而出现糖尿。通常将尿中开始出现葡萄糖时的最低血浆葡萄糖浓度称为肾糖阈。

4. 氨基酸的重吸收

肾小球滤过的氨基酸和葡萄糖一样，主要在近端小管被重吸收，其吸收方式也需 Na^+ 的存在，属于继发性主动重吸收，但与葡萄糖重吸收不同的是，氨基酸转运体有多种类型。

5. 其他物质的重吸收

正常情况下，从肾小球滤的 HCO_3^- 几乎全部被肾小管和集合管重吸收，其中高达 80% 的 HCO_3^- 是由近端小管重吸收的，具体机制见 H^+ 的分泌。肾小球滤过的 K^+ 有 $65\%\sim70\%$ 在近端小管重吸收，$25\%\sim30\%$ 在髓袢细段重吸收，这些部位对 K^+ 的重吸收比例是相对固定的。远端小管和集合管既能重吸收 K^+，又能分泌 K^+，并可接受多种因素的调节，因此其重吸收和分泌的量是可变的。

三、肾小管和集合管的分泌功能

肾小管和集合管的分泌是指肾小管和集合管上皮细胞将自身的代谢产物或血浆中的某些物质转运至小管液的过程。

1. H^+ 的分泌

肾小管和集合管上皮细胞均有分泌 H^+ 的功能，其中近端小管分泌 H^+ 能力最强。血液中的 HCO_3^- 经过肾小球滤过进入小管液中，与小管液中的 H^+ 结合生成 H_2CO_3，在碳酸酐酶催化下很快生成 CO_2 和水。CO_2 为脂溶性小分子，以单纯扩散方式进入上皮细胞，在细胞内 CO_2 和水又在碳酸酐酶的催化下形成 H_2CO_3，后者解离成 H^+ 和 HCO_3^-。H^+ 则通过顶端膜上的 Na^+-H^+ 逆向转运进入小管液，而小管液中的 Na^+ 则顺浓度梯度进入上皮细胞内，该过程称为 Na^+-H^+ 交换。进入细胞内的 Na^+ 经基底侧膜上的钠泵被泵出细胞，上皮细胞内的大部分 HCO_3^- 与其他离子以联合转运方式进入细胞间隙，小部分 HCO_3^- 通过 Cl^--HCO_3^- 逆向转运方式进入细胞外液。由此可见，肾小管每分泌一个 H^+，就可重吸收一个 Na^+ 和一个 HCO_3^-，这一交换过程对机体排酸保碱，维持体内酸碱平衡具有十分重要的意义（图 9-11）。

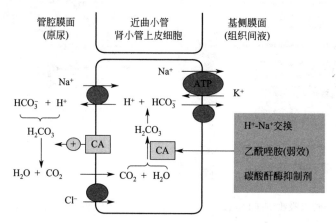

图 9-11　近端小管重吸收 HCO_3^- 示意图
CA—碳酸酐酶抑制剂（乙酰唑胺）

2. K^+ 的分泌

远曲小管和集合管对 Na^+ 的主动重吸收，造成管腔内为负电位，可促进上皮细胞分泌带正电荷的 K^+；同时，小管上皮细胞基底膜上 Na^+-K^+ 泵的活动，是保证上皮细胞内高 K^+ 的前提，增加了细胞内与小管液之间 K^+ 的浓度差，进一步促进 K^+ 的分泌。这种 K^+ 的分泌与 Na^+ 的重吸收相联系的过程，称为 Na^+-K^+ 交换。

正常情况下，机体 K^+ 的排出量与 K^+ 的摄入量是保持平衡的，可维持血 K^+ 浓度相对稳定。机体 K^+ 代谢的特点是：多吃多排，少吃少排，不吃也排。因此，临床上对不能进食的患者应适量补 K^+，以免引起低血 K^+。

3. NH_3 的分泌

肾小管上皮细胞在代谢过程中可生成 NH_3，主要来自谷氨酰胺在谷氨酰胺酶的作用下的脱氨反应。NH_3 是脂溶性分子。以单纯扩散的形式通过细胞膜进入小管腔，在小管液中 NH_3 与 H^+ 结合生成 NH_4^+，NH_4^+ 进一步与小管液中强酸盐（如 NaCl）的负离子结合生成铵盐（如 NH_4Cl）随尿排出。NH_4^+ 的生成一方面使小管液中 NH_3 的浓度下降，造成管腔膜两侧 NH_3 的浓度梯度，可加速 NH_3 的继续分泌；另一方面降低了小管液中 H^+ 浓度，也有利于 H^+ 的进一步分泌，进而促进机体排酸保碱，维持体内酸碱平衡。

4. 其他物质的分泌

肾小管上皮细胞还可分泌一些代谢产物，如肌酐、尿酸，以及进入体内的某些物质，如青霉素、酚红和呋塞米（速尿）等。进入体内的酚红、青霉素和呋塞米等，在血液中与血浆蛋白结合，很少被肾小球滤过，但主要在近端小管被排入小管液并随尿液排出。因此，将酚红注入静脉后，可通过检测尿中酚红的排泄量来判断近端小管的分泌功能。呋塞米被排入小管液中使之浓度高出血浆数倍，促进其在髓袢升支粗段发挥利尿作用。

第三节　尿生成的调节

尿生成的调节是通过影响肾小管的滤过、肾小管和集合管的重吸收和分泌三个基本过程实现的。包括肾小球功能的调节以及肾小管和集合管功能的调节。

一、肾小球功能的调节

肾小球功能的调节主要是通过调节肾血流量实现的。

1. 肾血流量的自身调节

安静情况下，当肾动脉灌注压在 $80 \sim 180\,mmHg$ 范围内变化时，肾血流量能保持相对稳定。当肾动脉灌注压在一定范围内升高时，肾小血管收缩，血流阻力相应增大，使肾血流量不至于增多；反之，当肾动脉灌注压降低时，肾小血管舒张，血流阻力则相应减小，使肾血流量不至于减少。这种在没有外来神经支配的情况下，肾血流量在动脉血压一定的变动范围（$80 \sim 180\,mmHg$）内能够保持相对恒定的现象，称为肾血流量的自身调节。该种调节使肾血流量相对恒定，进而使肾小球滤过率（GFR）保持相对恒定。但是当肾动脉灌注压超出上述范围时，肾血流量将随灌注压的改变而发生相应的变化。

2. 肾血流量的神经调节

肾小球入球小动脉和出球小动脉平滑肌均受肾交感神经的支配。当机体剧烈运动或某些病理情况（如严重大失血、中毒性休克）时，体内交感神经紧张性增强，同时还引起交感-肾上腺髓质系统活动增强，以上因素均能使肾血管收缩，并且入球小动脉收缩程度强于出球小动脉，导致肾血流量减少，肾小球滤过率随之降低，尿量减少。

二、肾小管、集合管功能的调节

（一）自身调节

1. 小管液溶质的浓度

小管液中溶质的浓度所形成的渗透压，是对抗肾小管重吸收水的力量。当小管液中溶质浓度升高时，可使小管液渗透压随之增大，从而妨碍水的重吸收，最终使尿量增多。这种由于小管液渗透压升高而引起尿量增多的现象，称为渗透性利尿。临床上给患者静脉输入一些可经肾小球滤过但不能被肾小管和集合管重吸收的药物（如甘露醇），可产生渗透性利尿效应，从而达到利尿消肿的治疗效果。

2. 球-管平衡

近端小管对小管液中溶质（特别是 Na^+）和水的重吸收与肾小球滤过率之间有着密切的关系。当肾小球滤过率增大时，近端小管对 Na^+ 和水的重吸收量也增大；反之，肾小球滤过率减少时，近端小管对 Na^+ 和水的重吸收量也相应减少。实验证明，近端小管中 Na^+ 和水的重吸收率始终占肾小球滤过率的 $65\% \sim 70\%$。这种近端小管对 Na^+ 和水的重吸收量可随肾小球滤过率的变化而改变的现象称为球-管平衡。其生理意义在于使尿中排出的 Na^+ 和水不会随肾小球滤过率的增减而出现大幅度的变化，从而保持尿量和尿钠的相对稳定。在某些情况下，球-管平衡可被破坏，如发生渗透性利尿时，虽然肾小球滤过率不变，但近端小管重吸收率减少，尿量和尿 Na^+ 的排出则明显增多。

（二）体液调节

1. 抗利尿激素

抗利尿激素（ADH）也称血管升压素，在下丘脑视上核和室旁核神经元胞体内合成，沿下丘脑垂体束的轴突被运输到神经垂体储存，并由此释放入血液。ADH 的主要生理作用是通过提高远曲小管和集合管上皮细胞管腔膜对水的通透性，使水的重吸收增加，尿量减少。ADH 的合成和释放主要受血浆晶体渗透压和循环血量的影响。

（1）**血浆晶体渗透压**　血浆晶体渗透压的改变是调节 ADH 合成和释放的最重要因素。在下丘脑视上核及其附近有渗透压感受器，它对血浆晶体渗透压的改变十分敏感。当机体大量出汗、严重呕吐或腹泻等情况引起机体失水过多时，血浆晶体渗透压升高，对渗透压感受器刺激增强，ADH 的合成和释放增多，通过使远曲小管和集合管增加对水的重吸收，使尿量减少，从而保存了体内的水，有利于维持水的平衡；相反，短时间内大量饮清水后，血浆被稀释，血浆晶体渗透压降低，ADH 合成和释放减少，尿量明显增加，从而及时排出体内多余的水。这种大量饮清水后，引起尿量增多的现象称为水利尿。若饮用生理盐水，则排尿量不会出现饮清水后的那种变化（图 9-12）。

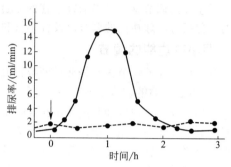

图 9-12　一次饮 1L 清水（实线）和饮 1L 生理盐水（虚线）后的排尿率（箭头表示饮水时间）

（2）**循环血量**　循环血量减少（如急性大失血），对左心房和胸腔大静脉壁上的容量感受器的刺激减弱，经迷走神经传入至下丘脑的冲动减少，对 ADH 释放的抑制作用减弱或消失，故 ADH 释放增加，水重吸收增多，尿量减少，从而有利于循环血量的恢复；反之，当循环血量增加（静脉快速输入大量生理盐水），刺激容量感受器，抑制 ADH 释放，尿量增多，容量感受器的敏感性远远低于渗透压感受器，循环血量需降低 $5\% \sim 10\%$ 及以上时，才能刺激 ADH 的释放增加。

2. 醛固酮

醛固酮是由肾上腺皮质球状带细胞合成和分泌的一种类固醇激素，主要作用是增加远曲小管和集合管上皮细胞对 K^+ 的分泌和对 Na^+ 的重吸收，由于 Na^+ 的重吸收同时伴有水的重吸收，所以醛固酮具有保 Na^+、保水、排 K^+ 的作用。醛固酮的分泌主要受肾素-血管紧张素-醛固酮系统以及血 K^+ 和血 Na^+ 浓度的调节。

（1）**肾素-血管紧张素-醛固酮系统**　肾素是由球旁细胞分泌的一种酸性蛋白酶，可将血管紧张素原水解，生成十肽血管紧张素 Ⅰ（Ang Ⅰ），Ang Ⅰ 在血管紧张素转换酶（ACE）的作用下，生成血管紧张素 Ⅱ（Ang Ⅱ）。Ang Ⅱ 则可在 ACE_2 等酶的作用下，生成七肽血管紧张素 Ⅲ（Ang Ⅲ）。其中 Ang Ⅱ 和 Ang Ⅲ 可刺激肾上腺皮质球状带细胞分泌醛固酮。可见，肾素、血管紧张素、醛固酮之间关系密切，故称为肾素-血管紧张素-醛固酮系统。

该系统活动的水平主要取决于肾素的释放量，肾素的释放主要与肾内两种感受器有关。当循环血量减少时，肾血流量相应减少，入球小动脉管壁受到的牵拉刺激减弱，从而激活了管壁上的牵张感受器，使球旁细胞释放肾素增多；同时，肾血流量减少，肾小球滤过率降低，流经致密斑处的小管液中 Na^+ 含量降低，可激活致密斑感受器，使肾素释放增多；此外，肾交感神经兴奋时，可直接刺激球旁细胞使之释放肾素增多。

（2）**血 K^+ 和血 Na^+ 浓度**　当血 K^+ 浓度升高或血 Na^+ 浓度降低时，尤其是血 K^+ 浓度升高时，可直接刺激肾上腺皮质球状带细胞分泌醛固酮增加，促进远曲小管和集合管保 Na^+ 排 K^+，进而使血 K^+ 浓度降低、血 Na^+ 浓度升高；反之亦然，从而维持机体血 K^+ 和血 Na^+ 浓度的相对稳定。

3. 心房钠尿肽

心房钠尿肽（ANP）是由心房肌细胞合成并释放的肽类激素。当循环血量过多使心房壁受到牵拉时，可刺激心房肌细胞释放 ANP。ANP 的作用，一方面主要通过抑制 Na^+ 的重吸收，从而明显地促进机体 Na^+ 和水的排出；另一方面可以舒张血管，降低血压。

第四节　尿液及其排放

一、尿量、尿液的成分及理化性质

1. 尿量

正常成人尿量为 1～2L/天，平均约为 1.5L/天。每天尿量长期超过 2.5L，称为多尿；每天尿量在 0.1～0.5L，则为少尿；不足 0.1L，则为无尿。多尿，可因大量水分的丢失引起机体脱水。正常成人每天大约产生 35g 固体代谢产物，至少需要 0.5L 尿液才能将其溶解并排出。少尿或无尿，可导致代谢产物排出障碍而在体内堆积，严重时可引起尿毒症。

2. 尿的化学成分

尿的主要成分是水，占 95%～97%，固体物占 3%～5%。正常尿的固体成分包括无机物和有机物两大类。无机物主要是电解质，如氯化钠、硫酸盐、磷酸盐等；有机物主要是蛋白质代谢的含氮化合物，如尿素、尿酸、肌酐、马尿酸和氨等。

3. 尿的理化性质

正常新鲜尿液为淡黄色的透明液体。尿的颜色主要来自胆红素的代谢产物尿色素，并受一些食物和药物的影响。例如，摄入大量胡萝卜或服用维生素 B_2 时，尿呈亮黄色。病理情况下，可出现血尿、血红蛋白尿（洗肉水色或深褐色）、胆红素尿（黄色）、乳糜尿（乳白色）等。

正常尿液的比重一般介于 1.015～1.025 之间。尿液的渗透压一般高于血浆，在 50～1200mmol/L 范围。大量饮清水后，尿液被稀释，颜色变浅，比重和渗透压均降低；大量出汗后，尿液被浓缩，颜色变深，比重和渗透压均升高。

正常尿液一般为弱酸性，pH 在 5.0～7.0。尿液的酸碱度主要受食物成分的影响。荤素杂食者，尿中蛋白质分解产生的硫酸盐、磷酸盐等较多，故尿多呈酸性；素食者，尿中有机酸氧化产生的碱基比较多，酸性产物较少，故尿多呈弱碱性。

二、尿液的排放

终尿生成后由集合管流出，汇入乳头管，经肾盏到肾盂，肾盂中的尿液通过输尿管周期性蠕动输送到膀胱储存。当膀胱内储存的尿液达到一定量时，可引起排尿反射，尿液经尿道排出体外。因此，尿的生成是连续不断的过程，但排尿是间断的。

1. 膀胱和尿道的神经支配

膀胱壁由逼尿肌构成，膀胱与尿道连接处为内括约肌，二者都属于平滑肌组织，受盆神经和腹下神经双重支配；尿道外部为尿道外括约肌，属于骨骼肌，受阴部神经支配（图 9-13）。

（1）盆神经　起自骶髓第 2～4 节段侧角；传入纤维传导膀胱充胀感觉；传出纤维属于副交感神经，兴奋时使膀胱逼尿肌收缩，尿道内括约肌松弛，促进排尿。

（2）腹下神经　起自腰髓第 1～2 节段侧角；传入纤维传导膀胱痛觉；传出纤维属于交感神经，兴奋时使膀胱逼尿肌松弛，尿道内括约肌收缩，阻止排尿。

（3）阴部神经　起自骶髓第 2～4 节段前角；传入纤维传导尿道感觉；传出纤维属于躯体运动神经，其活动受意识控制。兴奋时使尿道外括约肌收缩，阻止排尿。

2. 排尿反射

正常情况下，当膀胱内尿量增多至 400～500ml 时，膀胱壁牵张感受器受到牵张而兴奋，冲

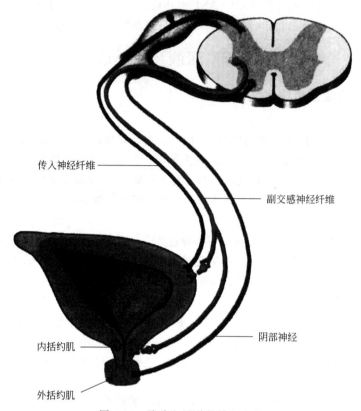

传入神经纤维

副交感神经纤维

内括约肌

阴部神经

外括约肌

图 9-13　膀胱和尿道的神经支配

动沿盆神经传入到达骶髓的初级排尿中枢；同时经过初级排尿中枢继续上传到大脑皮层的高级排尿中枢，产生尿意。

如果环境条件允许，大脑皮层向下发放排尿指令，使盆神经兴奋，从而使膀胱逼尿肌收缩，尿道内括约肌松弛，于是尿液进入后尿道。进入后尿道的尿液刺激后尿道黏膜内的感受器，冲动返回骶髓的初级排尿中枢，一方面加强骶髓初级排尿中枢的活动，使原有的排尿活动加强；另一方面反射性地抑制阴部神经，使尿道外括约肌松弛，将尿液排出体外。尿液对尿道的刺激反射性地加强排尿中枢的活动，正反馈地促进排尿反射活动一再加强，直至尿液排完为止。

如果条件不允许，则大脑皮层高级中枢对骶髓排尿中枢产生抑制作用，阻止排尿。婴幼儿大脑皮层尚未发育完善，对初级中枢的控制能力较弱，因此排尿次数较多，且易发生夜间遗尿现象。

**本章
小结**　　本章主要阐述了泌尿系统的结构和生理功能，阐述了尿液的形成和排泄过程。泌尿系统由肾、输尿管、膀胱及尿道组成。肾是人体重要的排泄器官，为实质性器官，位于腹腔的后上部，有三层被膜。肾单位由球形的肾小体和细长而弯曲的肾小管组成，是肾的结构和功能的基本单位。输尿管为一对细长的肌性管道。膀胱是一个肌性囊状的储尿器官。

1. 肾分为上、下端，前、后面和内、外侧缘。内侧缘中部凹陷称肾门，是肾盂、血管、神经和淋巴管等出入的部位。通过肾门的结构被结缔组织包裹成束称肾蒂。肾蒂内各结构的排列关系，自前向后依次为肾静脉、肾动脉、肾盂；自上向下依次为肾动脉、肾静脉、肾盂。由肾门伸入肾内的腔隙称肾窦，主要容纳肾盂、肾小盏、肾大盏和肾的神经、血管及脂肪组织等。

2. 肾是腹膜外位器官，肾门平第 1 腰椎椎体。临床上常将竖脊肌外侧缘与第 12 肋相交的部位称肾区（脊肋角），肾患某些疾病时，叩诊此区可引起疼痛。

3. 肾实质分为肾皮质和肾髓质。肾皮质向深部突入肾髓质之间，形成肾柱。肾髓质由肾锥体构成。肾窦内有肾小盏、肾大盏和肾盂。肾盂出肾门后移行为输尿管。

4. 肾的外面包有 3 层被膜，由内向外依次为纤维囊、脂肪囊和肾筋膜。肾筋膜分为前、后两层，包裹肾及肾上腺。肾的被膜、肾蒂、肾周围器官、腹膜及腹内压等因素对维持肾的正常位置起重要作用。

5. 根据输尿管的行程，由上向下可依次分为腹部、盆部和壁内部 3 部。

6. 输尿管全长有 3 处狭窄：上狭窄位于输尿管起始处，即与肾盂移行的部位；中狭窄位于小骨盆入口，输尿管跨过髂血管处；下狭窄位于膀胱壁内。这些狭窄是尿路结石容易嵌留的部位。

7. 空虚的膀胱近似锥体形，分为尖、体、底、颈 4 部。

8. 在膀胱底的内面，位于 2 个输尿管口和 1 个尿道内口之间的三角形区域，称为膀胱三角，此区黏膜与肌层紧密相连，缺乏黏膜下一层组织。不管膀胱处在空虚或充盈时，黏膜都维持光滑情况。此区是膀胱结核和肿瘤的多见位置。

9. 两侧输尿管口之间的横行黏膜皱襞称为输尿管间襞，活体观察呈苍白色，是膀胱镜检查时寻找输尿管口的标志。

10. 女性尿道具有短、直、宽的特点。开口于阴道前庭的尿道外口，易引起尿路感染。

11. 男性尿道按行程可分为前列腺部、膜部和海绵体部 3 部。男性尿道的 3 个狭窄分别位于尿道内口、尿道膜部和尿道外口。 3 个扩大分别位于尿道前列腺部、尿道球部和尿道舟状窝。 2 个弯曲：耻骨下弯和耻骨前弯。

重要知识点学习指导 9　　　　　目标测试 9　　　　　参考答案 9

思政高地   张红教授万米高空用嘴吸尿救人

2019 年 11 月 19 日凌晨，广州飞往纽约的国际航班上，一位年长的男旅客无法排尿，急需医疗救助。同机的暨南大学附属第一医院介入血管外科主任张红，为救治陌生老人，用嘴吸出近 800 毫升尿液。

万米高空，无惧感染，用嘴吸尿——危急时刻，张红展现出的医者仁心，受到无数网友称赞。而这样一名令人倍感尊敬的"网红"医生，现在已成为暨南大学附属第六医院（广州市东部中心医院）副院长。

通过这个优秀事例，培养学生医者仁心、救死扶伤的崇高品德。

思维导图 10

第十章　感觉器官

感觉器官（视频）

学习目标
1. 掌握眼的调节，声波传入内耳的途径。
2. 熟悉眼的折光异常及其矫正，几种视觉现象。
3. 了解耳蜗的感音功能，前庭器官的功能。

写在前面　　　　　　何谓近视眼？

　　近视是屈光不正的一种。当眼在调节放松状态下，平行光线进入眼内，其聚焦在视网膜之前，这导致视网膜上不能形成清晰像，称为近视眼（myopia）。此时检查验光则会提示近视度数，例如，通常称近视 50 度，记录为"-0.50D"。为了保护好视力，让我们一起学习本章。

第一节　概述

　　感觉是客观物质世界在人脑中的主观反映。机体内、外环境中的各种刺激首先作用于不同的感受器或感觉器官，通过感受器的换能作用，将各种刺激所包含的能量转换为相应的神经冲动，后者沿一定的神经传入通路到达大脑皮质的特定部位，经过中枢神经系统的整合，从而产生相应的感觉。因此，各种感觉的产生都是通过特定的感受器或感觉器官、传入神经和大脑皮质的共同活动完成的。

一、感受器和感觉器官的概念

　　感受器是指分布于体表或组织内部的一些专门感受机体内、外环境变化的结构或装置。感觉器官简称感官，在结构上包括感受器及其附属结构。人体主要的感觉器官有眼（视觉）、耳（听觉）、前庭（平衡觉）、鼻（嗅觉）、舌（味觉）等，这些感觉器官都分布在头部，称为特殊感觉器官。机体的感受器种类繁多，根据分布部位的不同，可分为内感受器和外感受器；根据它们所接受的刺激性质的不同，可分为光感受器、机械感受器、温度感受器、化学感受器等。

二、感受器的一般生理特性

　　1. 感受器的适宜刺激

　　一种感受器通常只对某种特定形式的刺激最敏感，这种形式的刺激就称为该感受器的适宜刺激。例如，一定波长的电磁波是视网膜感光细胞的适宜刺激，一定频率的机械振动是耳蜗毛细胞的适宜刺激等。

　　2. 感受器的换能作用

　　各种感受器受刺激时，能将作用于它们的各种形式的刺激能量转换为传入神经的动作电位，这种能量转换称为感受器的换能作用。

　　3. 感受器的编码功能

　　感受器在把外界刺激转换为神经动作电位时，不仅发生能量形式的转换，并且把刺激所包含的环境变化的信息也转移到动作电位的序列之中，起到信息的转移作用，这便是感受器的编码功能。

4. 感受器的适应现象

当某一恒定强度的刺激持续作用于一个感受器时，感觉神经纤维上动作电位的频率会逐渐降低，这一现象称为感受器的适应现象。根据适应现象发生的快慢，可将感受器分为快适应感受器和慢适应感受器。快适应感受器以皮肤触觉感受器为代表，慢适应感受器以肌梭、颈动脉窦和关节囊感受器为代表。

第二节　眼

一、眼的解剖结构

视器又称眼，由眼球和眼副器组成（图 10-1），主要负责感受光波的刺激，经视觉传导通路传至脑的视觉中枢产生视觉。

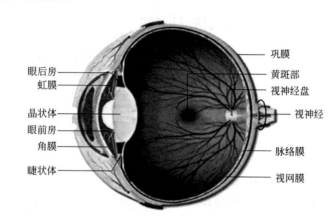

眼（矢状切面）
彩图

图 10-1　眼（矢状切面）

（一）眼球

眼球是视器的主要部分，位于眼眶内，近似球形，后端借视神经连于间脑。眼球由眼球壁和眼球内容物组成（图 10-2）。

1. 眼球壁

（1）外膜（纤维膜）　由致密结缔组织组成，具有维持眼球外形和保护眼膜的作用。可分为前 1/6 的角膜和后 5/6 的巩膜。

① 角膜　曲度较大，无色透明，有折光作用，角膜内无血管但有丰富的神经末梢，感觉灵敏。当角膜病变时疼痛剧烈。

② 巩膜　呈不透明的乳白色，前缘与角膜相连，二者交界处的深面有一环形的小管称巩膜静脉窦，是房水回流的通道，巩膜在视神经穿出部增厚，并与视神经鞘膜相续。

（2）中膜　富含血管、神经和色素，呈棕黑色，有营养和遮光的作用。分为虹膜、睫状

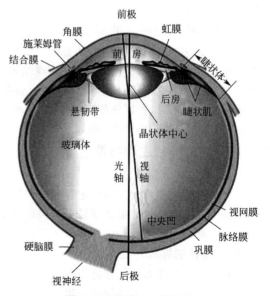

图 10-2　眼球（水平切面）

体和脉络膜三部分。

① 虹膜 位于中膜的最前部，在额状位呈圆盘状，中央有圆形的瞳孔，是光线进入眼球的通道。虹膜的颜色有人种差异，黄种人多呈棕黑色，角膜和晶状体之间的间隙称眼房，虹膜将其分为前后两部分，虹膜之前的为眼前房，虹膜之后的为眼后房，前房和后房借瞳孔相通。在虹膜与角膜交界处有环形的虹膜角膜角，虹膜内有两种排列方向不同的平滑肌，围绕瞳孔呈环形排列的为瞳孔括约肌，围绕瞳孔呈放射状排列的为瞳孔开大肌，瞳孔开大或缩小可调节进入眼球内的光线，在弱光下或看远物时瞳孔开大；在强光下或看近物时，瞳孔缩小。

② 睫状体 是中膜最肥厚的部分，位于巩膜和角膜移行部的内面，后部较为平坦，为睫状环；前部有向内突出呈放射状排列的皱襞，叫睫状突；在眼球矢状切面上，睫状体呈三角形，所含平滑肌称睫状肌，收缩和舒张可调节晶状体的曲度。

③ 脉络膜 占中膜的后 2/3，其外面与巩膜结合较疏松，内面与视网膜色素层紧密相贴。富含血管和色素，具有营养眼球内组织和吸收眼内分散光线，避免扰乱视觉的作用。

（3）内膜（视网膜） 衬于中膜的内面，借与中膜的关系由前向后分为三部，即虹膜部、睫状体部和视部。虹膜部和睫状体部无感光作用，称为盲部。视部最大，附着在脉络膜内面，具有感光功能，视网膜后部偏鼻侧处，有一圆盘状的隆起，称视神经盘，为视神经的起始部和视网膜中央动、静脉出入的部位，无感光细胞，故称生理性盲点。在视神经盘颞侧稍偏下方3.5mm处有一黄色斑块，称黄斑，其中央凹陷称中央凹，是视觉最敏锐的部位。在活体，可经检眼镜直接观察到上述结构。

视网膜的组织结构可分为内、外两层，外层为色素上皮层，与脉络膜紧密相连，由单层色素上皮构成，胞质内含有黑色素颗粒，色素能吸收光线，保护感光细胞免受过强光线刺激。内层为神经细胞层，由三层神经细胞组成：最外层为视细胞层，有视锥细胞和视杆细胞，视锥细胞感受强光和分辨颜色，视杆细胞感受弱光，不能辨色；中间层为双极细胞层，是视细胞和节细胞间的联络神经元；内层为节细胞层，为多极神经元。树突与双极细胞构成突触，轴突在视神经盘处聚集穿眼球壁组成视神经，沿视神经将光的刺激传入脑。

视网膜神经部与色素部两层间连结疏松，病理情况下两层易分离，临床上称为"视网膜剥离症"。

2. 眼球内容物

眼球内容物包括房水、晶状体和玻璃体，均具有折光作用。与角膜一起称为眼球的屈光系统（或折光装置）。

（1）房水 为无色透明的液体，充满于眼房内。房水由睫状体上皮分泌和血管渗出形成，自眼后房经瞳孔流入眼前房，再经虹膜角膜间隙渗入巩膜静脉窦，最后汇入眼静脉。房水具有营养角膜、晶状体和维持眼内压的功能。当房水回流受阻时，可引起眼内压增高，致使视力受损。

> **⚱ 小贴士**
>
> ## 青光眼
>
> 由于虹膜和晶状体粘连或虹膜角狭窄，造成房水循环障碍，房水停滞在眼房内，引起眼内压升高，压迫视网膜，导致视力减退或失明，称为青光眼。

（2）晶状体 位于虹膜与玻璃体之间，呈具有弹性的双凸透镜状，无色透明，不含血管和神经。表面有一层无色透明的晶状体囊，周缘借睫状小带连于睫状体。

晶状体的曲度可随所视物体的远近不同而改变。当视近物时，反射性地使睫状肌收缩，睫状小带松弛，晶状体由于自身弹性回位曲度增大，折光力增强，使光线恰能聚焦在视网膜上。视远物时与此相反。晶状体曲度改变的能力随年龄增长而逐步减弱，眼的调节能力减弱，视近物时模糊，视远物时清晰，俗称"老花眼"。若某种原因引起晶状体浑浊，临床上称为"白内障"。

（3）玻璃体　为无色透明的胶状物质，表面覆有玻璃体囊，填充于晶状体和视网膜之间，具有折光和支撑视网膜作用。若玻璃体浑浊，眼前可见晃动的黑点，临床上称为"飞蚊症"。

（二）眼副器

眼副器包括眼睑、结膜、泪器和眼外肌等，对眼球起保护、运动和支持作用。

1. 眼睑

俗称眼皮，是眼前方的皮肤皱襞，分为上睑和下睑，有保护眼的作用。上、下睑之间的裂隙称为睑裂，内外侧的夹角分别称为内眦和外眦，睑的游离缘称为睑缘，有向前生长的睫毛。睫毛根部的皮脂腺称为睑缘腺。

2. 结膜

结膜为富含血管的透明薄膜，覆盖于眼睑内面的为睑结膜；覆盖于眼球巩膜前面的为球结膜；上下睑结膜与球结膜的移行处所形成的隐窝，分别称为结膜上穹和结膜下穹。眼睑闭合时围成结膜囊。沙眼和结膜炎是结膜的常见病。

3. 泪器

泪小管泪囊和鼻泪管。鼻泪管向下通鼻腔。

4. 眼外肌

均为骨骼肌，是视器的运动装置，共有7块，其中1块运动眼上睑，即上睑提肌；6块运动眼球，分别为上直肌、下直肌、内直肌、外直肌、上斜肌和下斜肌。

（三）眼的血管

1. 动脉

颈内动脉发出眼动脉经视神经管入眶，分支营养眼球和眼球外肌、泪腺和眼睑等，其中最重要的分支为视网膜中央动脉，其在眼球后方穿入视神经，从视神经盘处穿入眼球，分为4支，分布于视网膜，营养视网膜内层，临床常用检眼镜观察此动脉。

2. 静脉

眼球内静脉血大多汇入眼上静脉、眼下静脉。眼静脉无瓣膜，向前与面静脉吻合，向后经眶上裂入颅，注入海绵窦，故面部感染可经此途径入颅内结构。

二、眼的功能

眼的主要功能是产生视觉。视网膜上的感光细胞是视觉感受器，其适宜刺激为波长380～760nm的电磁波。来自外界的光线，经过眼的折光系统成像在视网膜上，被感光细胞所感受并将其转换为神经冲动后传至视觉中枢，从而产生视觉。

（一）眼折光系统功能

1. 简化眼

眼的折光过程与凸透镜成像过程相似，但复杂得多。为了便于理解，有人设计出一种与正常眼在折光效果上相同，但更为简单的等效光学模型，称为简化眼。该模型和正常安静时的人眼一样，使远处物体发出的平行光线刚好聚焦在视网膜上，形成清晰的影像（图10-3）。

2. 眼的调节

来自6m以外物体发出的光线近似平行光，眼无须调节，即可在视网膜上形成清晰的像。看6m以内的近物时，入眼光线由平行变为辐散，聚焦在视网膜之后，不能在视网膜上清晰成

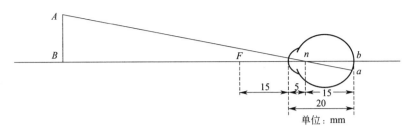

图 10-3 简化眼成像示意图
F—焦点；n—节点

像。但通过眼的调节，视近物时，物像仍能清晰聚焦在视网膜上。

（1）晶状体的调节 眼看远物时，睫状肌处于松弛状态，睫状小带保持一定的紧张度，晶状体处于扁平状态，远物的平行光线入眼后经折射刚好成像在视网膜上。看近物时，反射性地引起睫状肌收缩，睫状小带松弛，晶状体由于自身的弹性而变凸（前凸为主），折光力增强，从而使物像仍然成像在视网膜上（图 10-4）。

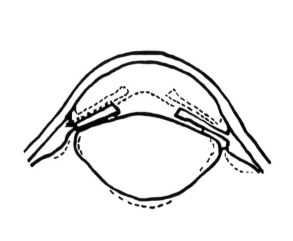

图 10-4 眼调节前后晶状体和睫状体位置的改变

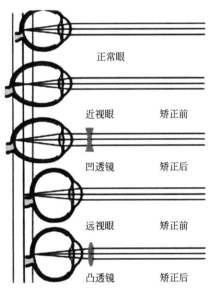

图 10-5 眼的折光异常及其矫正

眼视近物时的调节能力主要取决于晶状体变凸的程度。随着年龄增长，晶状体的弹性逐渐下降，导致眼的调节能力减弱而视近物不清，这种现象称为老视。看近物时佩戴适当的凸透镜，可用于矫正老视。

（2）瞳孔的调节 瞳孔大小可随视物的远近和光线的强弱发生改变。视近物时，反射性地引起双侧瞳孔缩小，称为瞳孔近反射，其意义在于减少入眼的光线量和折光系统造成的球面像差与色像差，使成像更清晰。瞳孔在弱光下散大，强光下缩小，称为瞳孔对光反射，其意义在于使视网膜不致因光线过强而损伤，也不会因光线过弱而影响视觉。瞳孔对光反射的中枢在中脑，临床上通过检查该反射来了解中枢神经系统的病变部位和观察病情的危重程度。

（3）双眼会聚 双眼注视一个由远移近的物体时，发生两眼视轴向鼻侧会聚，称为双眼会聚，其意义在于两眼同时看一近物时，物像仍落在两眼视网膜的对称点上，避免复视。

3. 眼的折光异常

眼的折光能力或眼球的形态异常，使平行光线不能聚焦成像在视网膜上，称为眼的折光异常。包括近视、远视和散光（图 10-5）。

（1）近视　眼球的前后径过长或折光能力过强，使平行光线聚焦在视网膜之前，故视远物模糊不清。近视眼的形成，部分是由于遗传，部分则是后天用眼不当造成，如照明不足、阅读距离过近等。矫正近视可用凹透镜。

（2）远视　眼球的前后径过短或折光能力过弱，使远物的平行光线聚焦在视网膜之后，而当看近物时，物像更加靠后。故远视眼无论看近物还是远物都需要动用眼的调节，较易发生疲劳。矫正远视可用凸透镜。

（3）散光　散光是由于角膜表面不呈正球面，即球面上各个方向的曲率半径都不同，光线经折射后不能聚焦成单一的焦点，故视物不清或物像变形。纠正散光通常用柱面镜。

（二）眼的感光功能

1. 视杆细胞与暗适应

视杆细胞对光的敏感度较高，能感受弱光刺激而引起暗视觉，但无色觉，产生的视觉只有较粗略的轮廓，对物体表面结构的分辨能力较差。视杆细胞内的感光物质是视紫红质，由视蛋白和视黄醛组成。视紫红质的光化学反应是可逆的；光照时迅速分解为视蛋白和视黄醛，且分解速度大于合成速度，使得视杆细胞几乎失去感光能力；在暗处，光线越暗，视紫红质的合成速度越快，视网膜对弱光也越敏感。光照会引起视蛋白和视黄醛分子构象的变化，经复杂的信号传递系统的活动，可诱发视杆细胞产生感受器电位。

维生素 A 在体内代谢可转变为视黄醛。在视紫红质的分解与合成过程中，有一部分视黄醛被消耗，需要从食物中吸收维生素 A 来补充。长期维生素 A 摄入不足，使视紫红质合成减少，可导致视杆细胞功能障碍而影响暗视觉，引起夜盲症。

从明亮的地方突然进入暗处时，起初看不见任何物体，过一段时间后视觉敏感度才逐渐提高，能逐渐看清暗处的物体，这种现象称为暗适应。这是由于在明亮环境中视杆细胞中的视紫红质受强光照射大量分解，使得存量减少不足以引起对暗光的感受，进入暗处后，视紫红质逐渐合成，视杆细胞对暗光的感受能力增强，于是在暗处的视力逐渐恢复。

2. 视锥细胞与色觉

视锥细胞对光的敏感度较低，只在强光下才被激活引起明视觉，能分辨颜色，对物体表面的细微结构有较高的分辨能力。视杆细胞和视锥细胞的比较见表 10-1。

表 10-1　视杆细胞和视锥细胞的比较

项目	视杆细胞	视锥细胞
形状	杆状	锥状
分布	视网膜周边部	视网膜中央部
细胞间联系方式	多为会聚联系	多为单线联系
感光色素	视紫红质	视锥色素（3 种）
视觉	暗视觉	明视觉
色觉	无	有
空间分辨能力	弱	强
视力	低	高

视锥细胞最重要的功能是辨别颜色。色觉是一种复杂的物理、生理现象，人眼可区分可见光范围内的 150 种颜色。色觉的形成多以三原色学说来解释。该学说认为人视网膜上存在 3 种不同的视锥细胞，分别能感受红、绿、蓝 3 种基本颜色。某一波长的光线作用于视网膜时，使这 3 种视锥细胞发生不同程度的兴奋，进而产生某种色觉。例如，当红、绿、蓝 3 种视锥细胞兴奋程度的比例为 4∶1∶0 时，人脑产生红色的色觉；三者比例为 2∶8∶1 时，产生绿色色觉；三者比例 1∶1∶1 时，产生白色色觉。

色盲是一种对全部或部分颜色缺乏分辨能力的色觉障碍，分为全色盲和部分色盲，全色盲极少见，表现为只能分辨光线的明暗，呈单色视觉；部分色盲分为红色盲、绿色盲及蓝色盲，其中以红色盲和绿色盲最为多见。色盲男性居多，女性少见，属隐性遗传。有些人对某种颜色的识别能力较差，称为色弱。

3. 视力与视野

视力是指眼对物体微小结构的分辨能力，即分辨物体上两点间最小距离的能力，通常以视角作为衡量标准。眼能分辨的视角越小，表明视力越好。

单眼固定注视正前方一点时，该眼所能看到的范围，称为视野。在同一光照条件下，不同颜色的目标物测得的视野大小不同，依次为白、黄、蓝、红、绿。另外视野的大小还与人面部结构有关：一般颞侧和下方视野较大，鼻侧和上方视野较小（图 10-6）。

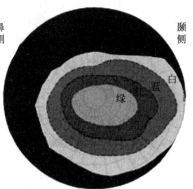

图 10-6 人右眼视野图

知识链接 视角与视力表

视角是指物体上的两个点发出的光线射入眼球后，在节点相交所形成的夹角（图 10-7）。正常眼能分辨的最小物体，需要的视角大约为 1 分（1/60°），此时视网膜上物像两点的距离约为 5μm，稍大于一个视锥细胞的平均直径，两点间刚好隔着一个未被兴奋的视锥细胞，冲动传入中枢后可形成两点分开的感觉，即可产生清晰的视觉。

目前常用国际标准视力表来检查视力，距离视力表 5m 远处看表上对应 1.0 行的 E 字形视标，其画的宽度和每两笔画间空隙的宽度均为 1.5mm，各自形成 1 分视角，此时物像如能被眼辨认，则视力为 1.0（若按对数视力表表示则为 5.0），表明视力正常。正常视力可达到 1.0～1.5。

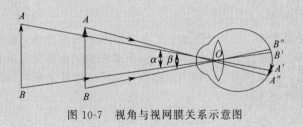

图 10-7 视角与视网膜关系示意图

第三节 耳

一、耳的解剖结构

前庭蜗器（位听器）又称耳，包括感受头部位置变化的前庭器（位觉器）和感受声波的蜗器（听器），两者在功能上虽不相同，但在结构上却难以分割。前庭蜗器按部位可分为外耳、中耳和内耳 3 部分（图 10-8）。

（一）外耳

外耳包括耳郭、外耳道和鼓膜 3 部分，具有收纳和传导声波的作用。

1. 耳郭

位于头部的两侧，凸面朝后，四面朝向前外。由皮肤和弹性软骨构成，血管和神经末梢丰

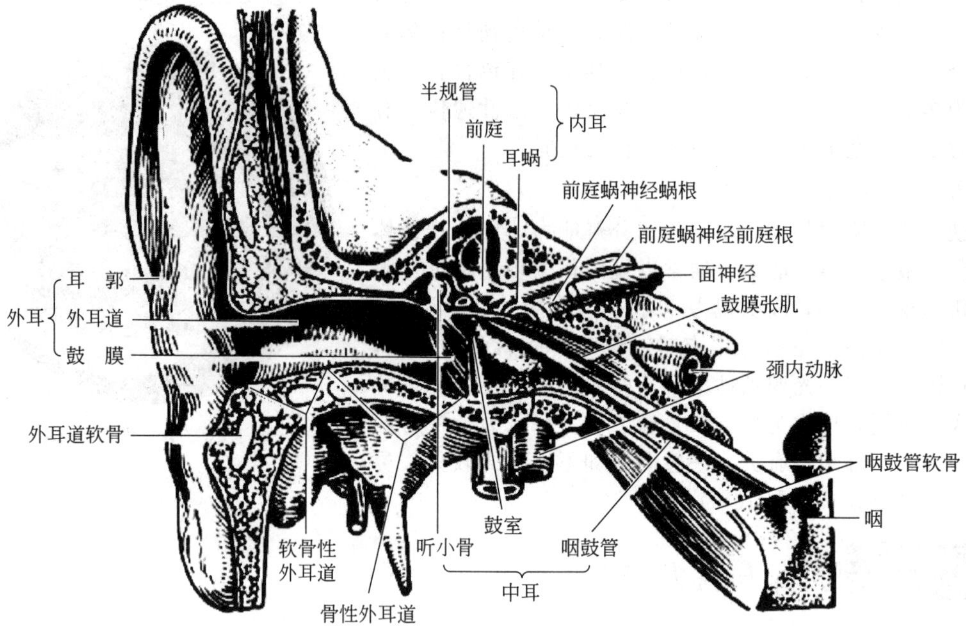

图 10-8 前庭蜗器示意图

富。耳郭下方无软骨的部分称耳垂，外耳门前方的突起称耳屏。

2. 外耳道

外耳道是外耳门至鼓膜的弯曲管道，长 2.1～2.5cm。外侧 1/3 为软骨部（与耳郭软骨延续），内侧 2/3 为骨部，两部交界处较为狭窄。外耳道从外到内先弯向前上，再转向前下。做外耳道、鼓膜检查时，向后上牵拉耳郭，即可拉直外耳道，窥视鼓膜。儿童外耳道狭小、短且水平，检查时应将耳郭拉向后下方。外耳道的皮肤薄，含有毛囊及耵聍。皮肤与软骨膜和骨膜结合致密，故炎症肿胀时疼痛剧烈。

3. 鼓膜

鼓膜为椭圆形半透明薄膜，位于外耳道底，为外耳和中耳的分界。鼓膜的边缘附着于颞骨上，中央凹陷称鼓膜脐，有锤骨柄的末端附着，前下部有一三角形反光区称为光锥。光锥消失是鼓膜内陷的重要标志。鼓膜前上 1/4 薄而松弛称松弛部，活体上呈淡红色；后下 3/4 厚而紧张称紧张部，活体上呈灰白色。

（二）中耳

中耳包括鼓室、咽鼓管、乳突窦和乳突小房。

1. 鼓室

鼓室为颞骨岩部内形态不规则的一个含气腔隙，位于鼓膜与内耳之间。腔内有听小骨等结构，表面覆盖有黏膜，与咽鼓管、乳突窦和乳突小房的黏膜相延续。

2. 咽鼓管

咽鼓管为连通鼓室与鼻咽部的管道，使鼓室和外界大气压相等，以利于鼓膜运动。咽鼓管外侧端开口于鼓室前壁；内侧端开口于咽鼓管咽口。咽鼓管内面覆盖有黏膜，并与鼓室和咽的黏膜相延续。幼儿咽鼓管较成人粗短而水平，管腔大，故咽部感染易沿咽鼓管侵入鼓室，引起中耳炎。

3. 乳突窦和乳突小房

乳突小房为颞骨乳突内的许多含气小腔，这些小腔相互交通，向前经乳突窦开口于鼓室后壁，乳突窦和乳突小房内衬有由鼓室延续而来的黏膜，故中耳炎时可蔓延到乳突小房，引起乳突小房炎。

小贴士

中耳炎

中耳炎及并发症：慢性化脓性中耳炎可侵犯和破坏听小骨及鼓室壁的黏膜、骨质和骨膜，向邻近结构蔓延可引起各种并发症，若侵犯鼓膜可引起鼓膜穿孔，侵犯内耳壁可引起化脓性迷路炎，若侵犯面神经管可损伤面神经，若侵犯乳突窦和乳突小房则引起乳突炎，若侵犯鼓室盖可引起颅内感染。

（三）内耳

内耳为前庭蜗器的主要部分，包埋于颞骨岩部内，由骨迷路和膜迷路构成。骨迷路由骨质围成，骨迷路内的膜性管道，两者之间充满外淋巴，膜迷路内充满内淋巴。内外淋巴互不相通。

1. 骨迷路

由后上向前下分为骨半规管、前庭和耳蜗（图10-9）。

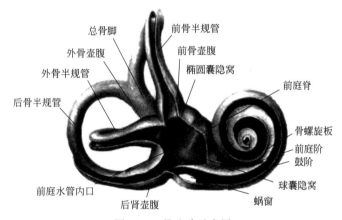

图 10-9　骨迷路示意图

（1）骨半规管　是由3个相互垂直的C形小管组成。按其位置分别称为前骨半规管、后骨半规管和外骨半规管。每个半规管都有两个脚，一为单脚，一为膨大的壶腹骨脚，其膨大部称骨壶腹。前、后半规管的单脚合成一个总骨脚，因此3个半规管有5个孔开口于前庭。

（2）前庭　位于骨迷路中部，后部有5个孔通3个半规管，前部借一大孔与耳蜗相通。前庭外侧壁有前庭窗和蜗窗，内侧壁为内耳道的底。

（3）耳蜗　形似蜗牛壳。蜗顶朝向前外，蜗底朝向内侧，耳蜗的中轴称蜗轴，呈圆锥形，耳蜗由一条蜗螺旋管围绕蜗轴旋转2.5～2.75圈构成。蜗轴向骨螺旋管内发出骨螺旋板，并与膜迷路的蜗管相接将蜗螺旋管分为上、下两条半管，上半为前庭阶，下半为鼓阶，上、下半管借蜗孔相通。前庭阶与前庭窗相接，被镫骨底封闭，鼓阶与蜗窗相接，被第二鼓膜封闭。前庭阶和鼓阶内均充满外淋巴。

2. 膜迷路

位于骨迷路内，由膜半规管、椭圆囊、球囊和蜗管组成（图10-10）。

（1）膜半规管　位于骨半规管内，形态与骨半规管相似，在膜壶腹壁上有黏膜呈嵴状隆起

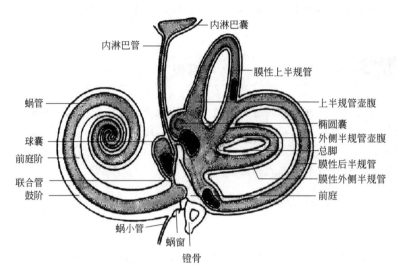

图 10-10　膜迷路示意图

的壶腹是位觉感受器，能感受旋转变速运动的刺激。

（2）椭圆囊和球囊　位于前庭内。椭圆囊位于后上方，与膜半规管相通，球囊位于前下方，借连合管与蜗管相通，借椭圆球囊管与椭圆囊相通。椭圆囊的底壁和球囊的前壁黏膜呈斑块状隆起，分别称椭圆囊斑和球囊斑，均为位觉感受器，感受直线变速运动的刺激。

（3）蜗管　位于蜗螺旋管内。横切面上呈三角形，上壁为前庭膜，分隔前庭阶与蜗管；外侧壁为增厚的骨膜；下壁为基底膜（又称螺旋膜），与鼓阶相隔。在基底膜上有螺旋器（也称 Corti 器），为听觉感受器，可感受声波的刺激。螺旋器由毛细胞、支持细胞和盖膜所组成。

二、耳的功能

（一）外耳与中耳的传音功能

耳郭收集声波并判断声源方向，声波由外耳道进入中耳，引起鼓膜振动，再由听骨链传递到内耳。声波传入内耳的途径有气传导和骨传导。

1. 气传导

声波经外耳道引起鼓膜振动，再经听骨链和前庭窗膜传入内耳的耳蜗，这种传导途径称为气传导，是产生正常听觉的主要途径。

2. 骨传导

声波直接引起颅骨振动，再引起位于颞骨骨质中的耳蜗内淋巴振动，这种传导途径称为骨传导。正常情况下，骨传导的效率比气传导要低得多。临床上可通过检查患者气传导和骨传导的情况，帮助诊断听觉异常的病变部位和原因。

（二）内耳的功能

1. 感音功能

耳蜗中的毛细胞是听觉感受器。声波振动经听骨链到达前庭窗膜时，其压力的变化通过耳蜗内淋巴液的作用，引起基膜发生振动，导致基膜螺旋器上的毛细胞受刺激而兴奋，进而引起听神经发生动作电位，通过听觉传入通路传到听觉中枢，产生听觉。

2. 对声音频率的初步分析

人耳常能听到 16～20000Hz 的声波频率。对于声波频率的分析，常用行波学说来解释，该学说认为：声波传入内耳引起基膜振动，以行波的方式由耳蜗底部向顶部传播，如同抖动一端固定的绸带，形成行波向远端传播一样。声波频率越高，行波传播距离越近，最大振幅出现的部位越靠近耳蜗底部；相反，频率越低，行波传播距离越远，最大振幅出现的部位越靠近耳蜗顶部；中频声波最大振幅出现在基膜的中段。因此不同区域的毛细胞受到刺激时，产生的神经冲动传到听觉中枢的不同部位，进而产生不同音调的感觉。

3. 前庭功能

前庭器官包括 3 个半规管、椭圆囊和球囊。三个相互垂直的半规管能感受任何平面上不同方向旋转运动的刺激，经前庭神经传入中枢，引起眼球震颤和骨骼肌紧张性的改变，以调整姿势，保持平衡；同时，冲动上传到大脑皮质，引起旋转的感觉。椭圆囊和球囊的功能是感受头部的空间位置和直线变速运动，同时由于重力和惯性的作用，可反射性调节躯体肌肉的紧张性引起姿势反射，以维持身体的平衡。乘电梯上升时，可反射性地引起四肢伸肌抑制而下肢屈曲；下降时则出现伸肌紧张而下肢伸直。这是由于直线变速运动时刺激了椭圆囊和球囊，反射性引起四肢和躯干肌紧张性的改变所致。当前庭器官受到过强或过长时间的刺激，或前庭功能过敏时，可反射性地出现一系列自主神经反应，如恶心、呕吐、眩晕、出汗、皮肤苍白、心率加快、血压下降、呼吸加快等现象，称为前庭自主神经反应。前庭器官功能过度敏感的人，一般的前庭刺激也会引起自主神经反应，如晕车、晕船反应。

第四节 皮肤

一、概述

皮肤位于人体表面，是机体最大的器官，本身也具有多方面的功能。皮肤总面积约为 1.2～2.0 m^2，其总重量约占体重的 16%。不同部位皮肤的厚度有所不同，通常约 0.5～4mm。皮肤表面由许多皮嵴和皮沟形成，皮嵴部位常见许多凹陷小孔，称为汗孔，是汗腺导管开口部位。皮沟深浅不一，将皮肤划分为许多三角形、菱形或多角形皮野。皮肤颜色根据不同人种、性别、色调有所不同。即使同一人体的皮肤，在各种部位颜色也深浅不一。

皮肤还附有毛发、皮脂腺、大小汗腺及指（趾）甲等附属器。毛发，可分为毛球、毛根和毛干。毛发分布很广，通常可分为硬毛、毳毛两种。硬毛又分长毛与短毛两种。皮脂腺：通常可分为三种类型。①附属于毛囊，开口于毛囊。②与毳毛有关，其导管直接开口于体表。③与毛发无关，称为独立皮脂腺。汗腺：又分作大小汗腺两种。①小汗腺，几乎遍及全身。其导管多在表皮内呈螺旋状直行，开口于皮肤表面。②大汗腺，仅分布在腋窝、包皮、阴囊、小阴唇、会阴等处，多在皮脂腺开口的上方开口于毛囊。指（趾）甲：是由致密而坚实的角质所组成，可分甲板、甲根。位于甲体下的基底组织部分称为甲床。位于甲根下的基底组织称为甲母质。

二、皮肤组织学

皮肤由三部分组成，由外往里依次为表皮、真皮和皮下组织。

（一）表皮

表皮（epidermis）由两大类细胞组成。即角朊细胞与树枝状细胞。

1. 角朊细胞

可以产生角质蛋白，根据角朊细胞的不同分化过程及细胞形态分为四层，即基底细胞层、棘细胞层、颗粒细胞层及角质层。

（1）基底细胞层 仅一层基底细胞，呈长柱状或立方形，核较大，卵圆形，细胞嗜碱性蓝染。基底细胞呈栅栏状排列于其下的基底膜上。它是生发细胞，代谢活跃，不断有丝状分裂，产生子细胞以更新表皮。基底细胞内尚含有多少不等的黑色素，其含量多少与皮肤的颜色是一致的。

（2）棘细胞层 由 4～8 层多角形细胞所组成，因细胞质有多个棘状突起故称为棘细胞，胞体比较透明，核染色质比基底细胞核染色质少。在棘细胞间可散有郎格罕细胞（Langerhans cell）。

（3）颗粒细胞层　由1～3层扁平或菱形细胞所组成，细胞质内充满粗大、深嗜碱性染色的透明角质颗粒。其厚度与角质层厚度一般成正比。

（4）角质层　为扁平、无核、嗜酸性染色的角质化细胞。角质层内有时呈网状，与切片有关。

在掌跖皮肤角质层厚的部位，在HE染色切片中，角质层下有时可见一条均匀一致的嗜酸性带，称为透明带或透明层。角朊细胞间依靠桥粒及细胞间粒合物质相互连接。基底细胞靠真皮侧的胞膜上只有半桥粒在连接表皮真皮上起着重要作用。

基底膜带（BMZ）位于基底细胞层下方，起着连接表皮与真皮的作用，在PAS染色时（又称过碘酸雪夫染色，糖原染色，一般用来显示糖原和其他多糖物质）可见一条均匀一致的紫红色带，呈现PAS反应阳性，说明含有相当多量的中性黏多糖。

2. 树枝状细胞

（1）黑色素细胞（melanocyte）　来源于外胚叶的神经嵴，具有合成黑色素的作用。其细胞质透明，核较小深染。黑色素细胞位于基底细胞层，约8～10个基底细胞间有一个黑色素细胞。

（2）郎格罕细胞　大多位于棘层中上层、细胞质透明。细胞来源于骨髓，具有吞噬细胞功能，具有摄取、加工并递呈抗原作用。细胞表面具有HLA-DR抗原、IgG的FC段受体及Ia抗原等。近年来采用的OKT6或Leu6及免疫荧光或免疫细胞化学技术是观察此种细胞的最好方法。郎格罕细胞是与免疫有关的一种细胞。电镜检查核呈脑回状有切迹，细胞质内有一特征性的网球拍样颗粒（伯别克颗粒），亦称郎格罕颗粒。

（3）未定形细胞（indeterminate cell）　常位于表皮下层，其特点是没有黑色素体及郎格罕颗粒。此种细胞可能分化为郎格罕细胞，也可能是黑色素细胞前身。

（4）Merkel细胞（Merkel cell）　位于光滑皮肤的基底细胞层及有毛皮肤的毛盘，数量很少，目前认为Merkel细胞很可能是一个触觉感受器。

（二）真皮

真皮（dermis）主要由结缔组织组成，包括胶原纤维、弹力纤维及基质。神经、血管、淋巴管、肌肉、毛囊、皮脂腺及大小汗腺均位于真皮结缔组织内。真皮厚度约为表皮的15～40倍，有少数细胞成分，如成纤维细胞、肥大细胞、组织细胞及淋巴细胞。真皮主要分为两层，即乳头层及网状层，但也有将乳头层再分为真皮乳头及乳头下层。网状层也可以分作真皮中部与真皮下部，两者无明确界限。

胶原纤维：在真皮结缔组织中，胶原纤维最为丰富。乳头层的胶原纤维纤细，排列紊乱。网状层的胶原纤维束粗厚，多与表皮平行走向。HE染色呈深红色。

网状纤维：是较幼稚的纤细胶原纤维。在HE染色时，此种纤维不易辨认，但其具有嗜银性，故可以用硝酸银浸染显示。网状纤维在真皮中数量很少，主要位于表皮下、毛细血管及皮肤附属器周围。

弹力纤维：纤细、呈波浪状，缠绕于胶原束之间，在乳头层它犹如树枝状伸向表皮方向终止于基底膜。需用弹力纤维染色显示。

基质：是一种无定形物质，由成纤维细胞所生成，其主要成分为酸性黏多糖，特别是透明质酸及硫酸软骨素为多。其他成分有中性黏多糖、蛋白质及电解质等。HE染色基质看不到，用阿新蓝（alcian blue）及胶样铁（colloid iron）等可使其显色。

（三）皮下组织

皮下组织（subcutaneous tissue）又称皮下脂肪层，由脂肪小叶及小叶间隔所组成。脂肪小叶中充满着脂肪细胞，细胞质中含有脂肪，核被挤至一边。小叶间隔将脂肪细胞分为小叶、间隔的纤维结缔组织，与真皮相连续，除胶原束外，还有大的血管网、淋巴管和神经。

（四）皮肤附属器

皮肤附属器包括毛发、毛囊、皮脂腺、汗腺与甲等。

1. 毛发与毛囊

毛发由角化的角朊细胞所构成，从内到外可分为三层，即髓质、皮质和毛小皮。全身皮肤除掌跖、指（趾）末节伸侧、唇红、龟头、包皮内侧及阴蒂外均有毛发。根据有无毛髓和有无黑色素可分为毳毛、软毛、硬毛。毳毛无毛髓和黑色素，胎生期末期即脱落。软毛有黑色素但无毛髓，广泛地分布在皮肤各部。硬毛既含黑色素又有毛髓，只分布在头部、腋窝和阴部。毛囊可分为三部分，最上部为毛囊漏斗部，中间为毛囊峡部，自立毛肌附着点以下为毛囊下部。毛囊由内、外毛根鞘及结缔组织鞘所构成，前两者毛根鞘的细胞均起源于表皮，而结缔组织鞘则起源于真皮。

所有毛囊的活动均呈周期性，分为生长期（占头发 85%）、退行期（仅占头发的 1%）、休止期（占头发 14%）。休止期时毛囊下部消失，被一波纹状纤维性结缔组织所代替。因此毛囊下部随不同生长周期而变化。毛囊漏斗部和毛囊峡部则基本上无变化。

毛母质：由表皮细胞的团块构成，这些细胞形态多样。

毛乳头：相当于真皮乳头，含有丰富的毛细血管及神经的结缔组织。

2. 皮脂腺

皮脂腺是一种全浆分泌腺，没有腺腔，整个细胞破裂即成为分泌物，皮脂腺与毛囊关系密切，皮脂腺导管大多数开口于毛囊漏斗部。少数皮脂腺与毛囊无关，直接开口于皮肤或黏膜的表面，如唇红缘的皮脂腺直接开口于黏膜表面的 Fordyce 点。不论与毛囊有无关系，其结构基本相同，即为腺体及导管两部分。皮脂腺是全分泌腺，皮脂腺细胞自身脂肪脂化之后形成脂质而分泌，脂质成分中最多的是三磷酸甘油酯，该成分经过皮脂腺导管向表皮排泄过程中分解成为二磷酸甘油酯、单磷酸甘油酯。在游离脂肪酸中持有 C12~C16 者发炎性最强，有C16~C18 者形成粉刺的作用最明显。皮脂腺的发育及分泌活动主要受雄激素的影响，它并不直接受神经的支配。

3. 汗腺

小汗腺，除唇红缘、包皮内侧、龟头、小阴唇、阴蒂及甲床外，小汗腺遍布全身。小汗腺由盘曲的分泌腺、盘曲的真皮导管、垂直的真皮导管及螺旋形表皮内导管所组成。腺体：由腺细胞、肌上皮细胞和基底膜带组成，中央有腺腔。腺细胞依据染色特点而分为暗细胞和透明细胞两种。主要是依据染色特点而分的。肌上皮细胞呈梭形，排列成一层，位于腺细胞与基底膜带之间。基底膜带位于肌上皮细胞外围，PAS 反应为阳性。

大汗腺，仅见于腋窝、乳晕、脐周、肛周和外阴部。腺体：由腺细胞、肌上皮细胞、基底膜带所构成。腺细胞形态不一，随其分泌活动而改变，大致有圆柱形、立方形和扁平形等，三种细胞的高度随分泌不同阶段而异，越活跃细胞越高。分泌时细胞质顶端脱落至管腔内，所以称为顶浆分泌或断头分泌。导管：与小汗腺相同。

4. 甲

甲包括甲板、甲根及包绕它的组织。甲板由角化的细胞组成。甲根是指甲母即甲母质细胞所在的区域。甲半月的远端是甲床与甲母的分界线。甲板与甲床黏着十分牢固，在甲板的腹侧与甲床间有许多纵行的沟及峭，使得甲床与其下方真皮结缔组织与甲板牢固地黏着。

（五）皮肤的血管、神经与肌肉

1. 血管系统

动脉和静脉分别在真皮和皮下组织交界处，乳头下层和乳头层之间形成两个血管网；从肌膜上形成血管网的动脉上行至真皮深层的血管网，再向上行至乳头下层血管网，从这里变成终末细动脉再上行至乳头层，形成毛细血管襻（capillary loop），之后变成毛细血管网静脉段，进入乳头下层的静脉网，再下行经过真皮深层的静脉性血管网到达下方的皮静脉。

2. 淋巴系统

皮肤的淋巴管分别在乳头下层、真皮深层形成浅网和深网，淋巴管收集流动在表皮、真皮、皮下组织中所有细胞间、纤维间的淋巴液，并与所属淋巴结相联系。

3. 神经系统

由知觉神经和自主神经所组成，知觉神经在真皮深层和乳头下层分别形成神经丛，再上行进入乳头。

（1）知觉神经　游离神经末梢分布在真皮上层、乳头层和毛囊周围，管痛觉。终末小体有：①Merkel 细胞；②Meissner 小体（触觉、压觉）；③Vater pacini 小体（振动感）；④Krause 小体（冷觉）；⑤Ruffini 小体（温觉）。

（2）自主神经　皮肤的自主神经为交感神经的节后纤维，与知觉神经成为一个神经束而分布于汗腺、立毛肌、血管等处。立毛肌、血管受肾上腺素作用的神经支配，小汗腺受胆碱（choline）作用的神经支配。

4. 皮肤的肌肉

主要为平滑肌。①立毛肌：始于真皮上层，斜行附着在毛囊的毛囊隆起部分，收缩时皮肤上起鸡皮疙瘩。②肉样肌：阴囊、乳腺之平滑肌。③颜面表情肌属于真皮内的横纹肌。

三、皮肤的作用

1. 屏障作用

人体正常皮肤有两方面的屏障作用：一方面保护机体内各种器官和组织免受外界环境机械性刺激，如对摩擦、牵拉、冲撞等有一定防护能力。物理性刺激，如对光吸收能力，对低电流有一定阻抗能力。角质层对化学性刺激有一定防护能力，对生物损伤有防护作用。另一方面防止组织内的各种营养物质、电解质和水分丧失。

2. 感觉作用

（1）瘙痒　痒感是由于对痛点施加轻微持续性刺激时经脊髓前侧索、视床传到大脑皮质而感到发痒；接受痒的纤维分布在表皮和真皮的交界处，痒点与纤维多的地方相一致。引起痒感的化学物质有组胺、氨基酸、多肽、乙酰胆碱、蛋白分解酶等，机械的刺激也可使皮肤发痒。上述物质可以单独起作用，也可以是几种物质同时起作用。

（2）触觉和压觉　触、压觉由 Meissner 小体（无毛部）和 Merkel 细胞（有毛部）受理，由有髓神经纤维传导。

（3）运动感觉　由 pacini 小体受理，如变形、振动的感觉。

（4）温觉和冷觉　温点和冷点点状存在于皮肤和黏膜，冷点多于温点，皮肤温度低于 20℃或高于 40℃时即产生温觉感。

（5）疼痛　疼痛有三种：刺痛、烧灼痛、剧痛。刺痛由 Aδ 神经纤维、烧灼痛由无髓的 C 纤维引起。

3. 调节体温作用

皮肤是散发热量的一个重要组成部分，它主要通过以下 4 种方式达到调节体温的作用：①辐射散热，可以散发热量的 60%。②对流散热，散热多少和外界温度变化有关，外界温度升高时，对流散热增强。③蒸发散热，和皮肤上水分蒸发有关系。④传导散热，大约可以散发热量的 9%。

4. 吸收作用

皮肤有吸收外界物质的能力，称为经皮吸收，主要通过三个途径吸收外界物质，即角质层、毛囊皮脂腺和汗管口。皮肤吸收作用对维护身体健康是不可缺少的，并且是现代皮肤科外用药物治疗皮肤病的理论基础。

5. 分泌和排泄作用

包括皮脂分泌、小汗腺发汗和大汗腺发汗。小汗腺发汗又分为感觉性发汗和非感觉性发汗，前者是由于温热、精神刺激引起的发汗，后者是意识不到的水分蒸发，一天约为 $600\sim700ml$。大汗腺受肾上腺素能及胆碱神经支配，情绪激动时分泌含有较多蛋白质和脂质的乳白色、黏稠的分泌物。

6. 黑色素的生成和代谢作用

黑色素是由黑色素细胞产生的，成熟的黑色素细胞主要分布于表皮的基层内。全身皮肤内约有 400 万个黑色素细胞，黑色素细胞属于表皮树枝状细胞体系，其细胞质内有黑色素小体，它是形成黑色素的主要地方。黑色素可以分为：①优黑色素，是丙氨酸及酪氨酸氧化作用后的产物，主要分布于动物皮肤处。②脱黑色素，是一种光感性色素。③异黑色素，是邻苯二酚被氧化作用后的产物。黑色素代谢受交感神经和内分泌的影响，如下丘脑产生一种促黑色素细胞激素抑制因子（MIF）有拮抗促黑色素细胞激素的作用，使黑色素减少。脑垂体中叶分泌促黑色素细胞激素（MSH）可以使黑色素增多。其他性腺，甲状腺可使黑色素增多，肾上腺可以使黑色素减少。

7. 上皮角化作用

角化是表皮细胞的最重要功能之一。角质细胞是由基底细胞逐渐移行到角质层时形成的，由圆锥形细胞演变成扁平形细胞，没有细胞核，这个演变所需的时间为生长周期，约需 $3\sim4$ 周，各层细胞转换时间是不同的，故又称为表皮换新率。角质细胞的细胞质呈网眼状，其中含有大量的角蛋白。角蛋白可以分为：①硬角蛋白，主要存在于毛发、指（趾）甲处。②软角蛋白，主要存在于皮肤角质层内。用 X 射线衍射仪检查，根据角蛋白的空间结构形式，可分为 α-角蛋白及 β-角蛋白。影响角化的因素有环磷腺苷（cAMP）、环磷鸟苷（cGMP）、前列腺素、表皮生长因子、表皮抑素、维生素 A 等，都可以影响角朊细胞的增殖与分化。

**本章
小结**

感觉器是机体感受刺激的装置，是感受器及其附属结构的总称。感受器的功能是感受机体内、外环境的相应刺激并将之转换为神经冲动。视器由眼球和眼副器两部分组成。眼球具有屈光成像和将光的刺激转换为神经冲动的作用。眼副器位于眼球周围或附近，包括眼睑、结膜、泪器、眼球外肌以及眶筋膜和眶脂体等。耳包括前庭器和听器两部分结构，按部位可分为外耳、中耳和内耳三部分。外耳和中耳是收集和传导声波的结构，内耳是耳的主要部分，由骨迷路和膜迷路组成，膜迷路套在骨迷路内，二者之间的间隙充满外淋巴，膜迷路为一封闭的管道系统，管内充满内淋巴。内、外淋巴互不相通。位觉、听觉感受器即位于膜迷路内。皮肤覆盖于人体表面，由表皮和真皮组成，是人体最大的器官，具有保护、吸收、排泄、感觉、调节体温及参与物质代谢等功能。

重要知识点学习指导 10

目标测试 10

参考答案 10

爱国担当："沙眼衣原体之父"汤飞凡精神解读

汤飞凡先生，系中国第一代医学病毒学家，世界著名微生物学家、世界"衣原体之父"。他对中国生物制品事业的发展做出不可磨灭的功绩。他在抗日战争期间和抗日战争胜利后两次重建中国最早的生物制品机构——中央防疫处，并创建了中国最早的抗生素生产研究机构和第一个实验动物饲养场。中华人民共和国成立后，他主持组建了中国最早的生物制品质量管理机构——中央生物制品检定所。为了纪念汤飞凡的伟大成就，我们国家发行了一枚纪念邮票，邮票上的图像是汤飞凡教授的头像（见图10-11），让其永远活在人民的心中。

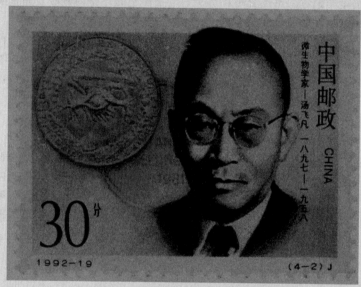

图 10-11　汤飞凡和他的金质奖章图

1929年，面对祖国的召唤，汤飞凡博士放弃哈佛大学提供的优厚条件，毅然决然回国，投身医学科学领域后，他捐出自己的显微镜，创建了中央大学医学院（今复旦大学医学院）细菌系。 1938年，在科研条件极其困难的情况下，带领团队研制出我国第一批青霉素，生产出大批疫苗、血清，有力地支援了抗日战争。新中国成立后，汤飞凡负责筹建了国家卫生部生物检定所，主持制定了我国第一部《生物制品及检定规程》。发现"沙眼衣原体"，解决了半个多世纪以来关于沙眼病原的争论。他推行乙醚杀菌处理法，使我国在1960年就消灭了天花，比全世界提前16年。鉴于他在医学微生物学的突出贡献，1981年国际沙眼防治组织追赠颁发给汤飞凡先生"沙眼金质奖章"。汤飞凡先生的那种爱国热情，那种在医药学研究道路上不畏困难、勇于担当的精神会永远激励我们这些医药工作者在探索的道路上不断向前。

第十一章　神经系统

学习目标

1. 掌握神经系统的分类和常用术语；脊髓、脑干、端脑的外形和内部结构；脑和脊髓的被膜、脑血管和脑脊液循环。

2. 熟悉突触的结构和信息传递；小脑、间脑的外形；脊神经前支和脑神经的分布；交感和副交感神经。

3. 了解神经元的分类、神经递质；小脑的内部结构；脊髓的血管和血脑屏障传导通路；反射和条件反射；大脑半球的语言功能、学习与记忆功能以及睡眠。

写在前面　　　如何提高记忆力？

　　人人都想提高记忆力，提高学习效率，那就需要知道我们的大脑是如何工作的才行，让我们一起来学习神经系统吧。

第一节　神经系统的解剖结构

一、神经系统的分类和常用术语

1. 神经系统的分类

　　神经系统按其位置和功能分为中枢神经系统和周围神经系统（图11-1）。中枢神经系统包括脑和脊髓，分别位于颅腔和椎管内。周围神经系统是中枢神经系统以外的所有神经成分。周围神经系统按其与中枢系统的连接关系的不同，分为与脑相连的脑神经和与脊髓相连的脊神经。按其在周围分布的部位不同，分为躯体神经和内脏神经。按其功能可分为感觉（传入）神经和运动（传出）神经。内脏运动（传出）神经称为自主神经系，又称为植物性神经系，分为交感神经和副交感神经两大类。

2. 神经系统的常用术语

　　组成神经系统的基本结构单位是神经元，神经元有胞体和突起，因部位和排列方式的不同给予不同的术语。

　　（1）灰质和白质　在中枢神经系统中，神经元胞体和树突聚集处，新鲜时色泽灰暗，在大脑

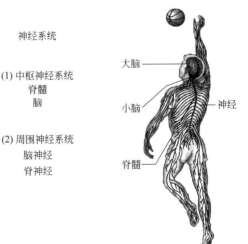

神经系统

(1) 中枢神经系统
　　脊髓
　　脑

(2) 周围神经系统
　　脑神经
　　脊神经

大脑

小脑

神经

脊髓

图11-1　神经系统的概况

和小脑处称灰质。在大脑和小脑，灰质分布于它们的表面，分别称大脑皮质（皮层）和小脑皮质（皮层）。在中枢神经系统中，神经元轴突聚集处，因其表面的髓鞘色泽亮白，称白质。在大脑和小脑，白质分布于皮质的深层，称髓质。

（2）神经核与神经节　形态和功能相似的神经元胞体聚集成的灰质团块，位于中枢神经系统内称神经核；位于周围神经系统内称神经节。

（3）在中枢神经系统中，由起止和功能基本相同的神经纤维聚集成的束，称纤维束和传导束；在周围神经系统中，神经纤维聚集成粗细不等的条索状结构，称神经。

二、脊髓和脊神经

（一）脊髓

1. 脊髓的位置和外形

脊髓位于椎管内，其上端平枕骨大孔处与延髓相连，下端在成人平第 1 腰椎体下缘，新生儿可达第 3 腰椎下缘。成人脊髓长 40～45cm，呈前后略扁的圆柱形。脊髓全长有两个膨大，上端的为颈膨大，连有分布到上肢的神经；下端的为腰骶膨大，连有分布到下肢的神经。脊髓末端变细呈锥形，称脊髓圆锥，脊椎圆锥的下端延续为无神经组织的终丝，附于尾骨（图 11-2）。

脊髓表面有纵贯全长的 6 条沟和裂，位于前面正中的称前正中裂，较深；位于后面正中的称后正中沟，较浅，它们将脊髓分为左右对称的两部分。前正中裂和后正中沟的两侧，各有一条浅沟，分别称前外侧沟和后外侧沟，沟内分别连有 31 对脊神经的前根和后根。前、后根在出椎间孔处汇合成脊神经，每条脊神经后根上，都有一个膨大的脊神经节。脊神经共有 31 对，每对脊神经所连的一段脊髓，称一个脊髓段。因此脊髓相应分为 31 个节段，即 8 个颈节、12 个胸节、5 个腰节、5 个骶节和 1 个尾节。

2. 脊髓的内部结构

脊髓主要由灰质和白质两部分组成，各节段的内部结构

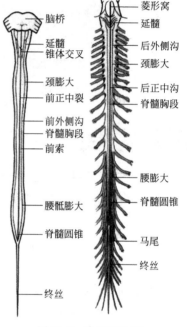

图 11-2　脊髓的外形

大致相似。在脊髓横切面上，中央有一小孔称中央管，纵贯脊髓全长，其周围为"H"形的灰质，灰质的四周是白质（图 11-3）。

（1）灰质　在横切面上呈"H"形，左、右对称。每一侧灰质向前突出的宽而短的部分，称前角（柱），内含躯体运动神经元胞体；向后突出的部分狭长，称后角（柱），内含与感觉传导有关的联结神经元胞体，在脊髓第 1 胸节～第 3 腰节，前角与后角之间有向外突出的侧角（柱），内含交感神经元胞体，脊髓第 2～4 骶节虽无侧角，但在相当于侧角的部位含副交感神经元胞体，称骶副交感核。

（2）白质　脊白质排列在灰质周围，借脊髓表面的沟、裂分为两侧前外侧沟之间的前索、前外侧沟与后外侧沟之间的外侧索、两侧后外侧沟之间的后索。各索都由多个纵行纤维束组成。起自脊神经节或脊灰质后角，将脊神经传入的感觉冲动传至脑的称上行传导束，有传导躯干、四肢本体觉和精细触觉的薄束、楔束，二者位于后索内；传导躯干和四肢痛、温度、触（粗）压觉的脊髓丘脑束等，位于外侧索和前索内。起自脑的不同部位，下行止于脊髓各节段，将脑发出的冲动传至脊髓的称下行传导束，其管理骨骼肌随意运动的皮质脊髓侧束和皮质脊髓前束，分别位于外侧索和前索中；以及调节肌张力、肌群间活动的红核脊髓束，位于外侧索内。

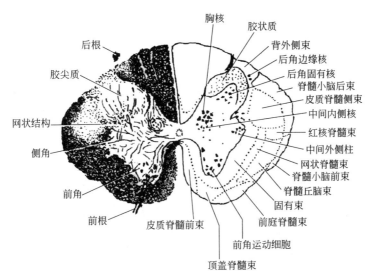

图 11-3 脊髓的内部结构

（二）脊神经

脊神经共 31 对，其中颈神经 8 对、胸神经 12 对、腰神经 5 对、骶神经 5 对、尾神经 1 对。每条神经都由前根和后根在出椎间孔处汇合而成。脊神经出椎间孔后立即分为前支、后支、脊膜支和交通支。神经前支较粗大，除胸神经前支在胸、腹部保持明显的节段性分布外，其余前支先相互交织形成神经丛，再由丛发出分支分布到头颈、上肢和下肢。神经丛的形态和分布已失去明显节段性。脊神经丛有：颈丛、臂丛、腰丛、骶丛。

1. 颈丛

由第 1～4 颈神经的前支组成，位于胸锁乳突肌的深面，发出皮支和肌支（图 11-4）。皮支自胸乳突肌后缘中点的附近，穿深筋膜浅出，呈放射状走向颈侧后外侧部、耳部及肩部，分布于相应区域的皮肤。肌支主要是膈神经，膈神经是混合性神经，其运动纤维支配膈，感觉纤维主要分布于胸膜、心包下中心腱的腹膜，右膈神经的感觉纤维还分布于肝、胆囊、胆道。

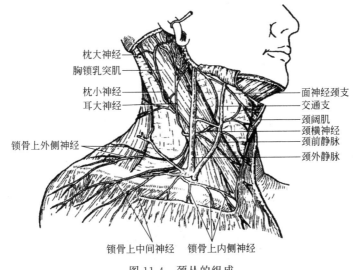

图 11-4 颈丛的组成

2. 臂丛

由第 5～8 颈神经前支和第 1 胸神经前支的大部分纤维组成，穿斜角肌间隙，行于锁骨下动脉的后部至骨后方入腋窝，从外、后、内三方包绕腋动脉。臂丛的分支主要有胸背神经、胸长神经、腋神经、肌皮神经、正中尺神经、桡神经等，分布于胸、背浅层肌（斜方肌除外）以及上肢肌和皮肤（图 11-5）。

3. 胸神经前支

胸神经前支共 12 对，除第 1 对大部分参加臂丛，第 12 对小部分参加腰丛外，其余各对均不形成丛。

第 1～11 对胸神经前支，称肋间神经，行于相应的肋沟内；第 12 对称肋下神经，行于第 12 肋下方。胸神经前支的肌支分布于胸腹壁肌，皮支在胸、腹壁皮肤的分布有明显的节段性，按神经序数自上而下依次排列。

T_2 相当于胸骨角平面；T_4 相当于乳头

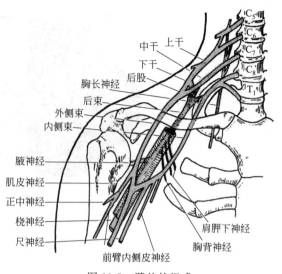

图 11-5　臂丛的组成

平面；T_6 相当于剑突平面；T_8 相当于肋弓下缘平面；T_{10} 相当于脐平面；T_{12} 相当于耻骨联合与脐连线的中点平面。临床上椎管内麻醉时，亦可依据痛觉丧失平面来判断麻醉平面的高低。脊髓损伤时可根据感觉障碍平面的高低，对脊髓损伤节段进行定位。

4. 腰丛

由第 12 胸神经前支的一部分及第 1～3 腰神经前支全部和第 4 腰神经前支的一部分组成肌的深面，除发出肌支支配髂腰肌和腰方肌外，还发出分支分布于腹股沟区及大腿的前部和内部。主要分支有髂腹下神经、髂腹股沟神经、股神经、闭孔神经、生殖股神经。

5. 骶丛

由第 4 腰神经前支的一部分和第 5 腰神经前支聚成腰骶干，再与全部骶、尾神经前支组成，是全身最大的脊神经丛（图 11-6）。位于盆腔后壁、梨状肌前面、髂内动脉的后方。分支布于盆壁、臀部、会阴、股后部、小腿以及足。其主要分支有臀上神经、臀下神经、阴部神经、坐骨神经。

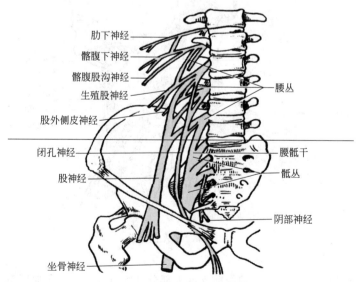

图 11-6　腰、骶丛的组成

三、脑和脑神经

（一）脑

脑位于颅腔内，可分为端脑、间脑、小脑、脑干（中脑、脑桥、延髓）4部分（图11-7）。

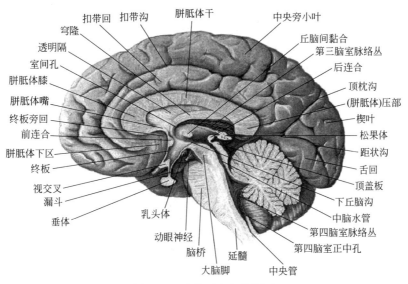

图 11-7　脑的正中矢状断面

1. 脑干

脑干位于颅后窝枕骨大孔前上方的斜坡上，上接间脑，下续脊髓，背侧与小脑相连。脑干自上而下分为中脑、脑桥和延髓3部分。延髓、脑桥与小脑之间的室腔称为第四脑室，中脑内的管腔称中脑水管。

（1）脑干的外形

① 腹侧面　延髓上部膨大，下部缩细，表面有与脊髓相续的同名沟、裂。上部前正中裂的两侧各有纵行隆起称锥体，它由大脑皮质到脊髓的皮质脊髓束（又称锥体束）构成（图11-8）。自锥体下端起，皮质脊髓束的大部分纤维左右交叉，构成锥体交叉。锥体外侧前外侧沟，连有舌下神经根，再外侧从上至下依次是舌咽神经根、迷走神经根、副神经根。延髓与脑桥之间有明显的沟，称延髓脑桥沟。沟内自内向外依次有展神经根、面神经根和前庭蜗神经根。

脑桥腹侧面宽阔膨隆，称基底部，正中有纵行浅沟，称基底沟。基底部的两侧逐渐缩窄与背侧小脑相连。在脑桥基底部，有较粗的三叉神经根。

中脑腹侧面有一对柱状结构，称大脑脚。两脚之间的凹窝，称脚间窝，窝内连有动眼神经根。

② 背侧面　延髓背侧面下部、后正中沟两侧各有两个纵行隆起，内侧的称薄束结节，外侧

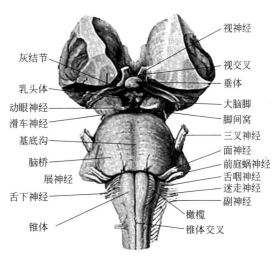

图 11-8　脑干的腹侧面

的称楔束结节，深面分列有薄束核和楔束核（图 11-9）。延髓上部和脑桥共同形成菱形的四边，称菱形窝，是第四脑室底部。中脑背侧面有上、下两对隆起。上方的一对称上丘，与视觉反射有关。下方的一对称下丘，与听觉反射有关。在下丘的下方有滑车神经根穿出。

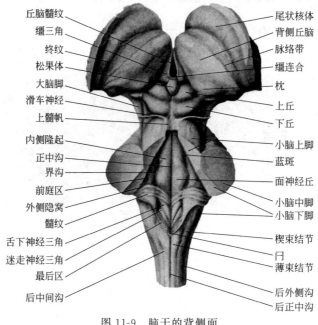

图 11-9　脑干的背侧面

（2）脑干的内部结构　脑干的内部是由灰质、白质和网状结构构成。

脑干的灰质为分散的神经核团，大致分为两类。一类与脑神经有关的称脑神经核。其名称与大脑的脑神经的名称一致，如与滑车神经相连的滑车神经核。各脑神经核的位置与其相连脑神经的连脑部位大致相对应。另一类与脑神经不直接相关，称非神经核，作为脑干低级中枢或上、下行传导束的中继站，如延髓的薄束核、楔束核，与本体觉和精细触觉冲动的传导有关。

脑干的白质主要由纤维束构成。其中上行传导束有脊髓丘脑束（脊髓丘系）、内侧丘系、三叉丘系。脑干网状结构位于脑干中央区域，神经纤维纵横交织，其间散布大量大小不等的细胞核团，与中枢神经系统的各部有广泛联系，是非特异性投射系统的结构基础。

2. 小脑

（1）小脑的位置和外形　小脑位于颅后窝内，脑干的背侧，上面被大脑半球所覆盖。脑干和小脑之间为第四脑室。小脑的两侧部膨隆，称小脑半球，中间部缩窄称小脑蚓。小脑的上面较平坦，下面正中部凹陷，内侧近枕骨大孔处有椭圆形隆起，称小脑扁桃体（图 11-10）。小脑以原裂和后外侧裂为界，可分为三叶，分别为绒球小结叶（原小脑）、前叶（旧小脑）和后叶（新小脑）。

（2）小脑的内部结构　小脑表面被覆薄层灰质，称小脑皮质；皮质深面是白质，称小脑髓质；在髓质深部藏有 4 对神经核，称小脑核，其中最大的是齿状核。

3. 间脑

间脑位于中脑的前上方，大部分被大脑半球所掩盖。间脑主要包括背侧丘脑、后丘脑和下丘脑等。间脑的室腔称第三脑室。

（1）背侧丘脑　又称丘脑，位居间脑的背侧部，是一对卵圆形的灰质块。它被"Y"形的白质板分隔为三部分：前核群、内侧核群和外侧核群。

（2）后丘脑　在背侧丘脑的后下方，为左、右各一对隆起。位于内侧的称内侧膝状体，为听觉传导的中继核（皮质下听觉中枢）；位于外侧的称外侧膝状体，为视觉传导的中继核（皮质

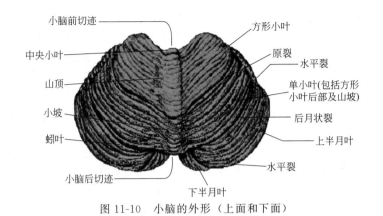

图 11-10 小脑的外形（上面和下面）

下视觉中枢）。

（3）下丘脑 位于背侧丘脑的前下方，由前向后包括视交叉、灰结节，灰结节向下移行为漏斗，漏斗下端接垂体，灰结节后方为一对乳头体。下丘脑内部结构复杂，含多个重要核群，包括视上核、室旁核等。

4. 端脑

端脑又称大脑，是脑的高级部位。位于整个脑的最上端，略呈半球状，顶与四周部分外贴颅骨，下方笼盖在间脑、中脑和小脑的上面。端脑包括左、右大脑半球。每个半球被覆表面的灰质叫大脑皮质，由于有迂曲的沟回，故其表面积很大，可达 $2200cm^2$，皮质的深层是髓质。在髓质中端脑的空腔是侧脑室，埋在髓质中的核团叫基底神经节。两侧大脑半球之间的深裂，称大脑纵裂。端脑与小脑之间的裂，称大脑横裂。

（1）大脑半球的外形和分叶 大脑半球的表面凹凸不平，满布深浅不同的沟，沟与沟之间是隆起的。每侧大脑半球都可分为上外侧面、内侧面和底面，并借三条叶间沟分为五叶。大脑半球的叶间沟：侧沟位于大脑半球的上外侧面，是一条自前下斜向后上行走的深沟；中央沟位于大脑半球的上外侧面，自半球上缘中点的稍后方向前下斜行，几乎达外侧沟；顶枕沟位于大脑半球内侧面的后部，自胼胝体后端的稍后方斜向后上，并略延至上外侧面。借此三沟将半球分成的五叶是：额叶位于外侧沟之上，中央沟的前方；顶叶位于外侧沟的上方，中央沟与顶枕沟之间；枕叶位于外侧沟的后方；颞叶位于外侧沟的下方，枕叶的前方；岛叶隐于外侧沟的深处，被额叶、顶叶、颞叶所掩盖，略呈三角形（图 11-11）。

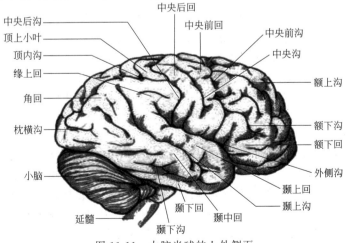

图 11-11 大脑半球的上外侧面

在大脑半球的上外侧面，位于中央沟的前方且大致与其平行的中央前沟，两沟之间的脑回，称中央前回。自中央前沟的中部向前发出上、下两条大致与半球上缘平行的沟，分别称额上、下沟，它们将额叶中央前回之前的部分分为额上、中、下回。位于中央沟的后方且大致与其平行的中央后沟，两沟之间的脑回，称中央后回。自中央后沟后方有一条大致与半球上缘平行的沟，称顶内沟，它将中央后回以后的部分分为顶上小叶、顶下小叶，顶下小叶围绕外侧沟末端的称缘上回，围绕颞上沟末端的称角回。外侧沟下方，两条大致与外侧沟平行的颞上、下沟，将颞叶分为颞上、中、下回。在颞上回的后部、外侧沟的下壁处，有数条斜行的短回，称横回。

在大脑半球的内侧面，位于胼胝体背侧和头端的脑回，称扣带回。扣带回背侧的中部有中央前、后回在半球内侧面的延续部，合称中央旁小叶。自胼胝体后端的下方开始，有一弓形伸入枕叶的沟，称距状沟，距状沟的前下方，自枕叶向前伸入颞叶的沟，称侧副沟。侧副沟前部的上方为海马旁回。海马旁回前端向后返曲的部分，称钩。扣带回、海马旁回和钩等环绕大脑内侧缘、间脑、脑干，总称为边缘叶。

在大脑半球的下面，在额叶下方有一对椭圆形的嗅球，它的后端缩窄延伸成嗅束，与嗅觉传导有关。

（2）大脑半球的内部结构　大脑半球表面的灰质层，即大脑皮质；深部的白质，即大脑髓质；藏于髓质的灰质团块，称基底核；大脑半球内的室腔，称侧脑室。

① 大脑皮质的功能定位　大脑皮质是神经系统的最高级中枢，神经元数目约 140 亿个，分层排列，各层神经元之间的联系非常复杂。在皮质不同部位，各层厚度、细胞形态和纤维联系等存在差异，其实质反映了功能上的区别。在人类长期的进化过程中，大脑皮质的不同部位逐渐成为接受某种刺激、完成相应功能活动的相对区域，称为大脑皮质的特定功能区（中枢）。

a. 躯体运动区　主要位于中央前回和中央旁小叶前部，特点是：ⅰ. 左右交叉，管理对侧半身骨骼肌的随意运动；ⅱ. 上下倒立，身体各部在此区的对应定位关系，犹如一个倒置的人形，但头面部是正立的；ⅲ. 身体各部在此区所占面积的大小与体表面积不成正比，而与功能的精细、复杂程度成正比（图 11-12）。

b. 躯体感觉区　主要位于中央后回和中央旁小叶后部，特点是：ⅰ. 左右交叉，接受对侧半身感觉冲动；ⅱ. 上下倒立，传导对侧冲动的纤维在此区的投影，亦呈一个倒置的人形，但头面部仍正立；ⅲ. 身体各部在此区所占面积的大小不与体表面积成正比，而与感觉的灵敏程度成正比（图 11-13）。

c. 视区　位于半球内侧面枕叶距状沟上、下缘。一侧视区接收同侧眼颞侧和对侧眼鼻侧视网膜传来的视觉信息。

d. 听区　位于颞横回。每侧接受双侧螺旋器的听觉冲动。

② 基底核　位于大脑髓质的一群灰质团块，共有 4 对：尾状核、豆状核、杏仁体和屏状核。尾状核"C"字形，分头、体、尾。杏仁体连于尾状核的尾。屏状核位于岛叶皮质深面，呈片状。豆状核在屏深部，在水平切面上呈三角形，被两个白质薄板层分为 3 部分：外侧部最大，称壳；其余二部，称白球。尾状核和豆状核合称纹状体，其中尾状核和壳又称新纹状体，苍白球称旧纹状体。

③ 大脑半球的髓质　大脑半球的髓质大体可分为 3 种：联络纤维是联系同侧半球皮质内回与回、叶与叶之间的纤维；连合纤维是联系左、右半球的大量横行纤维，位于两半球间纵裂的底部，主要是胼胝体；投射纤维是大脑皮质与皮质下结构之间相互联系的上、下行纤维束。投射纤维除嗅觉投射纤维外，其他所有投射纤维都通过内囊。内囊是位于背侧丘脑、尾状核与豆状核之间的宽厚白质板。在端脑水平切面上，两侧内囊呈尖端向内侧的"＞＜"形。可分为 3 部：内囊前肢位于豆状核与尾状核头部之间，主要有额桥束和丘脑前辐射；内囊后肢位于豆状核与背侧丘脑之间，主要有皮质脊髓束、丘脑中央辐射、听辐射、视辐射等通过；内囊膝位于

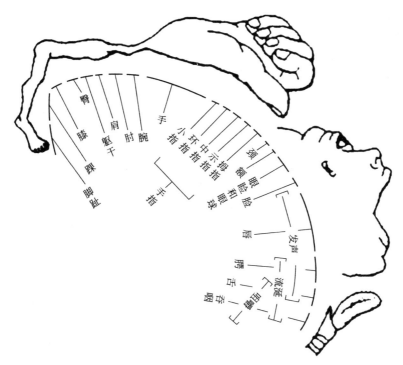

图 11-12　躯体运动区

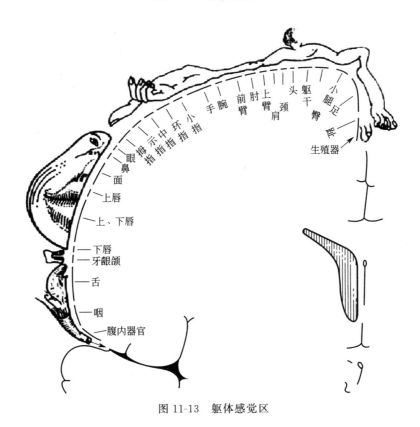

图 11-13　躯体感觉区

内囊前、后肢汇合处，主要有皮质核束通过。因此，内囊损伤时将导致三偏综合征（偏瘫、偏麻、偏盲）。

④ 侧脑室　位于大脑半球内，左、右各一，内含脑脊液。侧脑室在前部经室间孔与第三脑室相通。侧脑室内有脉络丛，是产生脑脊液的主要部位。

（二）脑神经

脑神经与脑相连，共 12 对（图 11-14）。每对脑神经所含的纤维成分不一，性质也不同。Ⅰ、Ⅱ、Ⅷ对为感觉性脑神经；Ⅲ、Ⅵ、Ⅸ、Ⅻ对为运动性脑神经；Ⅴ、Ⅶ、Ⅸ、Ⅹ对为混合性脑神经。其中，Ⅲ、Ⅶ、Ⅸ、Ⅹ对脑神经中含内脏运动副交感纤维。

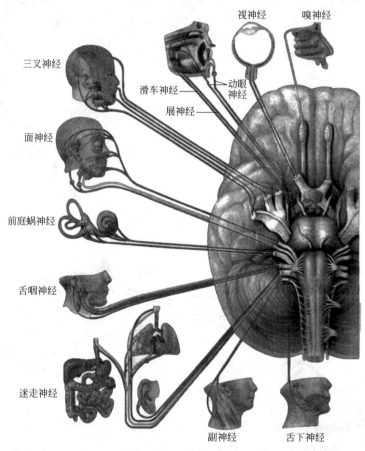

图 11-14　脑神经概况

Ⅰ嗅神经：传导嗅觉冲动。

Ⅱ视神经：传导视觉冲动。

Ⅲ动眼神经：躯体运动纤维支配上睑提肌、上直肌、下直肌、内直肌、下斜肌；内脏运动纤维（副交感神经纤维）支配瞳孔括约肌和睫状肌。

Ⅳ滑车神经：支配上斜肌。

Ⅴ三叉神经：分眼神经、上颌神经和下颌神经三支。

视神经：分布于泪腺、眼球、眼睑、前额皮肤及部分鼻黏膜。

上颌神经：分布于上颌窦、鼻腔和口腔顶的黏膜，以及上颌诸牙及牙龈，睑裂与口裂之间的皮肤。

下颌神经：是三叉神经的第三个分支，也是最大的分支。由粗大的感觉根和细小的运动根组成。

Ⅵ展神经：支配外直肌。

Ⅶ面神经：内脏感觉纤维分布于舌前 2/3 味蕾，传导味觉冲动。内脏运动纤维（副交感神经纤维）支配下颌下腺、舌下腺和泪腺的分泌。躯体运动纤维支配面肌。

Ⅷ前庭蜗神经：由前庭神经和蜗神经组成，分别传导位置（平衡）觉冲动和听觉冲动。

Ⅸ舌咽神经：内脏感觉纤维分布于舌后 1/3 的黏膜和味蕾、咽、颈动脉窦和颈动脉小球。内脏运动纤维（副交感神经纤维）支配腮腺的分泌。躯体运动纤维支配茎突咽肌支。躯体感觉纤维分布于耳后皮肤。

Ⅹ迷走神经：内脏运动纤维（副交感神经纤维）分布于颈部、胸腔、腹腔（肝、胆囊、脾、胰、肾、胃、结肠左曲以上肠管）脏器的心肌、平滑肌和腺体。内脏感觉纤维分布于颈部、胸腔、腹腔（肝、胆囊、脾、胰、肾、胃、结肠左曲以上肠管）脏器。躯体感觉纤维分布于硬脑膜、耳郭和外耳道皮肤。躯体运动纤维支配咽喉肌。

Ⅺ副神经：支配胸锁乳突肌和斜方肌。

Ⅻ舌下神经：支配舌内肌和舌外肌。

1. 硬膜

（1）硬脊膜　厚而坚韧，上附枕骨大孔边缘并与硬脑膜相延续，下端包裹终丝附于尾骨背面（图 11-15）。硬脊膜与椎管内面的骨膜之间有狭窄腔隙，称硬膜外隙。隙内有脊神经根经此隙出椎间孔，并有大量神经、淋巴管。临床上硬膜外隙麻醉就是将局部麻药注入此隙内，阻滞脊神经根的传导作用。

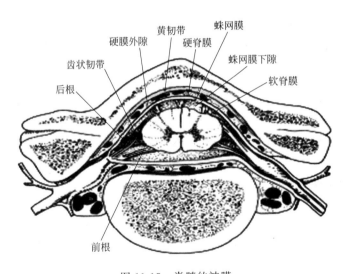

图 11-15　脊髓的被膜

（2）硬脑膜　厚而坚韧，由两层构成，外层为颅骨内面骨膜与硬膜合成。两层之间分布有硬脑膜的神经。硬脑膜与颅盖诸骨连接疏松，故当颅盖骨损伤而出血时，易使硬脑膜与颅盖骨剥离而形成硬膜外血肿。硬脑膜与颅底诸骨结合较紧，故颅底骨折时，易将硬脑膜连同蛛网膜一起撕裂，导致脑脊膜内层在某些部位向内折叠形成不同形态的结构，主要有伸入大脑纵裂之间的大脑镰和伸入大、小脑之间的小脑幕（图 11-16）。小脑幕前缘游离，称幕切迹，海马旁回及钩恰在切迹上方的两侧，当上部颅腔内有占位性病变，引起颅内压升高时，常可挤压海马旁回及钩，嵌入此切迹内，形成小脑幕切迹疝（或称海马沟回疝）。

硬脑膜的某些部位内、外两层分开，内衬内皮细胞，形成特殊的颅内静脉管道，称硬脑膜窦。较大有：上矢状窦、直窦、窦汇、横窦、乙状窦、海绵窦等。

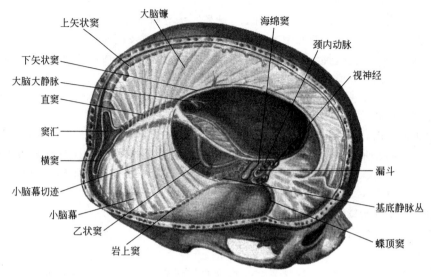

上矢状窦　大脑镰　海绵窦　颈内动脉　视神经

下矢状窦　大脑大静脉　直窦　窦汇　横窦　小脑幕切迹　小脑幕　乙状窦　岩上窦

漏斗　基底静脉丛　蝶顶窦

图 11-16　硬脑膜及静脉窦

2. 蛛网膜

蛛网膜薄而透明，缺乏神经和血管，蛛网膜与软脊髓之间有较宽的间隙，称蛛网膜下隙，隙内充满脑脊液。在脊髓下端平面以下的蛛网膜下隙特别大，称终池，内有马尾。临床上常在此部进行腰椎穿刺，以抽取脑脊液检查或注入药物。在小脑与延髓之间的蛛网膜下隙较大，称小脑延髓池。脑蛛网膜还形成许多颗粒状小突起，突入硬脑膜窦，主要是上矢状窦，称蛛网膜粒。脑脊液经蛛网膜粒渗入硬脑膜，回流入静脉。

3. 软膜

软膜为紧贴脊和脑表面的一层极薄而富血管的结缔组织膜，它深入脊髓和脑沟裂之中。在各脑室的一定部位，软脑膜及其血管与室管膜上皮相贴，共同构成脉络组织，其血管反复分支，并连同其内表面的软脑膜和室管膜上皮一起突入脑室内，构成脉络丛。脉络丛是产生脑脊液的主要结构。

（三）脑和脊髓的血液供应

1. 脑的动脉

脑动脉主要来自颈内动脉和椎动脉（图 11-17）。颈内动脉供应大脑半球前 2/3 和部分间脑；椎动脉供应大脑半球后 1/3 及部分间脑、小脑和脑干。

（1）颈内动脉　自颈动脉管入颅腔后，向前穿过海绵窦，在蝶骨前床突两侧发出眼动脉。颈内动脉主干向上分布于脑，主要分支有大脑前动脉，称前交通动脉。主干沿胼胝体的背面向后行，分布于顶枕沟以前的大部分。其起始部发出数支细小的中央支，供应豆状核和尾状核的前部及内囊前肢。

① 大脑中动脉　为颈内动脉主干的延续。它进入大脑外侧沟并沿沟向后行走，其分支分布于大脑上外侧面的大部分。在起始部发出数支中央支供应尾状核、豆状核的大部分和内囊膝、内囊后肢的前部。动脉硬化或高血压的患者，中央支较为脆弱，当情绪波动或其他原因使血压骤然增高时，可能使这些血管破裂，引起严重的内囊损伤（图 11-18）。

② 后交通动脉　在视束的下面向后行，与大脑后动脉吻合，是颈内动脉和椎动脉之间的重要吻合支。

（2）椎动脉　经枕骨大孔入颅后窝，在脑桥的基底部，左、右椎动脉合成一条基底动脉。基底动脉沿脑桥腹侧正中行走，至脑桥上缘分为左右大脑后动脉，它们分别营养左右大脑半球

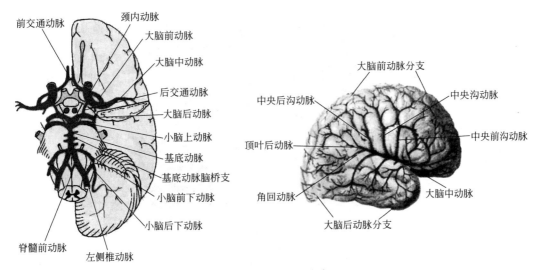

图 11-17　脑底的动脉

内侧面和下面。

（3）大脑动脉环　又称 Wills 环，由前交通动脉、两侧大脑前动脉起始部、两侧颈内动脉终末端、两侧后交通动脉和两侧大脑后动脉起始段互相连通组成。因它位于脑的底部，所以又称脑底动脉环。动脉环将两侧颈内动脉和椎动脉相互沟通，有调节脑血流的作用。

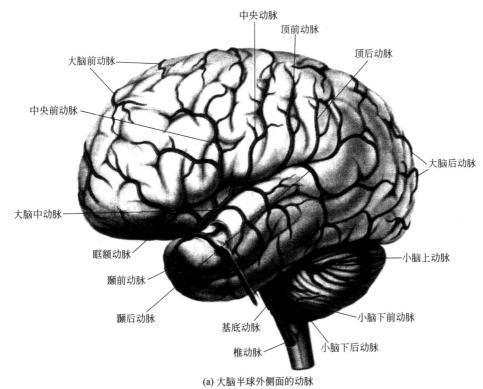

(a) 大脑半球外侧面的动脉

图 11-18

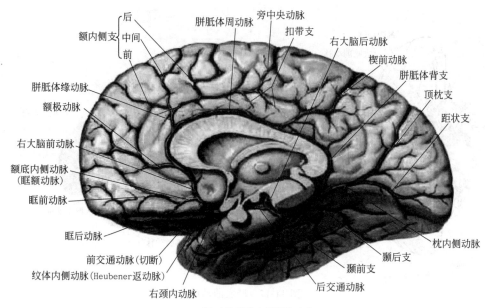

后
额内侧支 中间
前

胼胝体周动脉
旁中央动脉
扣带支
右大脑后动脉
楔前动脉
胼胝体背支
顶枕支
距状支

胼胝体缘动脉
额极动脉
右大脑前动脉
额底内侧动脉
（眶额动脉）
眶前动脉
眶后动脉
前交通动脉（切断）
纹体内侧动脉（Heubener返动脉）
右颈内动脉
后交通动脉
颞前支
颞后支
枕内侧动脉

(b) 大脑半球内侧面的动脉

图 11-18　大脑半球的动脉（内侧面和外侧面）

2. 脑的静脉

一般不与动脉伴行，可分浅、深两组。浅静脉收集皮质和皮质下髓质的静脉血，并直接注入临近的静脉窦。深静脉收集大脑深部的髓质、基底核、间脑、脑室脉络丛等的静脉血，最后汇成一条大脑大静脉，于胼胝体压部的后下方向后注入直窦。

3. 脊髓的动脉

脊髓的动脉有两个来源：一个是从椎动脉分出的脊髓前、后动脉；另一个是来自一些节段性动脉，如肋间后动脉、腰动脉、骶外侧动脉的脊髓支。

4. 脊髓的静脉

脊髓的静脉比动脉多，口径也较大，最后集中于脊髓前、后静脉，再经过前、后根静脉注入硬膜外隙内的椎内静脉丛。

（四）脑脊液及其循环

1. 脑脊液

脑脊液是各脑室的脉络丛产生的无色透明的液体。成人总量约 150ml，充满于脑室和蛛网膜下隙。脑脊液可缓冲外力冲击，减少震荡，以保护脑和脊髓，并对调节颅内压、脑和脊髓的营养供应和代谢产物的清除有很大作用（图 11-19）。

2. 脑脊液的循环

循环途径可简示如下：左右脑室→（室内孔）第三脑室→（中脑水管）第四脑室→（1个正中孔2个外侧孔）蛛网膜下隙→蛛网膜粒→上矢状窦→颈内静脉。

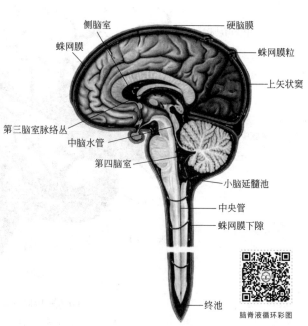

侧脑室
蛛网膜
第三脑室脉络丛
中脑水管
第四脑室
硬脑膜
蛛网膜粒
上矢状窦
小脑延髓池
中央管
蛛网膜下隙
终池

脑脊液循环彩图

图 11-19　脑脊液循环示意图

（五）血脑屏障

在中枢神经系统内，毛细血管内的血液与脑、脊髓组织细胞之间存在的一层具有选择通透性作用的结构，称血脑屏障。其结构基础是：毛细血管内皮、内皮细胞之间的紧密连接、内皮基膜、神经胶质细胞的突起包绕毛细血管所形成的胶质膜等。它们具有防止有害物质进入脑组织，维持脑组织内环境的相对稳定，保证脑组织的正常生理活动等作用。

> **小贴士** **脑脊液鼻漏**
>
> 脑脊液鼻漏是脑脊液通过颅底（顺前、中或后窝）或其他部位骨质破裂、缺损处流出，经过鼻流出体外。主要表现为间断或持续流出清亮、水样液体，早期因与血混合，液体可为淡红色。脑脊液鼻漏有多种分类方法，由于病因学影响到脑脊液鼻漏的治疗和预后，根据病因分类在临床上最有价值。根据病因脑脊液鼻漏分为创伤性和非创伤性，后者又分为先天性、自发性和肿瘤性。临床上外伤所致的脑脊液鼻漏最为常见。

第二节 神经元与反射活动的一般规律

一、神经元和神经纤维

1. 神经元

神经元是神经系统的结构和功能单位，由胞体和突起两部分构成，突起又分为树突和轴突。神经元胞体和树突的主要功能是接受其他神经元传来的刺激。轴突较长，一个神经元只有一条，外面包有髓鞘或神经膜，称为神经纤维，主要功能是将兴奋传递给其他神经元、肌肉和腺体。

2. 神经纤维传导兴奋的特征

（1）生理完整性　神经纤维只有在结构和功能两方面都保持完整时，才能正常传导兴奋。如果神经纤维受损伤或遇到麻醉、低温等情况，可因生理传导功能障碍而造成传导阻滞。

（2）双向传导　在实验条件下，刺激神经纤维的某一点，产生的动作电位可向两端同时传导，称为双向传导。

（3）绝缘性　神经干内包含有许多条神经纤维。当神经冲动沿一条神经纤维传导时，基本上不会波及邻近的纤维，这就是神经纤维传导的绝缘性，其生理意义是保证神经调节的准确性。

（4）相对不疲劳性　神经纤维具有可长时间接受刺激而不疲劳，仍然保持不衰减地传导冲动的能力，其原因是神经传导冲动耗能极少。

二、神经元之间的信息传递

神经元之间相接触并传递信息的部位称突触。突触之前的神经元称突触前神经元，突触之后的神经元称突触后神经元。突触可分为化学性突触和电突触。

1. 化学性突触

（1）突触的类型和结构　根据神经元互相接触的部位不同，突触主要分为四类（图11-20）：①轴-体突触；②轴-树突触；③轴-轴突触；④树-树突触。根据对下一个神经元功能活动的影响不同，突触又可分为兴奋性突触和抑制性突触。

经典的突触由突触前膜、突触间隙和突触后膜三部分组成（图11-21）。轴突分支末梢膨大，称突触小体，突触小体内有丰富的突触小泡，内含神经递质。突触后膜有与递质结合的相应受体。

（2）化学性突触传递过程　信息通过突触由突触前神经元向突触后神经元的传递称突触传

递。化学突触传递的主要步骤为：①动作电位由突触前神经元轴突传至神经末梢，突触前膜除极一定程度，突触前膜上电压门控 Ca^{2+} 通道开放；②细胞膜外高 Ca^{2+}，Ca^{2+} 内流，触发突触小泡前移出胞，释放神经递质进入突触间隙；③神经递质与突触后膜受体结合，改变后膜通透性，产生突触后电位；④突触后电位总和一旦达到阈电位，就可触发突触后神经元产生动作电位。

突触后电位有兴奋性突触后电位和抑制性突触后电位。

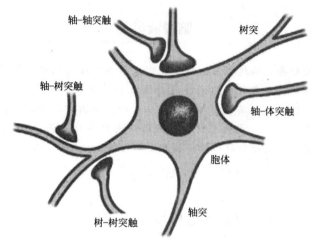

图 11-20　突触的基本类型

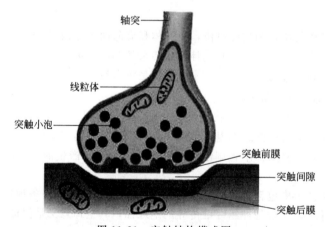

图 11-21　突触结构模式图

2. 电突触

电突触的结构基础是缝隙连接。电突触传递为双向性，传递速度快，有助于促进神经元同步化活动。

三、神经递质

神经递质的种类很多，按产生的部位分为外周神经递质和中枢神经递质两大类。

1. 外周神经递质

主要是乙酰胆碱和去甲肾上腺素，其产生部位和生理作用将在本章自主神经功能中介绍。

2. 中枢神经递质

（1）乙酰胆碱（ACh）　属兴奋性递质，分布于脊髓前角运动神经元、丘脑的特异性投射神经元、脑干网状上行激动系统、尾状核、边缘系统等。

（2）单胺类 包括多巴胺（DA）、去甲肾上腺素和 5-羟色胺（5-HT）等。此类递质就其主要作用而言是抑制性递质。DA 系统主要存在于中枢的黑质-纹状体系统。去甲肾上腺素系统的神经元主要位于脑干网状结构。5-HT 系统主要位于低位脑干的中缝核内。

（3）氨基酸类 主要是谷氨酸、γ-氨基丁酸和甘氨酸。前一种是兴奋性氨基酸，后两种是抑制性氨基酸。主要分布于脊髓、小脑和大脑皮质。

除上述 3 类主要的中枢神经递质外，还有一些神经肽如 P 物质、脑啡肽、强啡肽等，这些物质的详细作用，正待进一步研究。

四、中枢神经元及其联系、整合方式

神经调节的基本方式是反射，反射及反射弧的概念已在绪论中介绍，下面主要介绍反射活动的一般规律。

（一）中枢神经元的联系方式

在中枢神经系统内存在着数以亿计的神经元，按其在反射弧中的不同作用分为传入神经元、中间神经元和传出神经元。中枢神经元之间的联系主要有以下几种方式（图 11-22）。

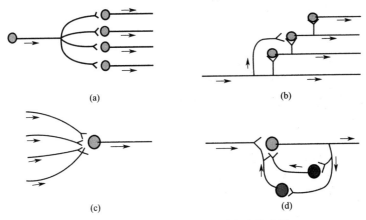

图 11-22 中枢神经元的联系方式模式图

1. 辐散式

一个神经元通过轴突末梢分支与多个神经元构成突触联系的方式（一传多），称辐散。它可以把一个神经元的兴奋同时传给许多其他神经元，使它们同时兴奋或抑制。传入通路较多见此种联系方式。

2. 聚合式

多个神经元通过轴突末梢与同一个神经元构成突触联系的方式（多传一），称聚合。由于许多神经元的末梢汇集在一个神经元上，兴奋和抑制信息在此神经元上发生总和，产生整合性的传递效果。

3. 链锁式与环式联系

在链锁式联系中，辐散式和聚合式都同时存在。兴奋通过神经元的链锁状联系，可以在空间上扩大其作用范围。环式联系是指环路中传出通路上的神经元发出侧支返回到最初被传入刺激兴奋的神经元与之形成反馈回路。它们是反馈与后发放的结构基础。

（二）中枢兴奋传导的特征

1. 单向传递

冲动在神经纤维上的传导是双向的，但通过突触时，只能从突触前神经元向突触后神经元传递，即是单向的，称单向传递。这是由于神经递质由突触前膜释放，与突触后膜相应受体结合后才实现信息的传递。这一特征保证了兴奋在中枢传布按特定的方向传递。

2. 中枢延搁

兴奋在中枢内传递比较缓慢，称中枢延搁。这是由于突触前膜除极、释放递质、递质扩散、递质与受体结合、后膜除极等过程所消耗的时间较长所致。某一反射活动在中枢内通过的突触数目越多，中枢延搁的时间就越长，反射所需时间也越长。

3. 总和

在反射活动中，单根传入纤维传入的单一神经冲动到达中枢，一般不能引起反射活动。但通过多根纤维同时把多个冲动传入同一神经元或一根神经纤维连续传入多个冲动，就能够引起反射活动，这种现象称为总和，前者称空间性总和，后者称时间性总和。当突触后电位总和达到阈电位时，突触后神经元兴奋，产生动作电位。

4. 后发放

当刺激的作用停止后，传出神经仍可在一定时间内发放冲动，使反射活动持续一段时间，这种现象称后发放。在一定限度内，刺激越强或刺激作用时间越久，则后发放持续越久。后发放可发生在环式联系的反射通路和各种神经反馈活动中。

5. 对内环境变化敏感和易疲劳性

神经递质经突触间隙由突触前膜到突触后膜，对内环境的变化及某些药物十分敏感，如 pH 改变、血液中氧分压降低、二氧化碳分压升高，麻醉药物等均可影响突触的传递。当同一中枢连续发生多次兴奋传递后，其兴奋性则将逐渐降低，发生疲劳现象。这种疲劳是中枢突触传递受到阻碍的结果，原因可能与突触前末梢递质的耗竭有关。

（三）中枢突触传递

1. 中枢突触的传递过程

（1）兴奋性突触　当突触前神经元兴奋时，冲动沿轴突传导至轴突末梢，突触前膜除极，对 Ca^{2+} 通透性增大，细胞外液中的 Ca^{2+} 进入突触前膜，促使突触囊泡向前膜移行并与之融合、破裂，释放出兴奋性递质，递质经突触间隙扩散至突触后膜，与后膜上相应受体结合，提高突触后膜对某些离子，尤其是 Na^+ 的通透性，Na^+ 流入突触后膜，使突触后膜发生局部除极，即产生兴奋性突触后电位（EFSP）。EFSP 是局部电位，当 EFSP 总和达到阈电位水平时，引起动作电位即突触后神经元兴奋。

（2）抑制性突触　冲动传至轴突末梢后，引起与兴奋性突触的相同效应，只是突触囊泡释放的是抑制性递质。此递质与突触后膜的相应受体结合后，提高膜对 K^+、Cl^-，尤其是 Cl^- 的通透性，Cl^- 流入突触后膜，使后膜超极化，形成抑制性突触后电位（IPSP），使突触后神经元呈现抑制效应。

2. 中枢抑制过程

中枢抑制过程是兴奋过程的对立，但都是一种主动的神经过程。中枢抑制可分为突触后抑制和突触前抑制两种类型。

（1）突触后抑制　是发生在突触后膜上的一种超极化抑制，是由抑制性中间神经元活动引起的。

一个兴奋性神经元先引起抑制性中间神经元兴奋，后者释放抑制性递质，使突触后神经元产生抑制性突触后电位，使突触后神经元呈现抑制效应（图 11-23）。

① 传入侧支性抑制　冲动沿传入纤维到达中枢后，除直接兴奋某一中枢的神经元外，还发出侧支兴奋另一抑制性中间神经元，通过抑制性中间神经元的活动，转而抑制相拮抗中枢的神经元，称传入侧支性抑制。其意义在于保证反射活动的协调性。如膝跳（伸肌）反射活动，在兴奋伸肌中枢的同时，通过兴奋抑制性中间神经元的作用，抑制屈肌中枢，从而完成膝跳（伸肌）反射。

② 回返性抑制　冲动沿传出纤维传出的同时，此纤维发出侧支返回原来的中枢，兴奋一个抑制性中间神经元，通过抑制性中间神经元的活动，转而抑制同一传出神经元的活动，称回返

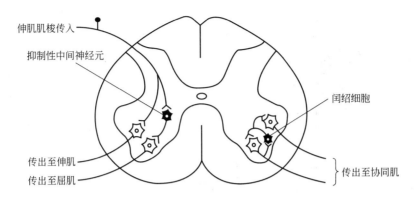

左半侧表示传入侧支性抑制，右半侧表示回返性抑制

图 11-23　传入侧支性抑制和回返性抑制示意图

性抑制。其意义在于可使神经元的活动及时终止，或使同一中枢内许多神经元的活动同步化。

（2）突触前抑制　是发生在突触前膜上的一种除极抑制，是突触前神经元释放的兴奋性递质量减少，造成突触后神经元除极幅度降低，达不到阈电位，而不能兴奋。突触前抑制多见于感觉传入途径，对调节感觉传入活动有重要作用。

第三节　神经系统的感觉功能

一、感觉传导通路

1. 躯干和四肢的本体觉及精细触觉传导通路

本体觉又称深感觉，即肌、腱、关节的感觉（位置觉、运动觉、振动觉）；精细触觉即辨别两点距离物体纹理的感觉。第一级神经元是脊神经节的假单极神经元，它的周围突分布于肌、腱、关节及皮肤精细触觉感受器，中枢突进入脊髓同侧的后索，组成薄束和楔束，两束上行至延髓分别终于薄束核和楔束核。第二级神经元是薄束核和楔束核，发出的纤维向前绕至中央管腹侧，左、右交叉，形成内侧丘系交叉，交叉后的纤维在中线的两侧折向上升，组成内侧丘系，继而向上经脑桥、中脑至背侧丘脑腹后核。第三级神经元是背侧丘脑腹后核，由此发出的纤维即丘脑中央辐射，经内囊后肢投射到大脑皮质中央后回的上 2/3 和中央旁小叶后部（图 11-24）。

头面部的本体觉冲动一般认为通过三叉神经传入，经三叉神经中脑核中继后传入背侧丘脑并上达大脑皮质，但途径尚不明确。

2. 躯干和四肢的痛觉、温觉、触（粗）觉传导通路

痛觉、温觉和触觉又称浅感觉。第一级神经元也是脊神经节的假单极神经元，它的周围突分布于躯干和四肢皮肤的痛觉、温觉及触觉感受器，中枢突经后根入脊髓，于同侧上行 1～2 个脊髓节段后，止于脊髓后角。第二级神经元是后角神经元，发出的纤维经白质前连合交叉至对侧外侧索的前部和前索折而上升形成脊髓丘脑束，经脑干终止于背侧丘脑腹后核。第三级神经元是背侧丘脑腹后核，由此发出的纤维亦加入丘脑中央辐射，经内囊后肢投射到中央后回的上 2/3 和中央旁小叶的后部（图 11-24）。

3. 头面部的痛觉、温觉、触（粗）觉传导通路

第一级神经元是三叉神经节内的假单极神经元，其周围突分别组成三分支，分布于头面部的痛觉、温觉和触觉感受器，中枢突入脑，止于三叉神经感觉核群。第二级神经元是三叉神经感觉核群，发出的纤维交叉至对侧折向上升，组成三叉丘系，伴内侧丘系上行终止于背侧丘脑

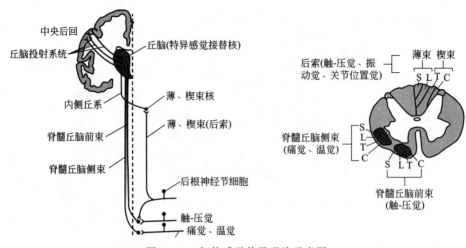

图 11-24　躯体感觉传导通路示意图

腹后核。第三级神经元是背侧丘脑腹后核，由此发出的纤维参与组成丘脑中央辐射，经内囊后肢投射到中央后回下 1/3。

4. 视觉传导通路

视网膜的感光细胞（视锥细胞和视杆细胞）受到光刺激而产生电变化，经第一级神经元即双极细胞传给节细胞。第二级神经元即节细胞，其轴突汇集成视神经。两侧视神经在蝶鞍上方、下丘脑前部形成视交叉，其中来自视网膜鼻侧半的纤维止于后丘脑的外侧膝状体。第三级神经元是外侧膝状体，由此发出的纤维组成视辐射，经内囊后肢的后部，投射到枕叶距状沟的两侧。视束的另一部分纤维止于上丘的上方。后者发出的纤维终止于双侧动眼神经副核。由此发出的纤维随动眼神经入眶，止于睫状神经节。睫状神经节发出的纤维支配瞳孔括约肌和睫状肌。这一传导路径是瞳孔对光反射的结构基础。

二、丘脑及其感觉投射系统

丘脑是由大量神经元组成的核团群，各种感觉通路（除嗅觉外）在此更换神经元后向大脑皮质投射。丘脑是感觉的中继站，并对感觉进行粗略的分析和整合（图 11-25）。

1. 特异性投射系统

人体各种感觉传入冲动（除嗅觉外）多由脊髓、脑干上行，经过丘脑感觉接替核，换元后将其纤维投射到大脑皮质的特定区域，产生特定的清晰的感觉，即称特异性投射系统。其特点是：每一传导通路只能传导一种感觉冲动，且外周感受区域与大脑皮质之间有点对点的定位关系。

2. 非特异性投射系统

特异性投射系统中的各种感觉传导途经脑干时，发出侧支与脑干网状结构的神经元构成短轴突、多突触的联系，经反复换元后上行至丘脑髓板内核群，再行换元后发出纤维弥散地投射到大脑皮质广泛区域，称非特异性投射系统。这个过程经过

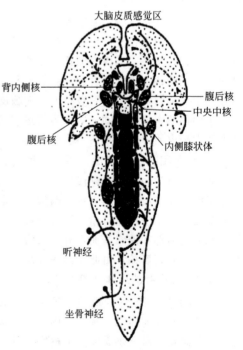

图 11-25　感觉投射系统示意图

反复换元传递，失去了传导的专一性和定位性，而且投射到大脑皮质的区域广泛，故外周感受区域与大脑皮质之间不具有点对点的关系，不再产生特定的感觉。其功能是维持和改变大脑皮质的兴奋性，使大脑保持觉醒状态，故这一系统又称上行激动系统。

三、大脑皮层的感觉分析功能

大脑皮层是各种感觉的最高级中枢。接收不同的感觉上传信号后，大脑皮质对其进行最后的分析而产生知觉与意识。大脑皮质的不同部位其感觉功能不同（详见本章第六节中"大脑皮层的语言功能"）。

1. 痛觉

痛觉是机体受到伤害性刺激时所引起的一种不愉快感觉和情绪体验。疼痛是一种防卫的反应，具有保护意义。剧烈的疼痛刺激，可引起中枢神经的调节功能障碍，严重者可致出现血压下降、心活动减弱等现象，称为"疼痛性休克"。疼痛总伴有焦虑、烦躁、恐惧等反应，故疼痛既是一种生理反应，又是心理反应。此外，疼痛的主观体验及所伴随的各种反应，常因机体所处的环境、功能状态和心理状态不同而有相当差异。

痛觉感受器是游离神经末梢，广泛存在于组织细胞之间。机械、温度和化学性刺激均能兴奋痛觉感受器。疼痛有快痛和慢痛之分。快痛的特点是感觉敏锐，定位清楚，受到刺激后约0.1s内感受到，一般伴有明显的情绪变化；慢痛的特点是感觉比较模糊，定位不精确，常在受到刺激后1s、数秒甚至数分钟后才感觉到，消退也需要一个过程，一般伴有明显的情绪反应和心血管、呼吸等内脏反应。

2. 内脏感觉和牵涉痛

内脏感觉神经元的胞体位于脊神经或脑神经的感觉性神经节内。它们的周围突随交感神经和副交感神经走行，分布于内脏及心、血管、腺体的感受器，中枢突随脊神经和脑神经进入中枢，部分参与完成内脏如排尿、排便反射等，另一部分经脑干传至大脑皮质，产生内脏感觉。内脏中无本体感受器，温觉、触压感受器也较少，有痛觉感受器，但比体表痛觉感受器分布稀疏。内脏感觉主要表现为痛觉，相比较而言，其对机械性牵拉、痉挛、缺血及炎症等刺激敏感，对切割、烧灼等不敏感，疼痛发生缓慢，定位不清。

当某些脏器发生病变时，在体表的一定区域产生感觉过敏或疼痛的感觉，这种现象称牵涉痛。例如，心绞痛时常在胸前区及左臂内侧皮肤感觉到疼痛；肝胆疾患时，右肩感到疼痛等。这种现象产生的原因不完全清楚，一般认为传导患病脏器疼痛冲动的内脏感觉神经和被牵涉区皮肤的感觉神经，进入同一脊髓节段。因此，从患病脏器传入的冲动与牵涉区皮肤的感觉冲动沿同一路径上达大脑皮质。由于平时痛觉起源于体表较多，因此，当来自内脏器官的痛觉上传到大脑皮质时，在主观上却感到是来自体表。如果患病内脏传来的冲动仅提高相应脊髓中枢的兴奋性，以致由皮肤传入的微弱冲动能使相应中枢发生兴奋，并上传入大脑产生痛觉，这样就在被牵涉的体表部位产生了痛觉过敏。临床可根据观察病情，协助诊断疾病。

第四节　神经系统对躯体运动的调节

人体各种姿势的维持和躯体的各种运动，都是在神经系统的调节和控制下，通过骨骼肌舒缩，牵动骨和关节产生运动而实现的。神经系统的不同部位在调节躯体运动过程中具有不同作用。

一、脊髓对躯体运动的调节

1. 脊髓休克

脊髓中有许多反射的基本中枢，用来完成相应的反射活动，然而完整的机体的脊髓经常处于高位中枢控制下，脊髓本身的功能不易表现出。实验动物在脊髓突然与高位脑中枢断离或失去联系后反射功能暂时丧失而进入无反应状态，这种现象称脊髓休克。

脊髓休克过后（时间长短不一），脊髓暂时丧失的反射活动逐渐得以恢复，而且有些反射活动较正常状态更为活跃，如腱反射；有些反射接收不到高位中枢的控制，如排便、排尿反射，出现大、小便失禁。

2. 牵张反射

由神经支配的骨骼肌受到外力牵拉而伸长时，反射性地引起被牵拉的同一块肌肉收缩，称牵张反射。

牵张反射的类型有：

（1）腱反射　骨骼肌受到一次快速牵拉时，引起被牵拉肌的一次快而明显的收缩，称腱反射，如髌反射。

（2）肌紧张　骨骼肌在自然重力的作用下，受到持续、缓慢牵拉时，引起该肌的紧张性收缩（即缓慢而持久的收缩），称肌紧张。肌紧张是维持躯体姿势最基本的反射。

二、脑干对肌紧张的调节

脑干网状结构对肌紧张的调节是通过起加强作用的易化区和起减弱作用的抑制区实现的。

1. 网状结构易化区及作用

脑干中央区外侧部的网状结构中，有加强肌紧张及运动的区域，称易化区。此区发出冲动，传递兴奋信息到脊髓前角运动神经元，加强其活动。

2. 网状结构抑制区及作用

延髓网状结构的腹内侧部，具有抑制肌紧张及运动的区域，称抑制区。此区发出冲动，传递抑制信息到脊髓前角运动神经元，抑制其活动。

一般情况下，易化区的活动比较强，抑制区的活动比较弱，二者互相拮抗，调节肌紧张。

3. 去大脑强直

在动物中脑的上、下丘之间横断脑干，动物出现四肢伸直、头尾昂起、脊柱挺硬等伸肌过度紧张的现象，称去大脑强直。人类中脑病变时，也呈类似表现。这是由于横断使脑干网状结构抑制区失去了高位中枢的始动作用，对肌紧张的抑制作用减弱，而易化区很少受影响，即易化作用占绝对优势，因而致全身伸肌肌紧张亢进。

三、小脑对躯体运动的调节

小脑按功能分为原小脑、旧小脑和新小脑。

1. 原小脑

即绒球小结叶，主要与前庭有联系，又称前庭小脑。主要功能是维持躯体的平衡。

2. 旧小脑

即小脑前叶，又称脊髓小脑。主要功能是调节肌紧张。

3. 新小脑

即小脑后叶，又称皮质小脑。主要功能是协调随意运动。

四、大脑皮层对躯体运动的调节

大脑皮质是躯体运动的最高级中枢，大脑皮质控制躯体运动的区域为皮质运动区（详见本章第六节中"大脑皮层的语言功能"）。大脑皮质对躯体运动的调节是通过锥体系和锥体外系下传来实现的。

（一）锥体系

锥体系主要由上、下两级运动神经元组成，其功能是管理骨骼肌的随意运动和调节精细动作。上运动神经元的胞体是中央前回和中央旁小叶前部的锥体细胞，其轴突组成下行纤维束，大部分经过延髓锥体故称锥体系（束），下行至脊髓前角的称皮质脊髓束；在脑干中陆续止于躯体运动核的称皮质核束。下运动神经元的胞体分别位于脊髓前角内和脑干躯体运动核内，前者发出的纤维组成脊神经的躯体运动纤维，后者发出的纤维组成脑神经的躯体运动纤维。

1. 皮质核束

上运动神经元是中央前回下 1/3 的锥体细胞，其纤维经内囊下降至脑干，陆续止于双侧脑神经躯体运动核，但面神经核的下部（支配睑裂以下面肌的核群）和舌下神经核，只接收对侧皮质核束的纤维。运动神经元是脑神经运动核内的神经元，它们发出的纤维组成脑神经的躯体运动纤维，支配眼外肌轮匝肌、面肌、舌肌和咽喉肌等。

由于大多数脑神经运动核受双侧皮质核束的控制，所以一侧皮质核束损伤，不致引起下运动神经元支配的骨骼肌的瘫痪；但面神经核下部和舌下神经核，因只受对侧皮质核束控制，则一侧皮质核束受损时，可引起这些下运动神经元所支配的骨骼肌瘫痪。

2. 皮质脊髓束

上运动神经元是中央前回上 2/3 和中央旁小叶前部的锥体细胞，发出的纤维经内囊后肢前部、中脑大脚、脑桥腹侧部，至延髓腹侧形成锥体，在锥体下端大部分纤维左、右相互交叉，构成锥体交叉。交叉的纤维沿脊髓外侧索下行，称皮质脊髓侧束，它沿途逐节止于同侧的前角运动神经元；不交叉的纤维在脊髓同侧的前索内下行，称皮质脊髓前束，它逐节交叉至对侧，止于颈和胸段的前角运动神经元。下运动神经元是脊髓前角运动神经元，它们发出的纤维随脊神经分布到躯干和四肢的骨骼肌。但皮质脊髓前束中有少量纤维始终不交叉，终于同侧前角运动神经元，支配躯干肌，所以躯干肌受双侧皮质脊髓束支配。

因此，一侧躯体运动区和皮质脊髓束损伤时可引起对侧的上、下肢瘫痪（硬瘫），但躯干肌运动障碍不明显。

（二）锥体外系及其作用

锥体系以外的控制骨骼肌运动的下行纤维束，称锥体外系。其主要功能是协调肌群的运动，调节肌紧张，以协助锥体系完成精细的随意运动。锥体外系由多级神经元组成，包括中央前回以外的皮质、纹状体、背侧丘脑、底丘脑、红核、黑质、脑干网状结构和小脑等结构，经广泛联系，多次换元后，终于脊髓前角内和脑神经躯体运动核内的神经元，然后经脊神经和脑神经支配相应骨骼肌而实现其功能。

第五节　神经系统对内脏活动的调节

一、自主神经系统

调节内脏、心血管、腺体感觉和运动的神经叫内脏神经，其中支配心和平滑肌的收缩、腺体分泌活动的是内脏运动神经，又称植物性神经或自主神经。内脏运动神经根据其形态结构和生理功能分为交感神经和副交感神经（图 11-26）。

（一）交感神经和副交感神经

交感神经的低级中枢位于脊髓胸 1～腰 3 节段的灰质侧角内。交感神经节靠近脊髓，按其所在部位分为椎旁节和椎前节。椎旁节对称性地位于脊柱两侧，共有 22～24 对和一个奇节。每一侧的椎旁节之间借节间纤维支相互连接，末端皆连于奇节，成串珠状，称交感干。椎前节位于脊柱的前方，包括腹腔神经节、主动脉肾神经节、肠系膜上神经节、肠系膜下神经节等，交感神经节前纤维短而节后纤维长。副交感神经低级中枢位于脑干的副交感神经核和脊髓 2～4 骶节的骶副交感核内。副交感神经节按其所在位置分为器官旁节和器官壁内节，节前纤维长而节后纤维短。

交感神经和副交感神经同属内脏运动神经，体内绝大多数内部器官都受到它们的双重支配，它们的作用往往是相反的，在形态结构和分布范围等方面亦有不同（表 11-1）。

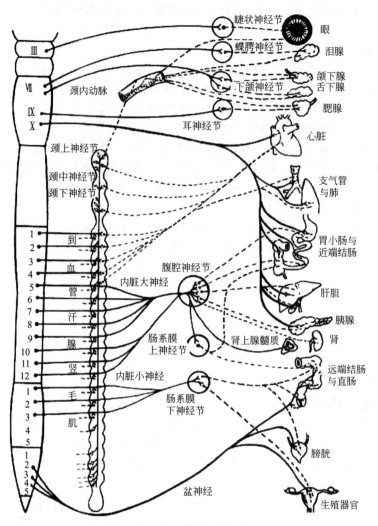

图 11-26　自主神经分布示意图

表 11-1　交感神经和副交感神经的比较

项　目	交感神经	副交感神经
低级中枢部位	脊髓胸腰部（$T_1 \sim T_{13}$）灰质侧角	脑干和脊髓骶部（$S_2 \sim S_4$）的副交感神经核
周围部神经节	椎旁节和椎前节	器官旁节或器官内节
节前、节后纤维	节前纤维短，节后纤维长	节前纤维长，节后纤维短
节前与节后神经元的比例	一个节前神经元的轴突与许多节后神经元	一个节前神经元的轴突与较少的节后神经元组成突触
分布范围	分布范围较广，分布于全身血管及胸、腹、盆腔脏器的平滑肌以及心肌，腺体及竖毛肌、瞳孔开大肌	分布范围较广，分布于全身血管及胸、腹、盆腔脏器的平滑肌以及心肌、腺体（肾上腺髓质除外）及瞳孔括约肌
对心脏的作用	心率加快，收缩力增强，冠状动脉舒张，支气管平滑肌舒张	心率减慢，收缩力减弱，冠状动脉轻度收缩
对支气管的作用	支气管平滑肌舒张	支气管平滑肌收缩

续表

项　目	交感神经	副交感神经
对消化系统的作用	胃肠平滑肌蠕动减弱,分泌减少,括约肌收缩	胃肠平滑肌蠕动增强,分泌减少,括约肌舒张
对泌尿系统作用	膀胱壁平滑肌舒张、括约肌收缩(储尿)	膀胱壁平滑肌收缩、括约肌舒张(排尿)
对瞳孔的作用	瞳孔散大	瞳孔缩小

（二）交感神经和副交感神经系统的递质和受体

内脏运动神经元的产生和释放的神经递质主要是乙酰胆碱和肾上腺素,相应受体主要分布于节后神经元和效应器细胞膜上。

1. 胆碱能纤维和受体

凡末梢释放乙酰胆碱的神经纤维,称胆碱能纤维,包括交感神经节前纤维、副交感神经节前纤维、极少数交感神经节后纤维（指支配汗腺、骨骼肌和腹腔器官的交感舒血管纤维）、全部副交感神经节后纤维;由于支配骨骼肌的躯体运动纤维末梢也释放乙酰胆碱,故从纤维性质上来说,也属于胆碱能纤维。

能与乙酰胆碱进行特异性结合的受体,称胆碱能受体。分为两种类型:毒蕈碱型受体（M受体）和烟碱型受体（N受体）。M受体分布在大多数副交感神经节后纤维所支配的效应器细胞、少数交感神经节后纤维所支配的汗腺和骨骼肌血管的平滑肌上,这些作用称毒碱样作用（M样作用）。阿托品是M受体阻断剂。N受体有两个亚型:分布在内脏神经节细胞膜（突触膜）上称N_1受体,存在于骨骼肌细胞膜上称N_2受体。箭毒可阻断N_1和N_2受体功能;六烃季铵主要阻断N_1受体功能,十烃季铵主要阻断N_2受体功能。

2. 肾上腺素能纤维和受体

凡末梢释放去甲肾上腺素的神经纤维,称肾上腺素能纤维。绝大多数交感神经节后纤维（除支配汗腺和骨骼肌血管的平滑肌的交感胆碱能纤维外）属此类。

能与肾上腺素和去甲肾上腺素进行特异性结合的受体,称肾上腺素能受体。按分布与作用不同可分为α受体与β受体,β受体又分为β_1受体和β_2受体。皮肤及黏膜、脑和肾的血管、虹膜平滑肌、唾液腺只有α受体;支气管平滑肌和睫状肌为β受体。心肌细胞上除有β_1受体外,也有α受体,但β受体的作用较明显。酚妥拉明是α受体阻断剂,普萘洛尔是β受体阻断剂。

二、各级中枢对内脏功能的调节

1. 脊髓

脊髓是某些内脏器官的低级中枢,可实现发汗、排便、排尿、血管运动等反射活动。但失去高位中枢控制后,这些反射不能完善地完成。如脊髓高位横断的患者,排便排尿反射虽可发生,但不受意识控制而出现尿失禁和粪便失禁。

2. 脑干

脑干有许多重要的内脏活动中枢。延髓有心血管活动基本中枢、呼吸基本中枢等;脑桥有呼吸的调整中枢、角膜反射中枢等;中脑有瞳孔对光反射中枢、视觉反射中枢和听觉反射中枢等。

3. 下丘脑

下丘脑是调节内脏活动的较高级中枢,把内脏活动与其他生理功能（包括躯体活动、情绪反应等）整合起来,对内分泌、体温、摄食、水平衡和情绪控制等重要的生理过程进行调节。

4. 大脑皮质

大脑皮质与内脏活动有关,引起内脏活动的皮质区域与引起躯体运动的代表区基本一致。如电刺激新皮质运动区,除引起躯体运动外,还可见到心脏活动的变化。

边缘系统有"内脏脑"之称,是调节内脏活动的高级中枢,刺激或损伤边缘系统的不同区域,可引起内脏活动的明显变化,情绪反应也受边缘系统控制,并影响着内脏活动。

第六节　脑的高级功能

一、条件反射

反射是中枢神经系统的基本活动形式。巴甫洛夫把反射分为非条件反射和条件反射。非条件反射是指机体先天固有的反射,这些反射的通路生来就有,可遗传,反射弧固定,如吸吮反射、角膜反射、膝跳反射、进食时的唾液分泌反射等。条件反射是后天获得性(习得性)的反射,这些反射是个体在生活过程中,在非条件反射基础上建立起来的反射活动(也可通过实验训练形成),如"望梅止渴",其反射弧不固定,有很大的易变性和适应性。

条件反射形成的基本条件是无关刺激与非条件刺激在时间上的反复结合。例如,给狗进食,有唾液分泌,这是非条件反射,食物为非条件刺激;给狗以铃声刺激,狗无唾液分泌。因为铃声与唾液分泌无关,是无关刺激;但若在给狗进食前,先给铃声刺激,再进食,此时有唾液分泌。如此多次结合后单独给以铃声刺激,也会有唾液分泌,这是因为铃声与食物多次结合,铃声已成为进食的信号,由无关刺激变为条件刺激,建立起条件反射。可见,条件反射的建立,实质上是无关刺激转变成条件刺激的过程,这一过程称强化。任何无关刺激经过强化后,都可成为条件刺激而建立条件反射,因而条件反射的数量是无限的。

条件反射建立后,如果只是反复使用条件刺激,不再用非条件刺激强化,一段时间后,条件反射逐渐减弱,甚至消失,称为条件反射的消退。因此,为使条件反射巩固,需要不断地强化。人们的学习过程也是一种条件反射建立的过程,要获得巩固的知识,就需要不断地强化(指不断复习巩固)。机体在生活过程中,环境在不断地改变。条件反射的建立和消退可使机体不断随环境变化而发生相应的改变,使机体能大大扩展对外界复杂环境的适应能力,机体可在某些非条件刺激尚未来到之前预先发出不同的反应。可见,条件反射可使机体具有更大的预见性、灵活性、适应性。

巴甫洛夫通过对条件反射的研究,提出两个信号系统学说。现实的具体信号(声、光及食物的颜色、形状、气味等)称第一信号。对第一信号发生反应的大脑皮质功能系统,称第一信号系统,它是人和动物共有的。语言、文字这些现实的抽象信号是现实的具体信号(第一信号)的信号,称第二信号。对第二信号发生反应的大脑皮质功能系统,称第二信号系统,第二信号系统是人类区别于动物的主要特征。人类由于有了第二信号系统的活动,便可以借助于语言文字来概括世界、表达思维,大大扩展了认识世界的能力和范围。

二、学习与记忆

学习就是机体通过神经系统不断接受环境的变化而获得新的行为习惯或称经验的过程。记忆则是信息的储存和"读"的过程,是指至少不止一次或反复多次能够回想起某种信息的思维能力。学习和记忆是两个互相联系的神经活动过程。

按信息的存储方式,记忆可分为陈述性记忆和非陈述性记忆。陈述性记忆的信息主要是客观事实、事件等。非陈述性记忆是反复尝试、缓慢积累获得的,通过熟练的行为活动来表达。

　　人类的记忆过程可分为感觉性记忆、短期记忆（第一级记忆）、长期记忆（即固定记忆或持久记忆）。长期记忆又分为第二级记忆和第三级记忆。

　　我们在学习与记忆时要防止遗忘，要根据艾宾浩斯遗忘曲线的规律来进行学习和记忆，艾宾浩斯遗忘曲线的主要内容是：学习/记忆之后，遗忘的速度是先快后慢。随着时间的推移，遗忘的"量"大致是：刚学刚记住后遗忘率是 0，20min 后会遗忘 41.8%，1h 后遗忘 55.8%，9h后遗忘 64.2%，1 天后遗忘 66.3%，2 天后遗忘 72.2%，6 天后遗忘 74.6%，31 天后遗忘78.9%。所以，在学习或记忆之后，要在 24h 内及时复习，最晚不要超过 2 天，在这个区段内稍加复习即可恢复记忆。过了这个区段因已遗忘了材料的七成以上，复习起来容易"事倍功半"。按照曲线来讲，就是：在学习和记住之后，要在 20min 后、1h 后、8h 后、1 天、2 天后、6 天后、31 天后等这些时间段再重复一遍，这样就可以把知识记得很牢，即实现长久记忆。见图 11-27、图 11-28。

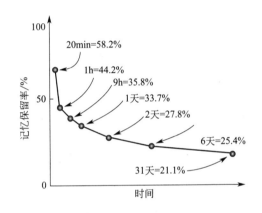

图 11-27　艾宾浩斯遗忘曲线图　　　　图 11-28　记忆维持率与学习时间关系图

　　艾宾浩斯曲线几个重要的周期：第四个记忆周期是 1 天，第五个记忆周期是 2 天，第六个记忆周期是 4 天，第七个记忆周期是 7 天，第八个记忆周期是 15 天。

　　人的大脑是一个记忆的宝库，人脑经历过的事物、思考过的问题、体验过的情感和情绪、练习过的动作，都可以成为人们记忆的内容。例如英文的学习中单词、短语和句子，甚至文章的内容都是通过记忆完成的。从"记"到"忆"是有一个过程的，这其中包括了识记、保持、再认和回忆。

　　在信息的处理上，记忆是对输入信息的编码、储存和提取的过程，在信息处理的角度上，英文的第一次学习和背诵只是一个输入编码的过程。

　　人的记忆能力从生理上讲是十分惊人的，它可以存储 1015 比特（byte，字节）的信息，可是每个人的记忆宝库被挖掘的只占 10%，还有更多的记忆发挥空间。这是因为，有些人只关注了记忆的当时效果，却忽视了记忆中更大的问题即记忆的牢固度问题，这就牵涉到上面讲述的记忆遗忘规律。

三、大脑皮层的语言功能

　　人类有语言和思维，因此人类大脑半球的某些部位成为与语言和思维有关的功能区，即语言区。此区在大脑皮质偏于左半球，故称左半球为语言优势半球，而右半球则对空间、音乐、美术等方面的辨别占优势。

　　运动性语言中枢（说话中枢）：位于额下回后部，紧靠中央前回，管理头面部的运动区域。此区受损，则与发音有关的肌肉虽未瘫痪，但却丧失了说话能力，称运动性失语症。

　　听觉性语言中枢（听话中枢）：位于颞上回后部，靠近听区。此区受损，则患者能听到别人讲话的声音，但对所听到的语言失去理解能力，此为感觉性失语症。

书写中枢（写字中枢）：位于额中回后部，紧靠中央前回管理手部肌的运动区。损伤此区，手肌运动完好，但书写、绘画等精细运动发生障碍，称失写症。

视觉性语言中枢（阅读中枢）：位于角回，靠近视区。损伤此区，视觉无障碍，但不能理解过去已知的文字符号，此为视性失语症（失读症）。

四、觉醒与睡眠

昼夜交替进行的觉醒与睡眠是维持人体正常生理活动的两个必要过程。觉醒时，机体对外界和内部环境刺激的敏感度增高，并能做出有目的和有效的反应，从事各种体力和脑力劳动。睡眠时人体意识暂时丧失，对内、外环境刺激敏感度降低、肌张力下降、反射提高，从生理意义上讲，睡眠的主要功能在于促进精神和体力的恢复。如果睡眠发生障碍，常常导致中枢神经系统尤其是大脑皮质的活动失常，产生幻觉、记忆力和工作能力下降，人每天所需睡眠时间，依年龄及工作情况不同而异，成人一般需 7～9h，儿童需 12～14h，新生儿需 18～20h，老年人需 5～7h。

1. 觉醒状态的维持

人体的觉醒状态是靠脑干网状结构上行激动系统的紧张活动维持的。动物实验证明，电刺激中脑网状结构可唤醒动物，脑电图呈现低振幅去同步化快波。

2. 睡眠的两种时相及意义

通过对睡眠的观察，发现睡眠是由两种时相交替出现组成的，两种时相分别是正相睡眠和异相睡眠。

（1）正相睡眠　是一般的睡眠状态，其脑电图呈现同步化慢波，故又称慢波睡眠。在正相睡眠期间，垂体生长激素分泌明显增多，有利于促进生长和体力恢复。

（2）异相睡眠　异相睡眠时感觉功能进一步减退，肌肉进一步松弛，常发生阵发性眼球快速运动、血压升高、心率加快、呼吸快而不规则以及部分躯体抽动等，脑电图为去同步化快波，而此期又称快波睡眠或快动眼睡眠，此时相被唤醒，常述及正在做梦。

（3）睡眠时相的转换　成年人睡眠时，先以正相睡眠入睡，1～2h 后转入异相睡眠，异相睡眠维持 5～15min，如此两个睡眠时相互相转化，在整个睡眠期间反复 4～5 次，而且异相睡眠持续时间逐渐延长，但整个睡眠过程中正相睡眠总时间比异相睡眠长。正相睡眠、异相睡眠均可直接转为觉醒。

本章小结　本章主要介绍了神经系统的结构和功能，神经系统分为中枢部和周围部。中枢部即中枢神经系统，包括脑和脊髓，分别位于颅腔和椎管内；周围部即周围神经系统，其一端与中枢神经系统的脑或脊髓相连，另一端通过各种末梢装置与身体其他各器官、系统相联系。周围神经系统中与脑相连的部分称为脑神经，共 12 对；与脊髓相连的叫脊神经，共 31 对。内脏神经系统主要分布于内脏、心血管和腺体。

重要知识点学习指导 11

目标测试 11

参考答案 11

思政高地　渐冻的生命点亮不灭的希望

据报道，在 2020 年 2 月新型冠状病毒侵染武汉的时候，武汉市金银潭医院党委副书记、院长张定宇隐瞒了身患渐冻症的病情，顾不上被新型冠状病毒感染的妻子，不忘初心勇担使命，在这场防疫之战中坚守在抗击疫情最前沿。

我们最早知道的最前线，就是武汉金银潭医院。但直到现在，我们才知道，在这最前线指挥作战、陷阵冲锋的，是一位如此伟大的医生，如此坚强的勇士！罹患渐冻症的张定宇，本应是被照顾、被帮助的人，却秉承医者信仰，心怀炽热火种，高高擎起生命火把，为更多人点亮希望。如同他的名字一般，张定宇，坚韧不屈赴险境，廓清环宇救苍生！他是救死扶伤的白衣天使，更是不屈不挠的命运强者！赤诚奉献，让我们感铭于心；坚韧之力，让我们充满力量！跑得更快，和死神跑赢时间；做得更多，拯救病患和人心。这不仅仅是张定宇的心声，也是万千医护人员的使命！隔着厚厚的防护服和口罩，我们很少听见他们说什么，但透过护目镜，能看到他们坚定的眼神，非凡的勇气和无私的爱。病毒袭来，给人间罩上阴霾，是无数执火前行的英雄，驱散阴暗，为我们照亮希望！众志成城，当火光聚成红日，我们当以最无畏的豪情，迎向明天！他是医药工作者学习的榜样，他的精神激励我们向前！

第十二章　内分泌系统

学习目标
1. 掌握生长素、甲状腺激素、肾上腺糖皮质激素和胰岛素的生理作用。
2. 熟悉激素的概念及其作用特点。
3. 了解催乳素、甲状旁腺激素和降钙素的生理作用。

写在前面　　　　　　　**什么是糖尿病？**

　　糖尿病是一组以高血糖为特征的代谢性疾病。高血糖则是由于胰岛素分泌缺陷或其生物作用受损，或两者兼有引起。长期存在的高血糖，导致各种组织，特别是眼、肾、心脏、血管、神经的慢性损害、功能障碍。我们要更好地预防和治疗糖尿病，则要学习好本章内容。

第一节　概述

一、内分泌、内分泌系统与激素

　　内分泌系统由内分泌腺和内分泌细胞组成。由于其分泌物直接进入血液或其他体液中，故称为内分泌。人体内主要的内分泌腺有脑垂体、甲状腺、胸腺、肾上腺、胰岛和性腺等（图 12-1）。内分泌细胞则散在分布于某些组织器官中，如消化道黏膜、心、肾、胎盘以及下丘脑等。由内分泌腺或内分泌细胞分泌的高效能生物活性物质称为激素。激素对机体的基本生命活动，如新陈代谢、生长发育、水及电解质平衡等发挥重要的调节作用。

二、激素的分类

　　激素按其化学性质分为两类。

　　1. 含氮类激素

　　包括肽类、胺类和蛋白质类激素。人体内大多数激素属于此类，这类激素易被消化酶分解而破坏，故口服无效，须注射给药。

　　2. 类固醇激素

　　包括肾上腺皮质激素和性激素。该类激素不易被消化酶破坏，可口服。另外，胆固醇的衍生物 1，25-二羟维生素 D_3 也被作为激素看待。

三、激素作用的一般特性

　　1. 相对特异性

　　有些激素仅选择性作用于某些器官、组织或细胞，产生特定的生物学效应。激素作用的器官、组织或细胞，分别称为靶器官、靶组织和靶细胞。如促甲状腺激素仅作用于甲状腺腺泡细胞，促进甲状腺激素分泌。激素作用的特异性与靶细胞上存在能与该激素发生特异性结合的受体有关。

2. 信息传递作用

激素在内分泌细胞与靶细胞之间仅起"信使"作用，表现为将生物信息传递给靶细胞，增强或减弱其原有的生理生化反应。例如，甲状腺激素增强代谢过程，胰岛素降低血糖。

3. 高效能生物活性

激素在血液中的浓度很低，但其作用却非常明显。如 1mg 的甲状腺激素可使机体增加 4200kJ 的热量。这主要是由于激素与受体结合后，在细胞内发生一系列酶促反应，形成了一个高效能的生物放大系统。由此可见，若某种激素的分泌稍有增多或减少，便会对机体的生理功能产生显著影响。

4. 激素间的相互作用

多种激素共同调节某项生理活动时，激素之间常出现协同作用或拮抗作用。如肾上腺素和去甲肾上腺素均可以增加心率，当两者共同作用时可使心率增加得更高，起到了协同作用；又如胰高血糖素能升高血糖，而胰岛素能降低血糖，两者共同调节血糖时，则起到相互拮抗的作用。

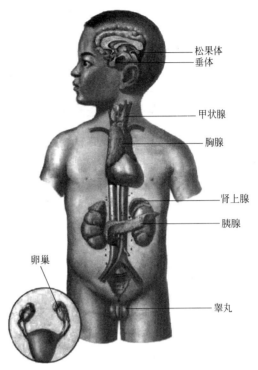

图 12-1　人体内分泌器官概况图

有些激素本身不能直接对某些器官、组织或细胞产生生理效应，但它的存在却使另一种激素的作用明显增强，称为允许作用。例如，糖皮质激素本身不引起血管平滑肌收缩，但其存在时，去甲肾上腺素才能充分发挥其收缩血管的作用。

四、激素的作用机制

1. 含氮激素的作用机制——第二信使学说

含氮激素作为第一信使，首先与靶细胞膜上的特异性受体结合，激活细胞膜上的腺苷酸环化酶（AC），在 Mg^{2+} 参与下，AC 催化胞质内 ATP 转变为环磷酸腺苷（cAMP）。cAMP 作为第二信使，激活胞质中无活性的蛋白激酶系统，进一步诱发靶细胞的各种生理效应。如肌细胞收缩、腺细胞分泌等。故该机制也称第二信使学说（图 12-2）。此外，环磷酸鸟苷（cGMP）、三磷酸肌醇（IP_3）、二酰甘油（DG）和 Ca^{2+} 等均可作为第二信使。

2. 类固醇激素的作用机制——基因表达学说

类固醇激素分子量小，脂溶性高，可透过细胞膜进入细胞与胞质中的受体结合，形成激素-胞质受体复合物，该复合物使胞质受体发生变构从而获得进入细胞核的能力。进入核内的激素与核受体结合形成激素-核受体复合物，启动 DNA 的转录，生成新的 RNA，诱导某些蛋白酶的合成，产生相应的生理效应。由于类固醇激素的作用是通过调节基因表达的，故称为基因表达学说（图 12-3）。

第二节　下丘脑与垂体

下丘脑位于丘脑下方，第三脑室的两侧。垂体借漏斗与下丘脑相连，位于垂体窝内，呈椭圆形，可分为腺垂体和神经垂体两部分。下丘脑与垂体在形态与功能上的联系非常密切，可将其分为下丘脑-神经垂体和下丘脑-腺垂体两个系统（图 12-4）。

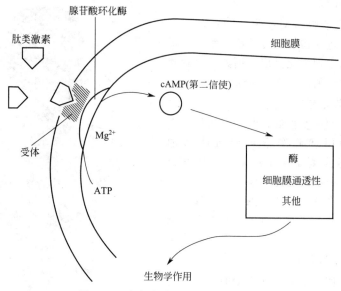

图 12-2　含氮激素的作用机制示意图

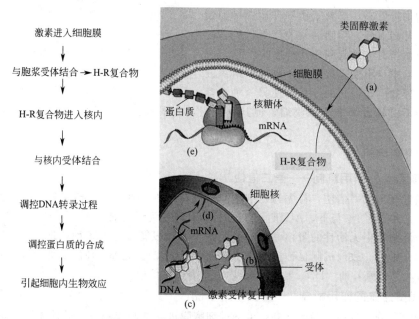

图 12-3　类固醇激素的作用机制示意图

一、下丘脑-神经垂体系统及其内分泌功能

位于下丘脑的视上核和室旁核神经元能合成血管升压素（VP）和催产素（OXT），经下丘脑-垂体束的轴浆转运并储存在神经垂体中，构成下丘脑-神经垂体系统。神经垂体没有腺细胞，不能合成激素。在适宜的刺激作用下，这两种激素由神经垂体释放进入血液循环。

1. 血管升压素（VP）的生理作用

生理剂量的 VP 主要作用于肾脏，能产生显著的抗利尿作用，因此又称为抗利尿激素。但在机体脱水和大失血等情况下，血液中 VP 的浓度明显升高，才具有显著地收缩全身小血管和升高血压的作用。

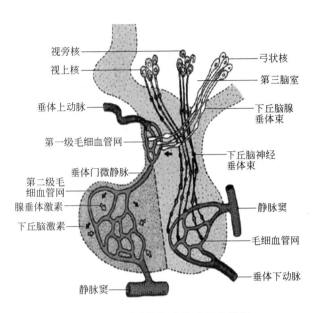

图 12-4 下丘脑与垂体功能示意图

2. 催产素（OXT）的生理作用

OXT 具有刺激分娩时子宫收缩和促进哺乳期乳汁分泌的作用。

（1）对乳腺的作用 哺乳期的乳腺可不断分泌乳汁并储存在腺泡中。婴儿吸吮乳头时，反射性引起 OXT 释放入血，作用于乳腺肌上皮细胞使其收缩并引发排乳。另外，OXT 可维持哺乳期乳腺不致萎缩。

（2）对子宫的作用 OXT 可引起子宫平滑肌收缩，但此作用对非孕子宫较弱。分娩过程中胎儿对子宫、宫颈和阴道的牵拉可反射性引起 OXT 分泌增加，促使子宫收缩加强，有利于分娩过程的进行。

二、下丘脑-腺垂体系统及其内分泌功能

位于下丘脑基底部的促垂体区，能分泌下丘脑调节肽（HRP），由垂体门脉系统运送到腺垂体，调节腺垂体激素的合成和释放，构成下丘脑-腺垂体系统。

（一）下丘脑调节肽（HRP）

HRP 对腺垂体激素的合成和分泌具有兴奋或抑制作用。已知的 HRP 有 9 种，其化学性质和主要作用见表 12-1。

表 12-1 下丘脑调节肽的种类、化学性质和主要作用

种类	化学性质	主要作用
促甲状腺激素释放激素（TRH）	3 肽	促进促甲状腺激素的分泌
促肾上腺皮质激素释放激素（CRH）	41 肽	促进促肾上腺皮质激素的分泌
促性腺激素释放激素（GnRH）	10 肽	促进黄体生成素和尿促卵泡素的分泌
生长激素释放激素（GHRH）	44 肽	促进生长素的分泌
生长激素释放抑制激素（GHRIH）	14 肽	抑制生长素的分泌
催乳素释放因子（PRF）	未定	促进催乳素的分泌
催乳素释放抑制因子（PIF）	未定	抑制催乳素的分泌

续表

种类	化学性质	主要作用
促黑激素释放因子（MRF）	未定	促进促黑激素的分泌
促黑激素释放抑制因子（MIF）	未定	抑制促黑激素的分泌

（二）腺垂体激素

腺垂体是体内重要的内分泌腺，主要分泌 7 种激素，分别是生长素（GH）、催乳素（PRL）、促黑激素（MSH）、促甲状腺激素（TSH）、促肾上腺皮质激素（ACTH）和两种促性腺激素——尿促卵泡素（FSH）和黄体生成素（LH）。

1. 生长素（GH）

GH 是腺垂体中含量较多的激素。人的 GH 是由 191 个氨基酸组成的蛋白质激素。

（1）促生长　GH 能促进骨骼、肌肉及其他组织细胞分裂增殖，使其生长。这一作用间接通过生长素介质（SM）实现。GH 对婴幼儿至青春期的生长发育至关重要。人幼年时 GH 分泌不足，则生长发育迟缓，身材矮小，但智力正常，称为侏儒症；若分泌过多，则生长发育过度，身材高大，称巨人症。在成年后 GH 分泌过多，由于长骨不再生长，只能刺激肢端骨、面骨及其软组织异常增生，出现手足粗大，下颌突出，肝、肾增大，称为肢端肥大症。

（2）对代谢的影响　GH 具有促进蛋白质合成、加速脂肪分解和升高血糖的作用。由 GH 分泌增多引起高血糖所造成的糖尿病，称为垂体性糖尿病。

2. 催乳素（PRL）

PRL 可促进乳腺发育，引起并维持分娩后乳腺泌乳。小剂量 PRL 能促进女性排卵和黄体生长，并刺激雌激素、孕激素分泌。在男性，PRL 可促进前列腺和精囊腺的生长，还可增强 LH 对间质细胞的作用，促进睾酮合成。

3. 促黑激素（MSH）

MSH 的主要作用是促进黑色素细胞中酪氨酸转变为黑色素，使皮肤、毛发、虹膜等部位颜色加深。

4. 促激素

促激素有 4 种，即促甲状腺激素（TSH）、促肾上腺皮质激素（ACTH）、黄体生成素（LH）、尿促卵泡素（FSH），它们分别作用于各自靶腺，形成下丘脑-垂体-甲状腺轴、下丘脑-垂体-肾上腺皮质轴和下丘脑-垂体-性腺轴，主要功能是刺激靶腺组织增生、发育，并促其激素的合成、分泌。

第三节　甲状腺及甲状旁腺

一、甲状腺

正常成人的甲状腺重约 25g，是人体最大的内分泌腺。甲状腺位于颈前部，呈"H"形，分左、右两个侧叶和中间的峡部，约 50% 的甲状腺有锥状叶。甲状腺两侧叶分别贴于喉和气管上部的两侧，峡部多位于第 2～4 气管软骨环的前方。吞咽时，甲状腺可随喉上下移动。由于甲状腺与喉、气管、咽、食管及喉返神经相邻，故肿大时可压迫上述结构，导致呼吸困难、吞咽困难及声音嘶哑等症状（图 12-5）。

由甲状腺腺泡上皮细胞合成并分泌的甲状腺激素主要有两种：四碘甲腺原氨酸（T_4）和三碘甲腺原氨酸（T_3），它们都是酪氨酸的碘化物。T_4 在腺体或血液中的含量较 T_3 多，但 T_3 的生物学活性较 T_4 强，因此是甲状腺激素发挥生理作用的主要形式。

甲状腺激素的合成包括 3 个步骤：腺泡聚碘、I^- 的活化、酪氨酸碘化与甲状腺激素的合成。

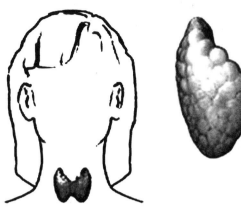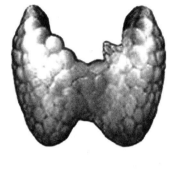

图 12-5　甲状腺的位置和形状

其中 I⁻ 的活化和酪氨酸碘化均需在过氧化酶的催化下完成，因此，抑制此过氧化酶活性的药物如硫脲嘧啶，可以阻断甲状腺激素的合成，用于治疗甲状腺功能亢进。

（一）甲状腺激素的生理作用

1. 对代谢的作用

（1）对能量代谢的影响　甲状腺激素能增加体内绝大多数组织细胞的耗氧量，增加产热，使基础代谢率增高。甲状腺功能亢进时，产热量增加，患者喜凉怕热，极易出汗；而甲状腺功能低下时，产热量减少，基础代谢率降低，患者喜热畏寒。

（2）对物质代谢的影响

① 蛋白质代谢　生理剂量的甲状腺激素促进蛋白质的合成；分泌过多时则加速蛋白质分解；分泌不足时，蛋白质合成减少，但组织间隙中的黏蛋白增多，形成黏液性水肿。

② 糖代谢　甲状腺激素可促进小肠对糖的吸收，增强糖原分解，因此能升高血糖。甲状腺功能亢进时，血糖常升高，甚至出现糖尿。

③ 脂肪代谢　甲状腺激素促进脂肪分解，并增强儿茶酚胺和胰高血糖素对脂肪的分解作用。甲状腺激素也促进胆固醇的合成，但分解的速度超过合成。

2. 对生长发育的作用

甲状腺激素是维持生长发育不可缺少的激素，特别对婴儿脑和长骨的生长发育影响极大。甲状腺功能低下的婴儿，由于脑和长骨的生长发育障碍而出现智力低下、身材矮小的现象，称为呆小症。此外，甲状腺激素对生长素有允许作用，缺少甲状腺激素，生长素便不能很好地发挥作用。

3. 其他作用

甲状腺激素能提高中枢神经系统的兴奋性，故甲状腺功能亢进时，出现注意力不集中、烦躁不安、失眠、肌肉颤动等；甲状腺功能低下时，出现记忆力减退、言行迟缓、表情淡漠、嗜睡等症状。

另外，甲状腺激素可使心率加快、心肌收缩力增强、心输出量增加。甲状腺功能亢进者，常出现心动过速、心肌肥大，甚至发生心力衰竭。

（二）甲状腺功能的调节

1. 下丘脑-腺垂体-甲状腺轴

下丘脑分泌的促甲状腺激素释放激素（TRH）经垂体门脉系统作用于腺垂体，促进促甲状腺激素（TSH）的合成和释放。TSH 能促进甲状腺激素的合成与释放，还能使甲状腺细胞增生，腺体增大。另外，当血液中甲状腺激素增多时，抑制 TRH、TSH 分泌；当甲状腺激素减少时，TRH、TSH 则分泌增多，这种反馈调节机制使得血液中甲状腺激素浓度保持相对稳定（图 12-6）。

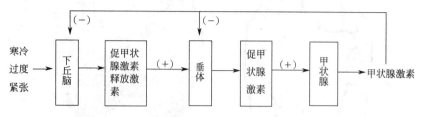

（+）代表促进作用

（−）代表抑制作用

通过反馈调节途径,机体甲状腺激素含量维持相对稳定

图 12-6　甲状腺激素分泌调节示意图

2. 甲状腺的自身调节

甲状腺可根据血中游离碘水平调节自身对碘的摄取以及甲状腺激素的合成，称为甲状腺的自身调节。当食物含碘多时，甲状腺摄取的碘减少，使合成的甲状腺激素不致过多；相反，当食物含碘少时，甲状腺摄取碘增加，使合成的甲状腺激素不致过少，从而保证腺体内甲状腺激素量的相对稳定。

二、甲状旁腺和甲状腺 C 细胞

甲状旁腺是扁椭圆形小体，黄豆大小。位于甲状腺侧叶的后方，上、下各一对，也可埋入甲状腺实质内（图 12-7）。

1. 甲状旁腺素

甲状旁腺素（PTH）是由甲状旁腺主细胞合成分泌的激素，对血钙和血磷水平的调节起重要作用。

（1）对骨的作用　PTH 动员骨钙入血，使血 Ca^{2+} 浓度升高。

（2）对肾脏的作用　PTH 抑制肾近球小管对磷酸盐的重吸收，使血磷下降。同时，促进肾远球小管对钙的重吸收，使血钙升高。

（3）对肠道的作用　PTH 可激活肾内的 1，25-羟化酶，后者促使维生素 D_3 变为活性很高的 1，25-二羟维生素 D_3。1，25-二羟维生素 D_3 可促进小肠黏膜对钙和磷的吸收。

血钙浓度是调节 PTH 分泌的最重要的因素。当血钙升高时，PTH 分泌减少；当血钙浓度降低时，PTH 分泌增多。

2. 降钙素

降钙素（CT）主要是由甲状腺 C 细胞合成和分泌的肽类激素，其主要作用是降低血钙和血磷。

（1）对骨的作用　CT 抑制破骨细胞活动，使成骨细胞活动增强，骨盐沉积，导致血钙、血磷浓度下降。

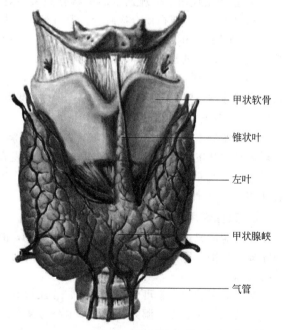

图 12-7　甲状腺示意图

甲状软骨

锥状叶

左叶

甲状腺峡

气管

（2）对肾脏的作用　CT 降低肾小管对钙、磷、钠、氯等的重吸收，增加它们在尿中的排出量。此外，还可抑制小肠吸收钙和磷。

降钙素的分泌主要受血钙浓度的调节。血钙浓度增加时，降钙素的分泌增加；反之，则分泌减少。

第四节　肾上腺

肾上腺为成对的实质性器官，左右各一。左肾上腺呈半月形，右肾上腺呈三角形，分别位于肾的内上方，与肾共同包在肾筋膜内（图 12-8）。

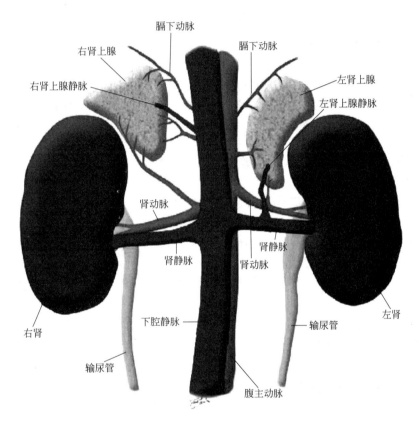

图 12-8　肾上腺结构示意图

一、肾上腺皮质

肾上腺皮质由外向内可分为球状带、束状带和网状带。其中球状带细胞分泌盐皮质激素，主要是醛固酮；束状带细胞分泌糖皮质激素，主要是皮质醇；网状带细胞分泌少量的性激素和糖皮质激素。

（一）糖皮质激素的生理作用

1. 对物质代谢的影响

（1）糖代谢　糖皮质激素是调节机体糖代谢的重要激素之一，它促进糖异生，减少外周组织对葡萄糖的利用，使血糖升高。

（2）蛋白质代谢　糖皮质激素促进肝外组织，特别是肌肉组织的蛋白质分解，加速氨基酸转移至肝，生成肝糖原。

（3）脂肪代谢　糖皮质激素促进脂肪分解，增强脂肪酸在肝内氧化。但对不同部位的脂肪作用不同，四肢脂肪分解增强，而面部、躯干脂肪合成增多，因此长期大剂量使用皮质醇类药物者可出现满月脸、水牛背、四肢消瘦的特殊体型。

（4）水盐代谢　糖皮质激素有较弱的保钠排钾作用，还可增加肾小球血流量，从而促进水的排泄。

2. 在应激反应中的作用

当机体遇到感染、缺氧、饥饿、创伤、疼痛、手术、寒冷及精神紧张等刺激时，垂体分泌促肾上腺皮质激素（ACTH）增加，导致血中糖皮质激素浓度升高，并产生一系列的非特异性反应，称为应激反应。在应激反应中，下丘脑-腺垂体-肾上腺皮质系统功能增强，提高了机体对应激刺激的耐受能力和生存能力。

药理剂量的糖皮质激素有抗感染、抗过敏、抗中毒、抗休克的作用。

3. 对其他器官组织的作用

（1）对血细胞的影响　糖皮质激素能使血液中红细胞、血小板和中性粒细胞数量增多，淋巴细胞、嗜酸性粒细胞和嗜碱性粒细胞的数量减少。

（2）对心血管系统的影响　糖皮质激素能增强血管平滑肌对儿茶酚胺的敏感性，有利于维持血压。另外，糖皮质激素可降低毛细血管壁的通透性，减少血浆的滤出，有利于维持血容量。

（3）对消化系统的影响　糖皮质激素能增加胃酸分泌和胃蛋白酶原的生成，因而有加剧和诱发溃疡病的可能。

（4）对神经系统的影响　糖皮质激素有提高中枢神经系统兴奋性的作用。

（二）糖皮质激素分泌的调节

糖皮质激素的分泌主要受下丘脑-腺垂体-肾上腺皮质轴调节。下丘脑释放的 CRH，可促使腺垂体分泌 ACTH，ACTH 可促进肾上腺皮质的生长发育和糖皮质激素的合成（图 12-9）。

另外，血液中糖皮质激素水平可反馈调节 CRH 和 ACTH 的分泌。长期使用糖皮质激素的患者，反馈性抑制腺垂体 ACTH 释放，引起肾上腺皮质萎缩，若突然停药，可能出现糖皮质激素分泌不足的症状。因此，停止用药时，应逐渐减量。

二、肾上腺髓质

肾上腺髓质起源于外胚层，细胞内含有嗜铬细胞。嗜铬细胞能合成肾上腺素（E）和去甲肾上腺素（NE），两者统称为儿茶酚胺，其主要生理作用已在有关章节中分别介绍，这里主要讨论其在应急反应中的作用。

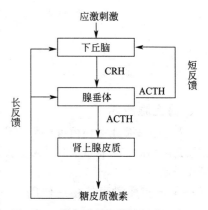

图 12-9　糖皮质激素分泌调节示意图

肾上腺髓质直接受交感神经节前纤维的支配。交感神经兴奋时，髓质激素分泌增多。通常把交感神经与肾上腺髓质在结构和功能上的联系称为交感-肾上腺髓质系统。当环境剧变，如创伤、寒冷、恐惧等紧急情况，使得交感-肾上腺髓质系统活动明显加强，称之为应急反应。主要表现为肾上腺素和去甲肾上腺素大量分泌，作用于中枢神经系统，提高其兴奋性，使反应灵敏；同时心率加快，心肌收缩力增强，心输出量增加；呼吸加深加快，每分通气量增多；血糖升高，血中游离脂肪酸生成增多，为骨骼肌、心肌等活动提供更多的能源。这些变化，有利于随时调整机体各项功能，以应付环境急变，使机体度过紧急时刻而"脱险"。应急反应和应激反应两者相辅相成，共同提高机体抵抗病害的能力。

第五节　胰岛

胰岛是胰腺内散在分布的内分泌细胞群的总称，因其分布类似海洋中的一个个岛屿而得名。胰岛细胞可分为以下几种类型：α细胞，分泌胰高血糖素；β细胞，分泌胰岛素；δ细胞，分泌生长抑素；PP细胞，分泌胰多肽。

一、胰岛素

胰岛素为含有 51 个氨基酸残基的小分子蛋白质，具有促进合成代谢、维持血糖正常水平的重要生理作用。

1. 胰岛素的生理作用

（1）对糖代谢的影响　胰岛素加速全身组织，特别是肝、肌肉和脂肪组织摄取和利用葡萄糖，促进肝糖原和肌糖原的合成，抑制糖异生，从而使血糖降低。

（2）对脂肪代谢的影响　胰岛素可促进脂肪的合成，促进葡萄糖进入脂肪细胞，合成三酰甘油和脂肪酸。胰岛素还抑制脂肪酶的活性，减少脂肪的分解。

（3）对蛋白质代谢的影响　胰岛素可促进氨基酸进入细胞内，促进蛋白质的合成，抑制蛋白质的分解。同时，胰岛素对机体的生长有调节作用，但须与生长素共同作用，促生长效果才显著。

2. 胰岛素分泌的调节

（1）血糖水平　是调节胰岛素分泌的最重要因素。血糖浓度升高时，胰岛素分泌增加，使血糖降低；血糖浓度降低至正常时，胰岛素的分泌也回到基础水平，从而维持血糖浓度相对稳定。此外，血中脂肪酸和氨基酸浓度升高均可促进胰岛素分泌。

（2）激素的作用　生长素、糖皮质激素、甲状腺激素等通过升高血糖浓度而间接促进胰岛素的分泌，肾上腺素则抑制胰岛素的分泌。

（3）神经调节　胰岛受迷走神经和交感神经支配。迷走神经兴奋时，引起胰岛素的分泌。交感神经兴奋则抑制胰岛素的分泌。

二、胰高血糖素

胰高血糖素是含有 29 个氨基酸的多肽，是体内促进分解代谢和能量动员的重要激素之一。

1. 胰高血糖素的生理作用

胰高血糖素最重要的作用是升高血糖。它能促进肝糖原分解，促进糖异生，使血糖浓度明显升高，并能使氨基酸加快进入细胞转化为葡萄糖。另外，胰高血糖素还能促进脂肪分解，使酮体生成增多。

2. 胰高血糖素分泌的调节

血糖浓度是调节胰高血糖素分泌的最重要因素。血糖浓度升高能抑制胰高血糖素的分泌，其下降则使胰高血糖素分泌增多。氨基酸可促进胰高血糖素的分泌。

胰岛素可直接作用于 α 细胞，抑制胰高血糖素的分泌，也可通过降低血糖间接刺激胰高血糖素的分泌。

交感神经兴奋促进胰高血糖素的分泌，迷走神经兴奋时，则抑制其分泌。

第六节　其他激素

一、前列腺素

前列腺素（PG）是广泛存在于人和动物体内的一组重要的组织激素。根据其分子结构的不同，可把 PG 分为 A、B、D、E、F、H、I 等型。大部分前列腺素不进入血液，主要在局部发挥作用。

PG 的生理作用极为广泛和复杂，几乎对机体各个系统的功能活动均有影响，但各类型的 PG 对不同组织、细胞的作用不同。例如，血小板产生的血栓烷（TXA_2）能使血小板聚集，而由血管内皮细胞产生的前列腺素（PGI_2）则抑制血小板聚集。对非孕子宫，前列腺素 E 抑制其收缩，而前列腺素 F 则促进其收缩。对支气管平滑肌，前列腺素 E 可引起舒张，而前列腺素 F 则引起收缩。

二、褪黑素

褪黑素（MT）是由位于四叠体背面的松果体细胞分泌而来。褪黑素对哺乳动物最明显的作用是抑制下丘脑-腺垂体-性腺轴和下丘脑-腺垂体-甲状腺轴的活动。切除幼年动物的松果体，出现性早熟，性腺的重量增加，功能活动增强。

褪黑素的分泌呈现明显的昼夜节律变化，白天分泌减少，黑夜分泌增加。研究发现，生理剂量的 MT 的昼夜分泌节律与睡眠的昼夜时相完全一致，因此认为 MT 具有促进睡眠的作用，并参与昼夜睡眠节律的调控。

三、瘦素

瘦素是由肥胖基因编码的蛋白质，主要由白色脂肪组织合成和分泌。褐色脂肪组织、胎盘、肌肉和胃黏膜也可合成少量瘦素。

瘦素具有调节体内脂肪储存量和维持能量平衡的作用。可直接作用于脂肪细胞，抑制脂肪的合成，降低体内脂肪储存量，并动员脂肪，使脂肪储存的能量转化和释放。血液中的瘦素可作用于下丘脑弓状核，使摄食量减少。瘦素的分泌具有昼夜节律，夜间分泌水平高。

四、胸腺激素

胸腺是淋巴器官，能分泌多种肽类物质，如胸腺素、胸腺生长素等，胸腺素能使淋巴干细胞分化成熟为具有免疫功能的 T 淋巴细胞。人的胸腺在 14～16 岁时发育成熟，青春期分泌增多，到老年时分泌少。因此，免疫缺陷和老年人易患感染性疾病可能与此有关。

小贴士　　　　　　　　　"环境激素"

"环境激素"是指从人类的生产和生活活动而释放到环境中，影响人和动物内分泌系统的化学物质，由于具有"类似"雌激素的作用，学术上称之为"外源性内分泌干扰物"。常见的环境激素有有机锡、二乙基人造雌性激素、多溴联苯醚、六溴环十二烷、二噁英、双酚 A 及其衍生物、多氯联苯等。另有研究指出环境污染物中的镉、铅和汞等重金属亦为可疑的内分泌干扰物。环境激素不易分解，可在食物链中循环，又可随风飘散。因此，极易形成区域性或全球性的威胁。

近年来，随着工业的发展，大量环境激素在制药、塑料制品添加剂生产和垃圾处理等过程中不断释放，对生态环境造成了巨大危害。含有这类激素成分的物质，如某些食品、生活用品等被人食用或使用进入人体后，会让体内的内分泌系统误认为是天然激素而利用，占据了细胞中正常激素的位置，从而引发内分泌紊乱，表现为男性精子数下降、儿童性早熟、女性畸胎率增加以及神经系统功能障碍等多个方面的问题。

如何防范环境激素的危害，专家给出了一些建议，例如：尽量减少使用一次性用品；不用泡沫塑料容器泡方便面；不用聚氯乙烯塑料容器在微波炉中加热；多用肥皂，少用洗涤剂；少用室内杀虫剂；简化房屋装修；减少农药的使用量等。另外，多食用谷物和绿叶菜有利于化学毒物从体内排出；饮茶有助于将体内的环境激素排出体外。

本章小结

本章主要介绍了内分泌系统的结构与功能，主要掌握激素的定义、分类特点及主要激素如生长激素、甲状腺素、胰岛素、胰高血糖素等的生物学功能。

内分泌系统是神经系统以外的另一重要的调节系统，它是由身体不同部位和不同构造的内分泌腺和内分泌组织构成的，其机能是对机体的新陈代谢、生长发育和生殖活动等进行体液调节。内分泌腺与一般腺体在结构上的不同是没有排泄管，故又称无管腺。其分泌的物质称激素，直接透入血液或淋巴，随血液循环运送到全身，影响一定器官的活动。内分泌系统与神经系统关系密切。神经系统的某部分（如下丘脑）同时具有内分泌功能。而内分泌系统的功能紊乱，可导致神经系统功能的失调，例如影响机体的行为、情绪、记忆和睡眠等。但是内分泌系统的活动仍然是在中枢神经系统的调控之下进行的，这就是所谓的神经体液调节。

重要知识点学习指导 12

目标测试 12

参考答案 12

知识链接 内分泌失调导致的痘痘怎么根治

由于饮食和生活习惯的问题，痘痘几乎成了当代年轻人的标配。很多人都认为痘痘会随着时间自动消失，但如果平时生活不在意，掉以轻心，不把痘痘当回事，一定会追悔莫及！有太多高颜值的同学，因一时疏忽，留下一辈子的痘印痘坑，所以一定要重视！

很多人会采取挤、挠、抠、刺等方法，还有人轻信市面上的"祛痘"产品，殊不知，这种不专业且无知的操作，甚至会引发严重的后果！大多数人都有过长痘痘的困扰，很多人总是用手去挤痘痘，但无论从美观还是安全的角度来说，挤痘痘都是一件危险的行为。因为，挤痘痘过程中细菌可能会波及周围健康肌肤，加重反应，留下痘印痘坑。留下痘印痘坑也就罢了，更危险的是在危险三角区挤痘，俗话说，挤痘一时爽，挤完火葬场。

"危险三角区"就是位于鼻根与两侧口角之间的三角形区域，简单来说，就是面部两条法令纹与嘴唇形成的三角形部分。这部分之所以危险，是因为这个区域内的血液供应特别丰富，而且与脑部直接沟通，当这个区域内发生感染，哪怕只是长了一个小小的疖肿，也有可能感染到脑部，引起整个面部甚至全身的大面积感染。如果在这个部位长了痘痘，哪怕是个小痘痘，也切忌用手抠挤，最好让它自然消退。所以，在脸上长了痘痘之后，千万不要自己贸然动手，以免酿成大错！

注意事项：长痘痘时最不能做的事情如下。（1）不能用手抠挤痘痘，否则可能会引发更大面积的感染；（2）不能滥用祛痘产品，每人体质及痘肌情况不同，不能以偏概全；（3）不要随意相信偏方，要相信科学，严重的话，请到正规的三甲医院去接受内分泌调整治疗；（4）不能摄取高糖高碳水食物，如可乐等饮料，这是长痘痘的元凶；（5）少吃或不吃含盐多的食物，因为摄入高盐食物，钠摄入过多会让皮肤暗淡，失去光泽；（6）每天敷面膜也不一定好，因为有可能导致皮肤过度水合，让皮肤敏感脆弱。要想根治痘痘，就要调理内分泌，使之正常。

思政高地

中国科学家第一次人工合成结晶牛胰岛素

在内分泌系统的知识讲解中引入胰岛素诞生的历史故事和知识沿革讲述。通过班廷及麦克劳德等科学家艰辛励志的科研事迹，教育学生学习大师的工匠精神和奉献精神；1965 年 9 月 17 日，世界上第一个人工合成的蛋白质——牛胰岛素在中国诞生。这是世界上第一次人工合成与天然胰岛素分子化学结构相同并具有完整生物活性的蛋白质，标志着人类在揭示生命本质的征途上实现了里程碑式的飞跃，被誉为我国"前沿研究的典范"，是当年接近获得诺贝尔奖的重大成就。通过了解中国科学家在合成人工胰岛素方面做出的重要贡献，鼓励学生在科学研究中既要善于抓住机遇，又要自信勤奋。

思维导图 13

第十三章　生殖系统

生殖系统（视频）

学习目标

1. 掌握雄激素、雌激素和孕激素的生理作用；月经周期的分期以及各期中卵巢和子宫内膜的相应变化。
2. 熟悉男性睾丸和尿道的结构和功能；女性生殖器官的结构和功能；睾丸的生精功能、卵巢功能的调节。
3. 了解生殖系统和输精管道的组成；睾丸功能的调节；妊娠和避孕。

写在前面

人人都想优生优育，要做到这一点，我们就必须好好地学习生殖系统知识。

第一节　男性生殖系统

一、男性生殖系统的组成和结构

男性内生殖器包括生殖腺、输精管道和附属腺体。男性生殖腺为睾丸，可产生精子并分泌男性激素。输精管道即生殖管道，包括附睾、输精管、射精管和男性尿道，为储存精子和运送精子排出体外的一系列管道。附属腺体包括精囊、前列腺和尿道球腺，它们的分泌物参与精液的组成，能营养精子，增强其活动能力。男性外生殖器包括阴囊和阴茎（图13-1）。

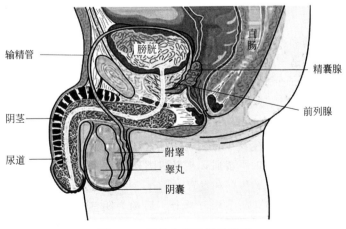

图 13-1　男性生殖系统示意图

（一）睾丸

1. 位置和形态

睾丸位于阴囊内，左、右各一，呈内外侧稍扁的椭圆形，表面光滑，包有一层浆膜。睾丸可分为上、下两端，前、后两缘，内侧、外侧两面。前缘游离，后缘有附睾和输精管起始段附着。

2. 结构

睾丸表面有一层坚厚的纤维膜，称白膜（其外面有浆膜被覆）。白膜沿睾丸后缘增厚，并深入睾丸内形成睾丸纵隔。从睾丸纵隔呈放射状发出许多结缔组织小隔，称睾丸小隔，将睾丸实质分隔成许多睾丸小叶。每个小叶内含2～4条盘曲的精曲小管，管的上皮能产生精子。精曲小管之间的结缔组织内含有间质细胞，可分泌男性激素，能促进男性附属腺体和第二性征的发育。精曲小管在接近睾丸纵隔处，汇合成短而直的精直小管，进入睾丸纵隔内，相互交织成睾丸网。从睾丸网可发出12～15条睾丸输出小管，出睾丸后缘的上部进入附睾头。

（二）附睾

附睾呈新月形，紧贴于睾丸上端和后缘，并略偏外侧。上端膨大为附睾头，中部为附睾体，下端狭细为附睾尾。睾丸输出小管进入附睾后，弯曲盘绕形成膨大的附睾头，末端汇合成一条附睾管。附睾管迂回盘曲组成附睾体和附睾尾。附睾尾转向后上方移行为输精管。

附睾可储存精子，其分泌液能营养精子，并促其成熟。附睾是结核的好发部位。

（三）输精管和射精管

输精管是附睾管的直接延续，为一对肌性管道，壁厚腔小，全长约50cm。活体触摸输精管时，呈坚实的圆索状。输精管的行程较长，全程可分为4部：①睾丸部，起自附睾尾，沿睾丸后缘上行至睾丸上端。②精索部，是介于睾丸上端与腹股沟管浅环之间的部分，此段位于皮下，又称皮下部。因此部位置表浅，故临床上男性绝育术常选择此部进行输精管结扎。③腹股沟管部，为腹股沟管内的部位。④盆部，为输精管最长的一段，自腹股沟管深环处起，沿骨盆侧壁向后下行，经输尿管末端的前上方向内侧至膀胱底的后面。在此处两侧输精管逐渐接近并膨大形成输精管壶腹，它恰位于精囊的内侧。输精管壶腹下端逐渐变细，与精囊的排泄管汇合成射精管。射精管长约2cm，穿过前列腺实质，开口于尿道的前列腺部。

精索为一对柔软的圆索状结构，由睾丸上端延伸至腹股沟管深环。精索主要由三层被膜（即由外向内的精索外筋膜、提睾肌和精索内筋膜）包裹的输精管、睾丸动脉和蔓状静脉丛、输精管动静脉、神经、淋巴管、腹膜鞘突残余等结构构成。

（四）附属腺

附属腺包括精囊、前列腺和尿道球腺，其分泌物与睾丸精曲小管产生的精子共同组成精液。精液呈乳白色，弱碱性，适于精子的生存和活动。正常一次排精量为2～6ml，每毫升精液约含精子2000万～2亿个，精子少于2000万个则不易使卵子受精。

（五）阴囊和阴茎

阴囊为一皮肤囊袋，位于阴茎根的后下方。阴囊壁由皮肤和肉膜组成，是腹壁皮肤及浅筋膜的延续。阴囊皮肤薄而柔软，生有少量阴毛，色素沉着明显，富有伸展性。肉膜位于皮肤深面，是阴囊的浅筋膜，内含散在的平滑肌，平滑肌随外界温度的变化反射性地收缩与舒张，以调节阴囊内的温度，有利于精子的生存和发育。

阴茎可分为阴茎头、阴茎体、阴茎根三部分。后端为阴茎根，固定于耻骨下支和坐骨支。中部为阴茎体，呈圆柱形，悬垂于耻骨联合的前下方，为可动部。阴茎前端膨大为阴茎头，也称龟头，头的尖端有矢状位的尿道外口。头与体的移行部缩细称阴茎颈。

阴茎由两条阴茎海绵体和一条尿道海绵体构成。尿道海绵体亦呈圆柱形，位于阴茎海绵体的腹侧，尿道贯穿其全长。海绵体为勃起组织，由许多小梁和腔隙组成，这些腔隙直接沟通血管，当腔隙充血时，阴茎则变硬勃起。阴茎的皮肤薄而柔软，皮肤自阴茎颈游离向前延伸。形成双层皮肤皱襞，包绕阴茎头，称阴茎包皮，包皮游离缘围成包皮口。在成人，如包皮过长，包皮口过小不能上翻露出阴茎头时，称为包皮过长或包茎。

（六）男性尿道

男性尿道起自膀胱的尿道内口，终于阴茎头的尿道外口。成人长 16～22cm。管径平均 5～7mm。按其行程可分为前列腺部、膜部和海绵体部，全长有 3 个狭窄，分别位于尿道内口、膜部和尿道外口，导尿时应予注意。

小贴士　　　　　　　　　**睾丸下降与隐睾症**

胚胎初期睾丸连同附睾位于腹后壁腰部，肾的内侧，以后逐渐下降，直到出生前不久才经腹股沟管降入阴囊内。出生后，睾丸如仍未降至阴囊，而停留于腹腔、腹股沟管等处，称为隐睾症。由于腹部温度高于阴囊，不宜于精子发育，易造成男性不育。

二、男性生殖功能与调节

男性的主性器官是睾丸，附性器官有附睾、输精管、前列腺、精囊、尿道球腺、阴茎、阴囊等。

（一）睾丸的功能

睾丸位于阴囊内，左右各一。睾丸实质由 100～200 个睾丸小叶组成，睾丸小叶内有曲细精管和间质细胞，它们分别具有产生精子和分泌雄激素的功能。

1. 睾丸的生精功能

曲细精管是男性生殖细胞发生和发育成熟的场所，其上皮由生精细胞和支持细胞构成。原始的生精细胞为精原细胞，青春期开始后，在尿促卵泡素（FSH）和雄激素的共同作用下，精原细胞开始分裂，依次经过初级精母细胞、次级精母细胞、精子细胞等几个阶段，最后形成精子进入管腔。从精原细胞发育为成熟的精子大致历时两个半月。

在精子生成的过程中，支持细胞对各级生精细胞起支持营养和保护的作用，相邻支持细胞间的紧密连接形成血睾屏障，可限制血液中的大分子物质进入生精小管，形成有利于精子分化发育的微环境，同时还能防止生精细胞的抗原物质进入血液循环而引起免疫反应。

新生的精子进入曲细精管管腔后不具有运动能力，需要借助曲细精管肌上皮细胞的收缩和管道上皮细胞纤毛的运动被运送到附睾，在附睾内储存并进一步发育成熟，获得运动能力。在男性性活动过程中，精子被移送到阴茎根部的尿道内，与精囊腺、前列腺和尿道球腺的分泌物混合形成精液，在性高潮时射出体外。正常男性每次射出的精液 2～6ml，每毫升精液约含精子 2000 万～2 亿个，精子少于 2000 万个则不易使卵子受精。

2. 睾丸的内分泌功能

睾丸的间质细胞分泌雄激素，支持细胞分泌抑制素。

（1）雄激素　睾丸间质细胞生成的雄激素主要有睾酮、双氢睾酮、脱氢异雄酮几种，其中双氢睾酮的活性最强，睾酮次之，其余雄激素的活性仅及睾酮的 1/5。

睾酮的生理作用主要有以下几个方面：①诱导含 Y 染色体的胚胎向男性分化，促进内生殖器的发育；②维持生精作用，睾酮自间质细胞分泌后，可经支持细胞进入曲细精管，与生精细胞膜上相应的受体结合，促进精子的生成；③刺激附属性器官的生长发育，促进男性第二性征的出现并维持正常状态，维持正常的性欲；④促进蛋白质的合成，特别是促进肌肉、骨骼和生殖器官的蛋白质合成，还具有促进钠、水潴留的作用；⑤刺激促红细胞生成素的生成，促进骨髓造血功能，使红细胞生成增多。

（2）抑制素　抑制素是由睾丸支持细胞分泌的一种糖蛋白激素，由 α 和 β 两个亚单位组成。抑制素对尿促卵泡素（FSH）的分泌有很强的抑制作用，而生理剂量的抑制素对黄体生成素（LH）分泌却无明显影响。

（二）睾丸功能的调节

睾丸的功能主要接受下丘脑-腺垂体-睾丸轴的调节。下丘脑促垂体区分泌的促性腺激素（GnRH）经垂体门脉系统运输到腺垂体，可促进腺垂体合成和分泌 FSH 和 LH。FSH 主要作用于生精细胞与支持细胞，促进精子的生成。LH 主要作用于间质细胞，刺激间质细胞的发育并分泌睾酮，LH 通过睾酮也能间接调节生精过程。一般认为，FSH 的作用在于启动生精过程，而睾酮则在于维持生精过程。

当血中睾酮达到一定浓度后，便可作用于下丘脑和腺垂体，通过负反馈机制抑制 GnRH 和 LH 的分泌，使血中睾酮浓度维持在一定水平。FSH 能刺激支持细胞分泌抑制素，而抑制素对腺垂体 FSH 的分泌有负反馈调节作用，从而使 FSH 的分泌稳定在一定水平。

第二节　女性生殖系统

一、女性生殖系统的组成和结构

女性内生殖器由生殖腺（卵巢）、生殖管道（输卵管、子宫和阴道）和附属腺体（前庭大腺）组成。卵巢可产生卵子并能分泌性激素。输卵管为输送卵子的管道，同时也是卵子受精的部位。子宫为孕育胎儿的器官。阴道是胎儿产出的通道。外生殖器，即会阴（图 13-2，图 13-3）。

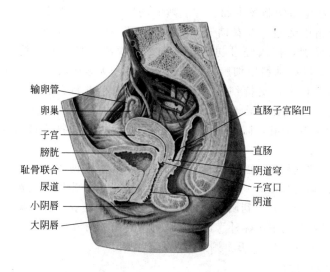

图 13-2　女性盆腔正中矢状切面

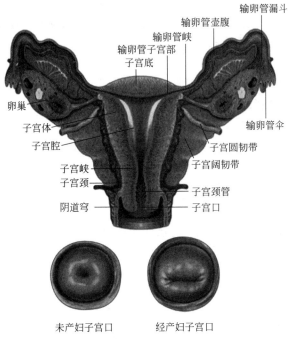

图 13-3　女性生殖系统的组成

（一）卵巢

卵巢是成对的实质性器官，呈扁卵圆形，位于盆腔侧壁髂内、髂外动脉所形成的夹角内。卵巢分为内、外侧面，前、后缘和上、下端。内侧面朝向盆腔，与小肠相邻。外侧面与盆腔侧壁紧贴。后缘游离。前缘借卵巢系膜附于子宫阔韧带后层。上端钝圆与输卵管伞靠近，借卵巢悬韧带固定于盆壁。卵巢悬韧带内有分布于卵巢的血管、淋巴管、神经等，临床上称此韧带为骨盆漏斗韧带，是寻找卵巢血管的标志。下端尖细借卵巢固有韧带连于子宫底两侧。

卵巢的大小和形态随年龄而变化。在幼女期体积较小，表面光滑；性成熟期体积最大，由于多次排卵，其表面出现瘢痕，变得凹凸不平。35～40 岁卵巢开始缩小，50 岁左右随着月经停止逐渐萎缩。

小贴士　　　　　　　　　　卵巢

卵巢既是生殖器官（可产卵和排卵），又含内分泌组织（卵巢除分泌两种主要类固醇激素、雌激素和孕激素外，还分泌少量雄激素），即使生殖功能减退时，仍然有内分泌功能。因此，临床上切除卵巢时应极为慎重，手术中即使保留一部分卵巢皮质，也可以维持一定程度的内分泌功能。

（二）输卵管

输卵管为一长而弯曲呈喇叭状的肌性管道，是输送卵子和受精的部位。输卵管位于子宫底的两侧，子宫阔韧带的上缘内，内侧端开口于子宫腔，外侧端开口于腹膜腔。输卵管全长 10～14cm，由外侧向内侧可分为 4 部分。

1. 输卵管漏斗

为外侧端的扩大部分，呈漏斗状，口的游离缘有许多指状突起，称输卵管伞，覆盖于卵巢表面。漏斗末端的中央有输卵管腹腔口与腹膜腔相通。

2. 输卵管壶腹

约占输卵管全长的 2/3，管径粗而弯曲。卵子通常在此部受精，受精卵进入子宫着床发育。若受精卵由于某种原因未能到达子宫，而在输卵管内或腹膜腔内发育，称异位妊娠。

3. 输卵管峡

细而直，呈水平位，壁厚腔窄。输卵管结扎常在此部进行。

4. 子宫部

为贯穿子宫壁的一段，经输卵管子宫口开口于子宫腔。卵巢和输卵管统称为子宫附件。

（三）子宫

子宫为一壁厚腔小的肌性器官，是孕育胎儿和产生月经的场所。成人未孕子宫呈前后稍扁倒置的梨形，前面略扁，后面稍突出。长 7～9cm，宽 4～5cm，厚 2～3cm，重 40～50g。子宫可分为子宫底、子宫体和子宫颈三部分，子宫颈为下端的狭窄部分，其下 1/3 部伸入阴道内，称子宫颈阴道部，是宫颈癌和宫颈糜烂的好发部位。

子宫的内腔较狭窄，可分为上、下两部。在子宫体内的部分称子宫腔，呈前后略扁的三角形裂隙，其基底向上，两侧通输卵管，尖向下通子宫颈管。在子宫颈内的管腔称子宫颈管，呈梭形，其上口通子宫腔，下口通阴道，下口称子宫口，未产妇子宫口为圆形，边缘光滑整齐，分娩后变成横裂状。

子宫位于盆腔的中央，膀胱与直肠之间，下端接阴道，两侧连有输卵管、子宫阔韧带和卵巢。成年后，子宫的正常位置为轻度的前倾前屈位。前倾是指子宫与阴道间形成一个向前开放的钝角；前屈是指子宫体与子宫颈之间形成一凹向前的弯曲，亦呈钝角。

（四）阴道

阴道为一前后稍扁的肌性管道，富有伸展性，上连子宫，下续外生殖器，它是女性的性交器官，也是排出月经和娩出胎儿的通道。

阴道上端较宽阔，环包子宫颈，阴道壁与子宫颈之间形成环状的阴道穹，阴道穹分为相互连通的前部、后部和两个侧部，以后部最深。阴道穹后部与直肠子宫陷凹之间仅隔以阴道后壁和一层腹膜，当腹膜腔积液时，可经阴道穹后部穿刺或引流。

（五）会阴

会阴包括阴阜、大阴唇、阴蒂、小阴唇、阴道前庭和前庭球等。

二、女性生殖功能与调节

女性的主性器官是卵巢，附性器官包括输卵管、子宫、阴道、外生殖器等。

（一）卵巢的功能

卵巢具有双重功能，既能生成卵子又能分泌性激素。

1. 卵巢的生卵功能

卵子是由卵巢内的原始卵泡逐渐发育而成的。新生儿两侧卵巢中有 60 多万个卵泡，青春期已降至 30 万～40 万个，但一生中只有 300～400 个能发育成熟。青春期开始后，在腺垂体分泌的 FSH 的作用下，卵泡不断增大，经初级卵泡和次级卵泡阶段，最后发育为成熟卵泡。在每个月经周期中，起初有 15～20 个原始卵泡同时发育，但通常只有一个发育为成熟卵泡，其余卵泡都在发育的不同阶段退化成闭锁卵泡。

卵泡成熟过程中逐渐移向卵巢表面，在腺垂体分泌的 LH 的作用下，成熟卵泡破裂，卵细胞与透明带、放射冠随同卵泡液被排出卵泡，此过程称为排卵。排出的卵子随即被输卵管伞摄取，并送入输卵管中。排卵后，残余的卵泡壁内陷，血液进入卵泡腔，凝固后形成血体。随着血液被吸收，卵泡内的颗粒细胞与内膜细胞增生而形成黄体。黄体持续的时间取决于排出的卵子是否受孕。若排出的卵子未受精，此时的黄体为月经黄体，它维持 12～15 天后退化为白体；若排出的卵子受精，黄体继续发育为妊娠黄体。

2. 卵巢的内分泌功能

卵巢作为女性性腺，主要分泌雌激素和孕激素，此外还分泌抑制素和少量的雄激素。人类的雌激素包括雌二醇、雌酮和雌三醇三种，其中以雌酮的活性最强。孕激素主要为孕酮（黄体酮）。排卵以前，主要由颗粒细胞和内膜细胞分泌雌激素；排卵后，黄体细胞分泌大量的孕激素和雌激素。

（1）雌激素的主要生理作用

① 对生殖器官的作用　促进卵泡发育、成熟和排卵；促进子宫内膜增生，使子宫颈分泌大量稀薄的黏液，有利于精子穿行；促进输卵管的运动，有利于精子和卵子的运行；使阴道上皮细胞增生角化，糖原含量增加，在乳酸杆菌作用下，糖原被分解为乳酸，使阴道分泌物呈酸性，增强阴道抗菌能力。

② 对乳腺和副性征的影响　促进乳房发育，刺激乳腺导管系统增生，产生乳晕；使脂肪和毛发分布具有女性特征；音调变高、骨盆宽大等，表现出一系列女性副性征，并使之维持成熟状态。

③ 对代谢的影响　影响钙和磷的代谢，刺激成骨细胞的活动，加速骨骼生长，促进骨骺与骨干的融合；促进生殖器官的细胞增殖分化，加速蛋白质合成，促进生长发育；促进肾小管对水和钠的重吸收，增加细胞外液的量，有利于水和钠在体内保留；促进脂肪的合成，促进胆固醇的降解与排泄，使血液中胆固醇减少，所以雌激素是抗动脉粥样硬化的重要因素之一。

（2）孕激素的主要生理作用　孕激素的主要作用是为胚泡着床做准备和维持妊娠，孕激素通常在雌激素作用的基础上才能发挥作用。

① 对子宫的作用　使子宫内膜在增殖期的基础上呈现分泌期的变化，即子宫内膜进一步增生变厚，并有腺体分泌，为胚泡着床提供适宜的环境；降低子宫平滑肌的兴奋性，从而减少子宫平滑肌的活动，保证胚胎有一个适宜的生长发育环境，有安胎作用；减少子宫颈黏液的分泌量，使黏液变稠，不利于精子通过，防止再孕。若孕激素缺乏，有导致流产的危险，临床上常用黄体酮治疗先兆流产。

② 对乳腺的作用　促进乳腺腺泡发育，为分娩后泌乳做准备。

③ 产热作用　孕激素能促进机体产热，使基础体温在排卵后升高 0.5℃ 左右，直到下次月经来临。临床上常将基础体温的变化作为判断有无排卵的标志之一。

（3）雄激素的主要生理作用　女子分泌雄激素要比男子分泌水平低得多。适量的雄激素可刺激阴毛，维持性欲。女性体内雄激素分泌过多时，可出现阴蒂肥大、多毛症等男性化特征。

（二）卵巢功能的调节

卵巢的周期性变化活动受下丘脑-腺垂体的调节，而卵巢分泌激素的周期性变化又使子宫内膜发生周期性的变化。同时对下丘脑-垂体进行反馈调节。下丘脑-腺垂体-卵巢轴中三者的相互作用和相互制约表现为正常女性的月经周期及生殖器官形态和功能的周期性变化。

1. 月经周期

女性进入青春期后，在卵巢分泌激素的影响下，子宫内膜发生周期性的剥落，出血并经阴道流出。因此，女性的生殖功能有明显的周期性变化，这种生殖周期称为月经周期。月经周期的长短因人而异，平均为 28 天，20～40 天均属正常范围，每个女性的自身月经周期相对稳定。一般女性 12～14 岁左右出现第 1 次月经，称为月经初潮，初潮后的一段时间内，月经周期可能不规律，一般 1～2 年后逐渐规律起来。50 岁左右，月经周期停止，此后称为绝经期。

2. 月经周期中卵巢和子宫内膜的变化

在月经周期中，卵巢和子宫内膜出现一系列形态和功能的变化。根据子宫内膜的变化，可将月经周期分为 3 期。

（1）增殖期　从月经停止到卵巢排卵之日，相当于月经周期的第 5～14 天（一般以月经开始的第 1 天算为月经周期的第 1 天），这段时间称为增殖期，也称卵泡期或排卵前期。在此期内，卵巢中的卵泡处于发育和成熟阶段，并不断分泌雌激素。雌激素促使子宫内膜增生变厚，其中的血管、腺体增生，但单体不分泌雌激素。因此，增殖期是雌激素作用于子宫内膜的结果。卵泡到此期末发育成熟并排卵。

（2）分泌期　从排卵后到下次月经前，即月经周期的 15～28 天，该段时间称为分泌期，也称黄体期或排卵后期。此期内，排卵后的残余卵泡形成黄体，并分泌大量的孕激素和雌激素。这两种激素特别是孕激素能促使子宫内膜进一步增生变厚，其中的血管扩张充血，腺体迂曲并分泌孕激素。子宫内膜变得松软且富含营养物质，子宫平滑肌活动相对静止，为胚泡着床和发育做好充分准备。

（3）月经期　从月经开始到出血停止，相当于月经周期的 1～4 天，该段时间称为月经期。在此期内，由于排出的卵子未受精，卵巢内的黄体开始退化萎缩，分泌的雌激素和孕激素迅速减少。子宫内膜突然失去这两种激素的支持，血管痉挛，子宫内膜缺血坏死、剥落出血，进入月经期。月经期的出血量为 50～100ml，经血中除血液外，还有子宫内膜碎片、宫颈黏液及脱落的阴道上皮细胞等。子宫内膜组织中含有较丰富的纤溶酶原激活物，使经血中的纤溶酶原被激活成纤溶酶，故经血不凝固。在月经期，由于子宫内膜脱落形成的创面容易感染，故应注意外阴清洁，避免剧烈运动。

3. 月经周期的形成机制

月经周期的形成主要受下丘脑-腺垂体-卵巢轴的调节（图 13-4）。青春期以前，下丘脑的 GnRH 神经元尚未发育成熟，GnRH 的分泌很少，腺垂体促性腺激素及卵巢的功能处于低水平状态，不足以引起卵巢和子宫内膜的周期性变化，故没有月经周期。进入青春期，GnRH 神经元逐渐发育成熟，GnRH 的分泌增加，FSH 和 LH 分泌增多，继而卵巢发育成熟，功能活跃，呈现周期性变化，形成了月经周期。

（1）增殖期的形成　此期开始时，卵泡发育处于未成熟的初级卵泡阶段，分泌雌激素很少，血中雌激素和孕激素浓度均处于低水平，对下丘脑和腺垂体的负反馈作用减弱，下丘脑分泌的 CnRH 增多，腺垂体分泌 FSH 和 LH 也增多。FSH 促使卵泡生长发育并与 LH 共同作用，使卵泡分泌雌激素。在雌激素的作用下，子宫内膜发生增殖期的变化。此期末，相当于排卵前一天左右，雌激素在血中的浓度达到高峰，通过正反馈使 CnRH 分泌进一步增加，进而使 FSH 和 LH 分泌增加，尤其是 LH 分泌显著增加，形成 LH 高峰。在高浓度 LH 作用下，已发育成熟的卵泡排卵。

（2）分泌期和月经期的形成　卵泡排卵后，在 LH 作用下，其残余部分形成黄体，黄体分泌雌激素和大量的孕激素。这两种激素，特别是孕激素，使子宫内膜发生分泌期的变化。随着黄体的不断增长，雌激素和孕激素的分泌量不断增加，到排卵后的第 8～10 天，孕激素在血中的浓度达到高峰，雌激素则出现第二高峰。高浓度的雌激素和孕激素通过负反馈作用抑制下丘脑和腺垂体的功能，导致 GnRH、FSH 和 LH 的分泌减少，于是黄体开始退化、萎缩，导致血中雌激素和孕激素的分泌减少，在血中浓度下降至最低水平，子宫内膜突然失去这两种激素的支持，发生剥落出血，形成月经。

同时，随着雌激素和孕激素浓度的降低，对下丘脑和腺垂体的抑制作用解除，FSH 和 LH 分泌又开始增加，卵巢又开始生长发育，新的月经周期又开始。到 50 岁左右，卵巢功能退化，卵泡停止发育，雌激素、孕激素分泌减少，子宫内膜不再呈现周期性变化，月经停止，进入绝经期。

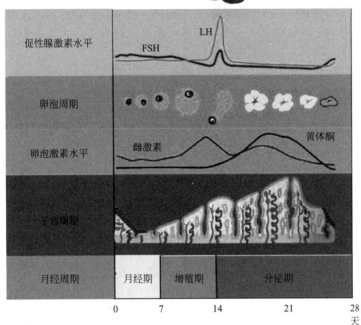

月经周期形成
的原理及卵巢
和子宫内膜的
变化彩图

图 13-4　月经周期形成的原理及卵巢和子宫内膜的变化

由此可见，在月经周期的形成过程中，子宫内膜的周期性变化是卵巢分泌激素引起的。其中，增殖期的变化主要是雌激素的作用所致，分泌期的变化是雌激素和孕激素共同作用的结果，月经期的出现是由于子宫内膜失去雌激素和孕激素支持所致。而卵巢的周期性变化，则是在大脑皮层控制下，由下丘脑-腺垂体调节的结果。因此，月经周期较易受心理、社会因素影响，强烈的精神刺激、急剧的环境变化以及体内其他系统的严重疾病，往往能引起月经失调。

第三节　妊娠、分娩与避孕

妊娠是指子代新个体的产生和孕育的过程，包括受精、着床、妊娠的维持及胎儿的生长。分娩是指成熟胎儿及其附属物从母体子宫内产出体外的过程。

一、妊娠

（一）受精与着床

受精是指精子穿入卵子并与卵子相互融合的过程，精子与卵子相融合后称为受精卵。正常情况下，受精的部位是在输卵管壶腹部。只有精子和卵子都适时地到达该部位，受精过程才可能顺利完成。

1. 精子的运行

精子在女性生殖道内运行的过程比较复杂，需要穿过子宫颈和子宫腔并沿输卵管运行一段距离，才能到达受精部位。精子运行的动力一方面依靠本身尾部鞭毛的摆动，另一方面靠女性生殖道平滑肌的运动和输卵管纤毛的摆动。虽然射精时进入阴道的精子可达 2 亿～5 亿个，但只有极少数（不足 200 个）活动力强的精子能到达受精部位。因为精子在运行过程中，需要通过数道生理屏障，如阴道内的酶足以杀伤进入阴道的绝大部分精子，宫颈黏液的黏度、阴道内的酸性液体等都对精子的运动有一定的影响。精子从阴道运行到受精部位需要 30～90min。

2. 精子获能

精子必须在女性生殖道内停留一段时间后，才能获得使卵子受精的能力，称为精子获能。精子获能的主要部位是在子宫和输卵管。精子在附睾移行的过程中，虽已具备了使卵子受精的能力，但由于在附睾和精液中存在一种称为去获能因子的抑制性物质，去获能因子与精子结合后，可使精子失去使卵子受精的能力。当精子进入女性生殖道后，尤其是子宫和输卵管，能解除去获能因子对精子的抑制从而使其恢复受精能力。

3. 受精过程

卵子由卵泡排出后，很快被输卵管伞摄取，依靠输卵管平滑肌的蠕动和上皮细胞纤毛的摆动将卵子运送到受精部位。精子和卵子在女性生殖道内保持受精能力的时间很短，精子为 1～2 天，卵子仅为 6～24h。精子与卵子相遇后，精子头部的顶体会释放出顶体酶，溶解卵子外围的放射冠及透明带，这一过程称顶体反应。顶体反应释放出的酶，可协助精子进入卵细胞。精子进入卵细胞后，卵母细胞立即产生某些物质封锁透明带，使其他的精子难以再进入。因此，到达受精部位的精子虽较多，但一般只有一个精子能与卵子结合。

4. 着床

受精卵在运行至子宫腔的途中，一边移动，一边进行细胞分裂。大约在排卵后的第 4 天抵达子宫腔，此时，受精卵已经形成胚泡。胚泡进入宫腔后，开始处于游离状态，大约在排卵后的第 8 天，胚泡吸附在子宫内膜上，并通过与子宫内膜的相互作用逐渐进入子宫内膜，在排卵后的 10～13 天，胚泡完全植入子宫内膜中。这种胚泡经过定位、黏着和穿透 3 个阶段植入子宫内膜的过程，称为着床。成功着床的关键在于胚泡与子宫内膜的同步发育。

（二）妊娠的维持与激素调节

正常妊娠的维持主要依赖垂体、卵巢及胎盘分泌的各种激素的相互配合。胚泡着床以后，其最外层的一部分细胞发育为滋养层，其他大部分细胞则发育为胎儿。滋养层细胞发育很快，不久就形成绒毛膜，其绒毛突起可吸收母体血液中的营养成分以供给胎儿。与此同时，子宫内膜也增生成为蜕膜。这样，属于母体的蜕膜和属于子体的绒毛膜相结合而形成胎盘。通过胎盘，既可以实现母体与胎儿之间的物质交换，又可以起到屏障作用。同时，胎盘是妊娠期重要的内分泌器官，可产生维持妊娠所必需的一些激素，以适应妊娠的需要和促进胎儿的生长发育。胎盘可分泌多种激素，主要有人绒毛膜促性腺激素（hCG）、雌激素、孕激素、人绒毛膜生长素（hCS）等。

1. 人绒毛膜促性腺激素

人绒毛膜促性腺激素是由胎盘绒毛组织的合体滋养层细胞分泌的一种糖蛋白激素。其主要生理作用有：①在妊娠早期促进母体的月经黄体转变为妊娠黄体，并使其分泌大量的雌激素和孕激素，以维持妊娠的顺利进行；②抑制淋巴细胞的活性，防止母体产生对胎儿的排斥反应，具有安胎的效应。

人绒毛膜促性腺激素在受精后的第 8～10 天就出现在母体血液中，随后其浓度迅速升高，至妊娠 8 周左右达到顶峰，然后又迅速下降，在妊娠 20 周左右降至较低水平，并一直维持至分娩。由于 hCG 在妊娠早期就出现在母体血中，并由尿排出，因此，测定血中或尿中的 hCG 可作为诊断早孕的准确指标。

2. 雌激素和孕激素

胎盘和卵巢的黄体，能够分泌雌激素和孕激素。妊娠第 8 周后，随着 hCG 分泌的减少，妊娠黄体逐渐萎缩，由其分泌的雌激素和孕激素也减少。此时胎盘分泌的雌激素和孕激素逐渐增加，可接替黄体的功能以维持妊娠，直到分娩。

在整个妊娠期间，孕妇血液中的雌激素和孕激素都保持在高水平，对下丘脑-腺垂体系统起着负反馈作用。因此，卵巢内没有卵泡发育和排卵，所以妊娠期间没有月经。

胎盘所分泌的雌激素中，主要成分为雌三醇，其前体大部分来自胎儿。如果在妊娠期间胎儿死于子宫内，孕妇的血液或尿中雌三醇会突然减少，因此，检测孕妇血中或尿中雌三醇的量，有助于判断是否发生死胎。

3. 人绒毛膜生长素

人绒毛膜生长素的主要作用是调节母体与胎儿的物质代谢过程，包括糖、脂肪和蛋白质的代谢，降低母体对胰岛素的敏感性，抑制葡萄糖的利用，为胎儿提供大量葡萄糖，促进胎儿的生长。妊娠第 6 周母体血中可测出人绒毛膜生长素，以后逐步增多，到第 3 个月开始维持在高水平，直至分娩。它的分泌量与胎盘的重量成正比，可作为监测胎盘功能的指标。

二、分娩

人类的孕期为 265 天，但一般从末次月经周期第 1 天算起，因此可计算为 280 天。自然分娩的主要动力来源于子宫的节律性收缩，其过程可分为 3 期，也称为 3 个产程。第一产程，是从子宫开始规律性收缩到子宫颈口完全扩张，此阶段可长达数小时，称为宫口扩张期；第二产程，是从子宫颈口完全扩张到胎儿娩出，一般需要 1~2h，称为胎儿娩出期；第三产程，胎盘与子宫分离并排出母体，同时子宫肌强烈收缩，压迫血管以防止过量失血，称为胎盘娩出期。

自然分娩的机制极其复杂，目前已知分娩过程中存在正反馈调节，但临产发动的原因及其确切机制尚不清楚。

小贴士　试管婴儿

体外受精与胚胎移植俗称"试管婴儿"，是指将卵子和精子分别从女方和男方体内取出，在体外模拟的输卵管环境中使精子与卵子结合，再将结合后形成的胚胎送回母体子宫腔内的人工助孕技术。由于体外受精早期是在试管中完成的，故俗称"试管婴儿"，但现在主要在培养皿中完成。自 1978 年世界首例试管婴儿诞生，迄今为止，全世界已有超过 500 万试管婴儿降临人世。统计资料显示，这些孩子的体格发育、智力水平与普通孩子没有差别。

三、避孕

避孕是指通过一定的技术方法使妇女暂时不受孕。避孕主要通过控制以下环节来实现：①抑制精子与卵子产生，如目前采用的女性全身性避孕药为人工合成的高效能的雌激素和孕激素，造成血液中浓度明显升高，通过负反馈抑制下丘脑-腺垂体-卵巢轴的功能，从而抑制排卵；②阻止精子与卵子结合，如安全期避孕法，使用避孕套、避孕膜，男性输精管或女性输卵管结扎术；③使女性生殖道内环境不适宜受精卵着床和发育，如宫腔内放置避孕环，不利于胚泡着床和存在，达到避孕目的。

避孕方法很多，各有不同的优、缺点，理想的避孕方法应该是安全、简便和经济的。因此，应在医生的指导下，根据男女双方的年龄、健康以及生育等情况选择合适的避孕方法。

四、社会、心理因素对生殖的影响

社会、心理因素对生殖功能的影响不可忽视，许多精神因素都可能引起生殖功能紊乱。

女性的月经周期，受下丘脑-腺垂体-卵巢轴的调节。中枢神经系统对外来刺激进行接收、整合，传递至下丘脑，进而影响下丘脑-腺垂体-卵巢轴的功能。情绪过度波动、紧张等因素，可使中枢神经系统与下丘脑-腺垂体之间的功能失调，导致尿促卵泡素和黄体生成素的分泌受到影响，卵泡成熟和排卵功能障碍，引起月经紊乱，甚至不孕。

对于男性，心理压力、忧郁等精神因素可以引起神经系统单胺类、肽类等神经递质的代谢失调，造成下丘脑-腺垂体-睾丸轴和下丘脑-腺垂体-肾上腺轴的功能紊乱，进而影响男性的生殖内分泌功能，导致生殖功能障碍。

因此，生活中要保持心情愉快，尽量避免不良情绪的影响；当环境发生变化，要尽快适应新的环境。

本章小结

本章主要阐述了生殖系统的结构和功能，生殖系统按性别分为男性、女性生殖器官。生殖系统功能是产生生殖细胞，分泌性激素，繁殖后代。在学习男性生殖系统时，应知道其组成、功能。睾丸产生精子并分泌男性激素；附睾作用是输送、储存精子和促进精子成熟；男性节育手术的常用部位；精索的概念和结构；男性尿道的分部、狭窄和弯曲，在做男性尿道插管时需注意上述的狭窄和弯曲。在学习女性生殖系统时，应知道其组成和功能。卵巢卵泡和黄体的形成和退化；女性节育手术的常用部位；子宫的形态、分部、位置和固定装置；子宫内膜周期性变化与卵巢周期性变化的关系。

重要知识点学习指导 13

目标测试 13

参考答案 13

思政高地　　奉献、仁爱、自律

故事：有这样一位"大医"，他曾为北京协和医院泌尿外科主任，耄耋之年仍坚持一线坐诊，从事泌尿外科生涯 60 年，引进与独创多种手术办法，令数不清的患者转危为安，他就是北京协和医院知名教授臧美孚。他说手术台就是医生的战场。如今，尽管已年近九旬，他拿起手术刀依然平稳、从容、娴熟。很难想象，最初在他就读上海市第一医学院期间，在医院实习时，他首次见到患者血肉模糊的创口也曾一阵晕眩，整个人几乎虚脱。他说："曾经也自我怀疑过，我这样能成为一名合格的外科医生吗？"然而正是一次次血淋淋的直面，一次次严格的自我磨炼，才造就手术台上冷静稳定的双手、流利高效的医生。自从毕业后以优异成绩分配到北京协和医院，1960 年选定泌尿外科为专业研究方向，臧美孚教授创下的成就不胜枚举，救治过的患者数不胜数。他曾成功完成万例前列腺增生（肥大）美国等离子微创技术，对难治性前列腺炎、性功能障碍等泌尿疾病创立了速效体外 3D 导融技术，并开展了阳痿假体植入术，使阳痿治疗的有效率提高到 98%；成功完成 3000 例以上经尿道前列腺微创手术，数百例库兴综合征的手术治疗，对醛固酮增多症、嗜铬细胞瘤也有丰富的手术经验。而今的臧美孚，早就成为国内泌尿外科领域的泰斗级人物，近 90 岁高龄仍活跃在医疗一线。他说："手术台就是医生不见硝烟的战场，要像打好战斗一样做好每一台手术。"臧美孚认为为病人解脱苦难是责任，肾结石手术、尿道下裂修复术、肾上腺瘤手术……这些需要高超技术的手术都是他精巧的双手完成的，但在他眼里，这都是医生的本分，救死扶伤是医生的天职，自己只不过用了一辈子去坚持履行这份责任而已。

　　讨论互动：上述故事讲了哪些人？哪些事？

　　渗透思政要素分析与总结：通过上面故事，我们可以得出，学医之路充满艰辛与荆棘，但是只要勤奋、坚持、求是、创新，终将成为一名合格的医生。此外，医学的研究对象是人，古往今来，一代又一代的外科医生，为减轻病患痛苦不懈努力。因此我们要教育学生向医学前辈致敬，认识生命价值，强化医德教育，提升使命意识，引导学生关心患者、心系社会，激励医学生勇挑重担，为祖国医疗事业发展贡献力量。

第十四章　能量代谢与体温

学习目标

1. 掌握能量代谢、基础代谢率；体温的概念、体温的测量和生理变动，皮肤散热的方式。
2. 熟悉影响能量代谢的因素，基础代谢率的正常值及临床意义，产热的主要器官。
3. 了解能量的来源和去路，能量代谢的测定，散热的调节，体温相对稳定的调节机制。

写在前面

　　您想知道人体是如何在炎热天气里排汗散热，在冷天保持体温的吗？请好好学习本章内容。

第一节　能量代谢

　　新陈代谢是生物体生命活动的基本特征之一。生物体一方面不断地从外界摄取营养物质来构筑和更新自身，并储存能量；另一方面利用储存的能量或分解体内自身物质进而转变成能量，来维持体温、躯体运动、心脏射血、腺体分泌、神经传导等功能性活动。可见生物体内物质的合成和分解必定伴随能量的储存和利用。通常将生物体在物质代谢的同时所伴随的能量释放、转移、储存和利用称为能量代谢。

一、机体能量的来源与去路

（一）能量的来源

　　生物体每日摄入体内的糖、脂肪和蛋白质分子是构筑机体结构、实现自我更新以及完成生理功能所必需的物质，也是机体获得能量的主要来源。

1. 糖

　　糖是供给机体生命活动所需能量的主要物质。人体所需能量的 $50\% \sim 70\%$ 是由糖类物质的氧化分解提供的。体内糖分解供能的形式有两种：①有氧氧化，在氧供应充足的情况下，1mol葡萄糖完全氧化所释放的能量可合成 38mol ATP；②无氧酵解，在缺氧的情况下，1mol 葡萄糖经无氧酵解释放的能量只能合成 2mol ATP。在一般情况下，大多数组织细胞有足够的氧供应，因此，以糖的有氧氧化供能为主。无氧酵解虽然释放能量较少，但在人体处于缺氧状态时极为重要。然而，正常成年人脑组织则完全依赖葡萄糖的有氧氧化供能，加之脑组织的糖原储存量较少，导致脑组织对缺氧非常敏感，对血糖的依赖性也较高。因此，当机体缺氧或血糖浓度过低时，可引起脑的功能障碍，出现头晕等症状，重者可发生抽搐甚至昏迷。

2. 脂肪

脂肪在体内的主要功能是储存和供给能量。成年人体内糖的储存量约为150g，储存的脂肪量则可占体重的20%左右。每克脂肪在体内氧化所释放的能量约为糖的2倍。通常成年人储备的肝糖原在饥饿24h后即被耗尽，而储存的脂肪所提供的能量可供机体使用10多天至2个月之久。可见饥饿时，机体主要通过氧化体内的脂肪供能。

3. 蛋白质

蛋白质的基本组成单位是氨基酸。氨基酸的主要功能是重新合成蛋白质，构成细胞成分，实现组织的自我更新，或用于合成酶、激素等生物活性物质。蛋白质并非主要的能源物质。只有在某些特殊情况下，如长期不能进食或能量过度消耗，体内的糖原和脂肪储备耗竭时，体内的蛋白质才被分解、供能，以维持必要的生理功能。

（二）　ATP 在能量代谢中的作用

三磷酸腺苷（ATP）是体内能量转化和利用的关键物质，广泛存在于人体的一切细胞内，是机体能量的直接提供者。ATP 是糖、脂肪和蛋白质在生物氧化过程中合成的一种高能化合物，当 ATP 水解为二磷酸腺苷（ADP）及磷酸时，同时释放出能量供机体利用。ATP 既是体内直接的供能物质，又是体内重要的能量储存形式。体内的高能化合物还有磷酸肌酸（CP）等，CP 由肌酸和磷酸合成，主要存在于肌肉和脑组织中。CP 可以说是体内 ATP 的储存库，与 ATP 之间进行能量的转移和利用。

（三）能量的转移、储存和利用

各种能源物质在体内氧化过程中释放的能量，50%以上转化为热能，其余部分是以化学能的形式储存于 ATP 的高能磷酸键中，供机体完成各种生理功能。除骨骼肌收缩对外界物体做一定量的机械功（简称外功）外，其他用于进行各种功能活动所做的功，最终都转化为热能。热能是最低形式的能量，主要用于维持体温，并最终通过体表散发到体外。

二、能量代谢的测定

根据能量守恒定律，在机体能量代谢过程中，机体所消耗的能量最终都转化成热能和所做的外功。

因此，在不做外功的情况下，通过测定单位时间内机体所产生的热量，即可反映整个机体的能量代谢率（即单位时间内所消耗的能量）。

测定机体单位时间产生的总热量有两种方法：直接测热法和间接测热法。

（一）直接测热法

直接测热法是将被测者置于一个特殊的检测环境中，收集其安静状态下在一定时间内散发出的总热量，即可换算出其在单位时间的能量代谢，即能量代谢率。此种方法虽然测量精确，但由于实验装置复杂、操作烦琐，主要用于科学研究。

（二）间接测热法

如前所述，机体产生的热量均来源于各种能源物质在体内的氧化分解。根据定比定律，在一般化学反应中，反应物的量与产物的量之间呈一定比例关系。例如，氧化 1mol 葡萄糖时，需要消耗 6mol 的 O_2，同时产生 6mol 的 CO_2 和 6mol 的 H_2O，并且释放一定的热量。间接测热法就是根据这种定比关系，测定机体一定时间内的 O_2 耗量和 CO_2 生成量，间接推算出同一时间内各类营养物质的氧化量，从而计算出能量代谢率。

1. 与能量代谢测定有关的几个概念

（1）食物的热价　1g 某种食物氧化时所释放的热量，称为该食物的热价。食物的热价包括生物热价和物理热价，分别指食物在体内氧化和在体外燃烧时释放的热量。糖、脂肪和蛋白质三种主要营养物质的热价见表 14-1。如表所示，糖、脂肪的生物热价和物理热价相同；由于蛋白质在体内不能完全被氧化，有一部分能量以尿素、尿酸和肌酐等分子的形式随尿排出体外，故蛋白质的生物热价小于它的物理热价。

（2）食物的氧热价　某种食物氧化时消耗 1L 氧所产生的热量，称为该食物的氧热价（表14-1）。氧热价在能量代谢的测定中有着重要意义，可以根据机体在一定时间内的耗氧量计算出能量代谢率。

（3）呼吸商　各种营养物质在体内氧化时，在同一时间内 CO_2 的产生量与消耗的 O_2 量的比值，称为呼吸商。葡萄糖氧化时，产生的 CO_2 量与消耗的 O_2 量是相等的，所以葡萄糖的呼吸商为 1.00，脂肪和蛋白质的呼吸商分别为 0.71 和 0.80（表 14-1）。正常国人混合膳食，呼吸商一般在 0.85 左右。根据呼吸商，可以计算出对应的氧热价，可见呼吸商是测算机体能量代谢的必要数据。

表 14-1　糖、脂肪和蛋白质的热价、氧热价和呼吸商

营养物质	产热量/(kJ/g)		耗氧量 /(L/g)	CO_2 产生量 /(L/g)	氧热量 /(kJ/L)	呼吸商
	物理热价	生物热价				
糖	17.2	17.2	0.83	0.83	21.1	1.00
脂肪	39.8	39.8	2.03	1.43	19.6	0.71
蛋白质	23.4	18.0	0.95	0.76	18.9	0.80

（4）非蛋白呼吸商　在一般情况下，体内能量主要来自糖和脂肪的氧化，蛋白质的因素可忽略不计。根据糖和脂肪按不同比例混合氧化时所产生的 CO_2 量和消耗的 O_2 量计算出的呼吸商，称为非蛋白呼吸商（表 14-2）。

表 14-2　非蛋白呼吸商和氧热价

非蛋白呼吸商	糖/%	脂肪/%	氧热价/(kJ/L)	非蛋白呼吸商	糖/%	脂肪/%	氧热价/(kJ/L)
0.707	0.00	100.00	19.62	0.86	54.10	45.90	20.41
0.71	1.10	98.90	19.64	0.87	57.50	42.50	20.46
0.72	4.75	95.20	19.69	0.88	60.80	39.20	20.51
0.73	8.40	91.60	19.74	0.89	64.20	35.80	20.56
0.74	12.00	88.00	19.79	0.90	67.50	32.50	20.61
0.75	15.60	84.40	19.84	0.91	70.80	29.20	20.67
0.76	19.20	80.80	19.89	0.92	74.10	25.90	20.71
0.77	22.80	77.20	19.95	0.93	77.40	22.60	20.77
0.78	26.30	73.70	19.99	0.94	80.70	19.30	20.82
0.79	29.00	70.10	20.05	0.95	84.00	16.00	20.87
0.80	33.40	66.60	20.10	0.96	87.20	12.80	20.93
0.81	36.90	63.10	20.15	0.97	90.40	9.58	20.98
0.82	40.30	59.70	20.20	0.98	93.60	6.37	21.03
0.83	43.80	56.20	20.26	0.99	96.80	3.18	21.08
0.84	47.20	52.80	20.31	1.00	100.00	0.00	21.13
0.85	50.70	49.30	20.36				

2. 能量代谢率的计算

① 测定机体在一定时间内的耗氧量与 CO_2 产生量。

② 蛋白质在体内氧化不完全，它分解产生的氮在体内不能继续氧化，而是随尿排出体外。可以通过测定同一时间内尿氮含量，计算出蛋白质分解量（1g 尿氮相当于 6.25g 蛋白质分解），再根据表 14-1 的数据计算出蛋白质的产热量及其分解时的耗氧量与 CO_2 产生量。

③ 用总的 CO_2 产生量减去蛋白质的 CO_2 产生量，除以总的耗氧量减去蛋白质的耗氧量，即可计算出非蛋白呼吸商。

④ 根据表 14-2，查出该非蛋白呼吸商对应的氧热价，用该氧热价乘以剩下的耗氧量即为非蛋白食物产热量。

⑤ 蛋白质食物产热量和非蛋白食物产热量之和，即是总的产热量。

3. 简化测定法

上述间接测热法的测算程序较为烦琐，在临床工作实践中，通常采用简便的计算方法。由于一般情况下，蛋白质并不是主要的供能物质，故可将蛋白质氧化分解的产热量忽略不计。测得一定时间内的耗氧量和 CO_2 产生量，将计算出的呼吸商认为是非蛋白呼吸商，查表 14-2 取得对应的氧热价，用该氧热价乘以耗氧量，便得出产热量。

还有一种更加简便的方法，先测定一定时间内的耗氧量，根据国人的统计资料，基础状态下的非蛋白呼吸商约为 0.82，与此对应的氧热价为 20.20kJ/L，以测定的耗氧量乘以该氧热价，便得出产热量。实践证明，用简化法所得数值与上述经典方法所得数值非常接近。

三、影响能量代谢的因素

1. 肌肉活动

肌肉活动对能量代谢的影响最为显著，机体任何轻微的活动都可以提高代谢率。机体耗氧量的增加与肌肉活动的强度呈正比关系。机体持续体育运动或劳动时的耗氧量大大增加，可达安静时的 10～20 倍。因此，可以把能量代谢率作为评估肌肉活动强度的指标。机体不同肌肉活动强度时的能量代谢率见表 14-3。

表 14-3　机体不同肌肉活动强度时的能量代谢率

机体状态	能量代谢率/[kJ/(m² · min)]	机体状态	能量代谢率/[kJ/(m² · min)]
静卧	2.73	扫地	11.37
开会	3.4	打排球	17.5
擦玻璃窗	8.3	打篮球	24.22
洗衣服	9.89	踢足球	24.98

2. 环境温度

当人安静时，裸体或只穿薄衣的情况下，在 20～30℃ 的环境温度中，能量代谢最为稳定。当环境温度低于 20℃ 时，代谢率便开始增加，主要是由于寒冷刺激反射性地引起寒战以及肌肉紧张度增强所致。环境温度超过 30℃ 时，由于体内化学反应速度加快，发汗功能加强以及呼吸、循环功能增强，代谢率也会增加。而环境温度在 20～30℃ 时，由于肌肉比较松弛，故代谢率较为稳定。

3. 精神活动

安静状态下，每 100g 脑组织的耗氧量为 3～3.5ml/min，接近安静时肌肉组织耗氧量的 20倍。但研究发现，在睡眠时和在精神活动活跃的情况下，脑中葡萄糖的代谢率几乎没有差异。由此可见，在精神活动活跃时，中枢神经系统本身代谢率增加的程度是可以忽略的。但当精神处于紧张状态时，如激动、发怒、恐惧或焦虑时，能量代谢率可显著增高。这是由于精神紧张导致的肌肉紧张性增强以及刺激代谢活动增强的激素（如甲状腺激素、肾上腺素等）释放增多所致。

4. 食物的特殊动力效应

进食后的一段时间内，机体即使处于安静状态，产热量也要比进食前有所增加。这种由食物引起机体额外消耗能量的作用，称为食物的特殊动力效应。蛋白质食物的特殊动力效应最为显著，可达 30%；糖和脂肪的特殊动力效应分别约为 6% 和 4%；混合性食物约为 10%。

四、基础代谢

1. 基础代谢和基础代谢率

基础代谢是指基础状态下的能量代谢。基础代谢率（BMR）是指在基础状态下，单位时间内的能量的消耗代谢。所谓基础状态是指人体处在清醒而安静时，不受肌肉活动、环境温度、食物及精神紧张等因素影响热价的状态。在这种状态下，能量代谢比较稳定，能量消耗主要用于心跳、呼吸等基本生命活动的维持。可见，基础代谢率比一般安静时的代谢率低，是人体在清醒时最低的能量代谢水平。

实验表明，体积大小不等的个体，其能量代谢率有较大的差异。若以每千克体重的产热量进行比较，身材矮小的人该值明显高于身材高大的人。若以单位体表面积的产热量进行比较，则不论身材大小，每小时每平方米体表面积的产热量非常接近。可见，能量代谢率的高低与体表面积成正比。因此，能量代谢率通常以单位时间内每平方米体表面积的产热量为单位，即用 $kJ/(m^2 \cdot h)$ 来表示。人体的体表面积可应用 Stevenson 公式进行测算，即：

体表面积（m^2）＝0.0061×身高（cm）＋0.0128×体重（kg）－0.1529

2. 测定基础代谢率的基本条件

临床上基础代谢率的测定，规定在以下条件下进行：①清晨空腹（即进食后 12～14h）；②平卧，全身肌肉放松，尽量排除肌肉活动的影响；③排除紧张、焦虑和恐惧等情绪，消除精神活动的影响；④室温保持在 20～25℃，以排除环境温度的影响。

3. 基础代谢率的测定方法及正常值

对基础代谢率的测定，一般采用能量代谢测定的简化方法测算，即将非蛋白呼吸商定为 0.82，与之相对应的氧热价为 20.20kJ/L。因此，只需在基础状态下测定一定时间内的耗氧量和体表面积，即可计算出基础代谢率。

例如，某女性，30 岁，体表面积为 1.5 m^2，在基础状态下测得耗氧量为 12L/h，则其基础代谢率为：20.20kJ/L×12L/h÷1.5m^2＝161.6kJ/($m^2 \cdot h$)。

基础代谢率随性别、年龄的不同而有差异。我国正常人基础代谢率的平均值见表 14-4。当其他情况相同时，男性的基础代谢率平均值比同年龄组的女性高；儿童比成人高；年龄越大，基础代谢率越低。

表 14-4　我国正常人 BMR 的平均值

单位：$kJ/(m^2 \cdot h)$

年龄/岁	11～15	16～17	18～19	20～30	31～40	41～50	51 以上
男性	195.5	193.4	166.2	157.8	158.6	154.0	149.0
女性	172.5	181.7	154.0	146.5	146.9	142.4	138.6

4. 基础代谢率测定的临床意义

临床上在评价基础代谢率时，常将实测值和正常平均值（表 14-4）进行比较，计算公式如下：

基础代谢率(相对值)＝(实测值－正常平均值)/正常平均值×100%

一般来说，如相差在±15% 之内，属于正常范围；当差值超过 20%，才有可能是病理性变化。有些疾病常伴有基础代谢率的改变，特别是影响甲状腺功能的疾病。甲状腺功能亢进时，基础代谢率可比正常值高 25％～80％；甲状腺功能低下时，基础代谢率可比正常值低 20％～40％。因此，基础代谢率的测定是临床上诊断甲状腺疾病的重要辅助方法之一。其他如肾上腺皮质和垂体功能低下、肾病综合征等，常出现基础代谢率降低；糖尿病和白血病等，基础代谢率可升高。发热时，基础代谢率也升高，一般情况下，体温每升高 1℃，基础代谢率要增加 13％左右。

第二节　体温

人和高等动物由于体内有完善的体温调节机制，所以体温是相对稳定的，称为恒温动物。而低等动物，如爬虫类、两栖类的体温则随环境温度的变化而改变，称为变温动物。恒温动物保持正常的体温是机体新陈代谢和一切生命活动正常进行的必要条件。新陈代谢和生命活动，都是以体内酶催化的生物化学反应为基础，而酶必须在适宜温度下才具有较高的活性，温度过高或过低，都会使酶的活性降低。当体温持续高于 41℃时，可出现神经系统功能障碍，发生谵语、神志不清，甚至永久性脑损伤；当体温低于 34℃时，意识将丧失，低于 25℃则可使呼吸、心跳停止，出现生命危险。

一、体温的概念及其正常值

体温是指机体深部组织的平均温度，即体核温度。机体深部组织的温度不易测量，所以临床上通常用直肠、口腔和腋窝等部位的温度来代表体温。①直肠温度的正常值为 36.9～37.9℃，测量时应将温度计插入直肠 6cm 以上，才能比较接近深部温度。②口腔温度的正常值为 36.7～37.7℃，测量时应将温度计含于舌下，其特点是应用方便，所测温度值较准确。但不适用于不配合的患者，如哭闹的小儿和精神病患者。③腋窝温度的正常值为 36～37℃，由于腋窝不是密闭体腔，易受环境温度、出汗等因素的影响，测量时被测者要将上臂紧贴胸廓，使机体内部的热量逐渐传导过来，这样腋窝的温度才能逐渐升高，接近于核心温度水平，测量时间一般需要持续 10min 左右，并且腋窝处还应保持干燥。

小贴士

耳温枪

人们从 20 世纪 60 年代中期就开始研究把鼓膜温度作为机体核心温度的标准。耳温枪是一种专门用于测量鼓膜温度的温度计，其工作原理是通过红外导波管将主要由鼓膜发射的红外辐射能传送到热电堆等热探测器，将红外辐射能量转换为电能后进行电信号处理得到人体温度信息。目前临床上已将鼓膜温度作为衡量体温的指标之一，尤其是对于婴幼儿的体温测量，耳温枪比水银温度计更加安全、方便和准确。

二、体温的生理变动

在生理情况下，体温可受昼夜、性别、年龄和肌肉活动等因素影响而发生变动，但变动的幅度一般不超过 1℃。

1. 昼夜变化

体温在一昼夜之间呈周期性的波动，清晨 2～6 时最低，午后 1～6 时最高。体温的这种昼夜周期性波动，称为昼夜节律。除体温外，细胞中酶的活性、激素的分泌、个体的行为等机体功能活动的变化，也都显示出周期性变化的特性，统称为生物节律。动物实验提示，生物节律现象可能受下丘脑视交叉上核的控制。

2. 性别的影响

成年女性的体温平均比男性高约 0.3℃。这可能与女性的皮下脂肪较多，出汗少，散热能力差有关。

女性的基础体温随月经周期而发生周期性地变动。基础体温是指基础状态下的体温。在排卵前体温较低，排卵日最低，排卵后体温升高 0.3～0.6℃，排卵后体温升高是由于孕激素及其代谢产物的作用所致（图 14-1）。临床上可通过连续测定基础体温，从而确定月经周期中有无排卵以及排卵日。

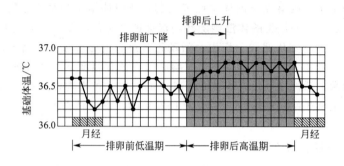

图 14-1　女性月经周期中基础体温的变化

3. 年龄的影响

儿童和青少年的体温较高，而老年人因基础代谢率低，体温偏低。新生儿，特别是早产儿，由于体温调节机构发育尚不完善，调节能力较差，体温易受环境因素的影响而变动。因此，对新生儿和老年人，应特别加强保温护理。

4. 肌肉活动的影响

肌肉活动时机体代谢增强，产热量增加，可使体温升高。所以，临床上应让受试者安静一段时间以后再测体温，测量小儿体温时应防止其哭闹。

5. 其他因素的影响

情绪激动、精神紧张、环境温度变化和进食等情况均可对体温产生影响，在测量体温时应考虑到这些因素。此外，麻醉药可抑制温度感受器和体温调节中枢的活动，并且扩张皮肤血管，增加体热散失，对麻醉手术的患者，术中和术后都应注意保温护理。

三、体热平衡

恒温动物体温的相对稳定，是由于在体温调节机构的控制下，机体的产热和散热这两个生理过程保持动态平衡的结果。一旦由于某种原因导致体热平衡被打破，体温将升高或降低。

（一）产热器官、形式及其调节

1. 主要产热器官

机体的热量是由体内各器官、组织进行分解代谢产生的。但不同的器官、组织因代谢水平不同，产热量各异。机体安静时以内脏器官产热为主，约占总产热量的 56％。其中，肝的代谢最旺盛，产热量最多，其次脑的产热量也较大。运动或劳动时，骨骼肌则成为主要的产热器官。肌紧张稍有增强，产热量明显增多，运动时，骨骼肌的产热量可增加到总产热量的 73％，剧烈运动时，可增加 90％。各组织器官产热比例见表 14-5。

表 14-5 机体不同状态下各组织器官的产热比例

组织器官	占体重的百分比/%	产热量(占机体总产热量的百分比)/%	
		安静状态	运动或劳动
脑	2.5	16	3
内脏	34	56	22
骨骼肌	40	18	73
其他	23.5	10	2

2. 产热的形式

当机体处于寒冷环境时，主要通过寒战产热和非寒战产热两种形式增加产热量，进而维持体温。

（1）寒战产热 寒战是指骨骼肌发生不随意的节律性收缩，节律为 9～11 次/min。寒战的特点是屈肌和伸肌同时收缩，不做外功，能量全部转化为热量，用以维持机体在寒冷环境中的体热平衡。发生寒战时，代谢率可增加 4～5 倍。

（2）非寒战产热 非寒战产热又称代谢产热。代谢产热以褐色脂肪组织的产热量最大，约占非寒战产热总量的 70%。褐色脂肪组织主要分布在腹股沟、腋窝、肩胛下区，以及颈部大血管的周围等处。由于新生儿不能发生寒战，所以非寒战产热对其尤为重要。

3. 产热活动的调节

（1）体液调节 甲状腺激素是调节产热活动最重要的体液因素。如果机体暴露在寒冷环境中数周，其甲状腺的活动明显增强，分泌大量的甲状腺激素，机体代谢率增加 20%～30%。其作用特点是作用缓慢，持续时间长。肾上腺素、去甲肾上腺素和生长激素等也可刺激产热，其特点是起效迅速，但持续时间短。

（2）神经调节 寒冷刺激可兴奋交感神经系统，引起肾上腺髓质活动增强，导致肾上腺素和去甲肾上腺素释放增多，产热增加。

（二）散热器官、方式及其调节

1. 散热的部位

人体的主要散热部位是皮肤。大部分体热通过皮肤辐射、传导、对流和蒸发等方式向外界散发，小部分则随呼出气、尿、粪等排泄物而排出体外。

2. 散热的方式

（1）辐射散热 辐射散热是人体通过热射线的形式将体热传给外界。在安静状态下，以该方式散发的热量较多，可达总散热量的 60%。辐射散热量的多少取决于皮肤与周围环境的温度差以及机体的有效散热面积，温度差越大，有效散热面积越大，散热量越多。

（2）传导散热 传导散热是人体的热量直接传给与之相接触的温度较低的物体。此种方式散热量多少与皮肤和接触物体之间的温度差、接触面积以及物体的导热性有关。体内脂肪的导热效能较低，而肥胖者机体深部的热量不易向表层传导，在炎热的天气容易出汗。棉、毛织物是热的不良导体，所以棉衣可以御寒保暖。由于水的导热性较好，临床上对高热患者可利用冰帽、冰袋等进行物理降温。

（3）对流散热 对流散热是通过气体流动进行热量交换，是一种特殊形式的传导散热。人体周围总是围绕着一薄层与皮肤接触的空气，人体的热量传给这一层空气后，由于空气不断流动将体热散发出去。对流散热量的多少主要受风速影响较大。风速越大，散热量越多。衣服覆盖皮肤表面，在棉毛纤维间的气体不易流动，因此着衣可以起到保温作用。

（4）蒸发散热 蒸发是人体通过体表的水分汽化时吸收热量而散发体热的一种方式。在常温情况下，蒸发 1g 水可使机体散发 2.43kJ 的热量。人体蒸发散热可分为不感蒸发和发汗两种形式。不感蒸发是指体液的水分不断从皮肤和呼吸道渗出，在未形成明显水滴之前便被汽化，从而散发热量。这种蒸发不为人所察觉，且与汗腺活动无关，因此其中皮肤的水分蒸发又称为不显汗。人体24h的不感蒸发量一般为1000ml左右，其中通过皮肤蒸发600～800ml。发汗是汗腺主动分泌汗液，在皮肤表面以明显水滴存在而被汽化的一种散热方式。由于发汗是可以感知到的，故又称可感蒸发。影响蒸发的因素主要有空气湿度和风速，空气湿度越小、风速越大，越有利于蒸发散热。可见，蒸发是不受皮肤与环境之间的温度差所限制的一种散热方式，当环境温度等于或高于皮肤温度时，辐射、传导和对流这三种散热方式均受到限制，蒸发便成了唯一有效的散热方式。

3. 散热的调节

（1）皮肤血流量的调节　如前所述，通过辐射、传导和对流散发的热量，均取决于皮肤和环境之间的温度差，而皮肤温度主要受皮肤血流量的影响。机体可以通过调节皮肤的血流量来控制皮肤温度，从而调节散热量，实现体热平衡。炎热环境时，机体交感神经紧张性降低，皮肤小动脉舒张，动-静脉吻合支开放，皮肤血流量增加，有较多的体热由机体深部被带到体表，皮肤温度升高，散热量增加。寒冷环境时，机体交感神经紧张性增强，皮肤小动脉收缩，动-静脉吻合支关闭，皮肤血流量减少，皮肤温度降低，散热量减少。

（2）发汗的调节　人体的汗腺主要受交感神经的支配，末梢释放的递质主要是乙酰胆碱。温热性刺激作用于皮肤温度感受器或温度升高的血液流经下丘脑时，均可刺激下丘脑发汗中枢，引起的发汗称为温热性发汗，主要参与体温调节。此外，在精神紧张时，可引起手掌、足跖和前额等处的汗腺分泌，这种发汗称为精神性发汗，与体温调节的关系不大。通常这两种形式的发汗并不是截然分开的，而是常常同时出现。

四、体温的调节

人体体温的相对恒定，有赖于自主性和行为性两种体温调节的活动，使产热和散热达到平衡。自主性体温调节是在下丘脑体温调节中枢的控制下，通过增减皮肤血流量、发汗或寒战等生理反应，调节产热和散热，使体温保持相对恒定。行为性体温调节是指通过一定的意识行为来保持体温的相对恒定。例如，人可增减衣着、改变姿势从而保温或降温。在恒温动物，是以自主性体温调节为基础，行为性体温调节为补充。下面主要讨论自主性体温调节。

自主性体温调节使体温维持相对恒定是依靠负反馈控制系统实现的。下丘脑的体温调节中枢是控制部分，其传出信息控制产热器官（内脏和骨骼肌等）和散热装置（皮肤血管和汗腺等）的活动，从而使体温维持在相对恒定的水平。然而，体温总会受到内、外环境因素的干扰，这些干扰通过温度感受装置，将干扰信息反馈至体温调节中枢。经过中枢分析整合，再调整受控部分的活动，建立起新的体热平衡，使体温保持相对恒定（图14-2）。

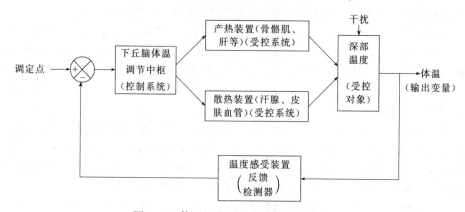

图 14-2　体温调节系统自动控制示意图

1. 温度感受器

（1）外周温度感受器　是指分布在皮肤、黏膜和内脏中对温度变化敏感的游离神经末梢，分为热感受器和冷感受器两种。当局部温度升高时，热感受器兴奋；反之，冷感受器兴奋。

（2）中枢温度感受器　是指位于下丘脑、脑干网状结构和脊髓中对温度变化敏感的神经元。分为两种类型：热敏神经元在局部组织温度升高时发放冲动的频率增加；冷敏神经元则在局部组织温度降低时发放冲动的频率增加。实验表明，前者主要存在于视前区-下丘脑前部（PO/AH），后者主要存在于脑干网状结构和下丘脑的弓状核。

2. 体温调节中枢

参与调节体温的神经元，广泛地存在于从脊髓到大脑皮层的整个中枢神经系统，但对多种恒温动物脑分段横断实验发现，只要保持下丘脑及其以下的神经结构完整，动物的体温便可以维持相对恒定，因此认为体温调节的基本中枢在下丘脑。研究表明，PO/AH在体温调节中枢整合机构中处于核心部位。

3. 体温调节原理

正常体温为何能维持在37℃左右？目前多用"调定点学说"加以解释。该学说认为，体温的调节类似于恒温器的调节。PO/AH的温度敏感神经元设定了一个规定的温度值（37℃），即体温调定点，体温调节中枢依此调节体温。当体温与调定点的水平一致时，机体的产热与散热取得平衡；当体温高于37℃时，热敏神经元兴奋，加强散热活动，降低产热活动，使散热大于产热，将升高的体温回降至37℃；当体温低于37℃时，冷敏神经元兴奋，加强产热活动，降低散热活动，使降低的体温回升至37℃。

根据调定点学说，由病原体引起的发热，是由于致热原使PO/AH热敏神经元兴奋性降低，而冷敏神经元兴奋性升高，从而使调定点上移所致。如上移到39℃，发热初期实际体温（37℃）低于此时的调定点水平，因此发热前先出现皮肤血管收缩、寒战等反应，结果体温升高至上移的调定点水平并维持。只要致热因素不消除，产热与散热过程就继续在此新的体温水平上保持平衡。可见，发热是由于体温调节中枢调定点上移，体温调节活动的结果。

小贴士　　　　　　　　　　　**中暑**

中暑是指在高温或炎炎烈日下，引起机体的散热能力不足或体温调节中枢功能障碍，致使热量过度蓄积所致的以高热、无汗及中枢神经系统症状为主的综合征。主要表现为体温升高（重者40℃以上）、无汗、头痛、头晕、脉搏细弱、血压下降，甚至意识丧失等症状。通常体弱多病、过度疲劳、睡眠不足、饥饿或患有心、肾和肝等内脏疾病是发病的诱因。故预防中暑的方法主要有躲避烈日、遮光防护、补充水分、常备防暑药、睡眠充足、增强营养和适时体检等。

本章小结　　　本章主要介绍了人体的体温及体温调节原理等知识，主要掌握影响能量代谢的因素。

（一）整体水平影响能量代谢的因素

1. 肌肉活动是对机体能量代谢影响最大的因素

肌肉活动对于能量代谢的影响十分显著，机体耗氧量的增加与肌肉活动的强度成正比，机体持续进行体育运动或劳动时的耗氧量可达安静时的 10～20 倍，机体的产热量也随之增高。

2. 精神活动

与肌肉组织相比，脑组织的血流量大，代谢水平高，在安静状态下，每 100g 脑组织的耗氧量约为肌肉组织安静时耗氧量的 20 倍，但在不同精神活动状态下脑组织的能量代谢率却变化不大。

当人处于精神紧张状态时，如烦恼、恐惧或情绪激动时，能量代谢率可显著增高。

3. 食物特殊动力作用

食物刺激机体产生额外热量消耗叫作食物的特殊动力效应。其中蛋白质可达 30％，糖 6％，脂肪 4％，混合食物 10％。

4. 环境温度

当人处于安静状态下，环境温度在 20～30℃时，裸体或只穿薄衣，其能量代谢较为稳定，这主要是由于此时骨骼肌保持在比较松弛的状态。当环境温度低于 20℃时，代谢率便开始增加；在 1℃以下时，则显著增加。

（二）调控能量代谢的神经、体液因素

1. 下丘脑

下丘脑对摄食行为的调控，会使能量的摄入量和消耗量之间达到平衡。

2. 激素

食物在体内的消化、吸收及代谢受多种激素的调节，其中甲状腺激素对能量代谢的影响最为显著，可提高绝大多数组织的耗氧量和产热量。

重要知识点学习指导 14

目标测试 14

参考答案 14

思政高地

培养自主思考、分析问题和解决问题能力

一位小儿儿科医生在自己女儿发烧 39℃的情况下，经过自己密切观察和多年经验，选择对女儿进行在家休息治疗而被自己家人反对，最后这位医生通过自己的解释以及内科医生和化验报告的保证，使家人接受自己的治疗方法，最后孩子体温恢复正常。这个故事告诉我们医学生在真正面对疾病的时候应该认真思考，对患者要进行最准确的治疗，不可为一时的表面效果而盲目开药，虽然最后病是治好了，但并不是以对患者最好的方式。同时这位医生与家人沟通的过程也值得我们学习。

该案例旨在培养学生高尚的医德，为患者负责的态度，及自主思考，能根据实际情况具体分析和处理问题的能力，以及面对患者耐心的态度和能安抚并帮助患者家属的能力。

思维导图 15

第十五章　人体胚胎概要

胚胎概论（视频）

学习目标

1. 了解精子的获能，掌握受精的过程、条件及意义。

2. 掌握胚泡形成的过程及胚泡植入的时间、植入的部位及植入的过程与条件。

3. 了解三胚层的形成和分化。

4. 掌握蜕膜、胎膜及胎盘的结构与功能。

5. 了解胎儿血液循环特点。

6. 了解双胎、多胎和连体双胎。

人的胚胎在母体子宫内发育历经 266 天（38 周），一般分为三个时期。①胚卵期：从受精到第 2 周末；②胚胎期：从第 3 周至第 8 周末；③胎儿期：从第 9 周至出生。胚胎发育早期（前两期），生长非常迅速，受精卵从单个细胞经过复杂的增殖分化，发育成为具有各器官、系统及外形的胎儿雏形；胚胎发育后期（后 1 期），胎儿逐渐长大，各器官、系统继续发育，多数器官出现不同程度的功能活动。

第一节　生殖细胞的成熟

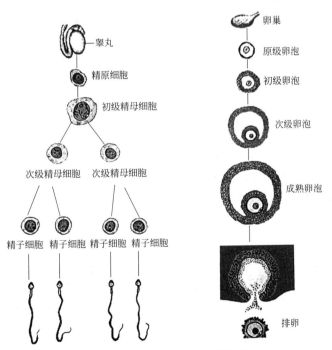

图 15-1　精子和卵子发生过程示意图

一、精子的成熟

精子的成熟一般要经过分裂、生长、成熟和变形等四个阶段。从精原细胞到精子的形成大约需要 65 天（±5 天），然后在附睾内停留 8～17 天，并经历一系列成熟变化，才能获得运动能力。

每个精原细胞经过两次成熟分裂形成 4 个精子，它们都只有 23 条染色体，其中 2 个精子的染色体是 22＋X，另外 2 个精子的染色体是 22＋Y（图 15-1）。精子通过子宫和输卵管时，该糖蛋白被去除，从而使精子获得使卵子受精的能力，此现象称获能。但受精能力只能维持24 h。

二、卵子的成熟

从卵巢排出的卵子处于第二次减数分裂的中期，进入并停留在输卵管壶腹部。每个卵原细胞经过两次减数分裂形成 1 个卵子，卵子的染色体是 22＋X（图 15-1）。卵细胞第二次分裂要在受精时才能完成，如果卵不受精，则第二次减数分裂不能完成，并于排卵后 12～24h 后退化。

第二节　受精与卵裂

一、受精

受精指精子和卵子结合形成受精卵的过程。受精后的卵细胞，形成受精卵。受精一般发生在输卵管壶腹部。

1. 受精的条件

（1）生殖细胞的成熟　精子必须在附睾内发育成熟并在女性生殖管道内获得受精的能力；卵子在排卵前必须处于第二次分裂中期。

（2）男、女性生殖管道必须通畅　应用避孕套、子宫帽、输卵管粘堵或输精管结扎等措施，可以阻止精子与卵子相遇，达到避孕的目的。

（3）精子数量和质量　正常成年男性每次射精 2～6ml，每毫升含精子 2000 万～2 亿个。如果精液少于 1ml 或精子密度小于 500 万个/ml，可能造成不育。另外，当精液中畸形精子超出精子总数的 30％，运动能力异常或不能运动的精子超过 30％，均可造成不育。

（4）精子和卵子相遇的时间　精子在女性生殖管道内的受精能力大约可维持一天，卵子在输卵管内存活 12～24h，因此精子进入女性生殖管道 20h 以内和排卵 12h 之内才能完成受精。

2. 受精的意义

① 受精标志着新的生命开始，受精卵经过生长发育，逐渐形成一个新个体。

② 受精卵具有双亲的遗传物质，染色体一半来自父方，一半来自母方，而且恢复为 23 对。

③ 受精决定新个体的性别，带有 Y 染色体的精子与卵子结合，发育为男性；带有 X 染色体的精子与卵子结合，发育为女性。

二、卵裂

受精卵一旦形成，便开始一边向子宫腔方向移动，一边进行细胞分裂。受精卵进行细胞分裂的过程称卵裂。卵裂产生的子细胞称卵裂球。在受精第 3 天，受精卵分裂成 12～16 个细胞，外观如桑葚，称桑葚胚（图 15-2）。进入子宫腔的桑葚胚继续分裂，细胞数量逐渐增多，细胞间出现若干个小的腔隙并逐渐汇合成一个大腔，腔内含液体，在受精后第 7 天，形成胚泡（如图 15-3）。胚泡由胚泡腔、滋养层、内细胞群三部分组成，与内细胞群相邻的滋养层又称极端滋养层。

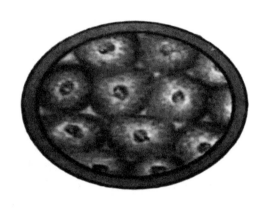

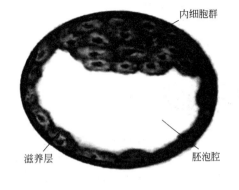

图 15-2　桑葚胚

图 15-3　胚泡的形态

第三节　植入与蜕膜

一、植入

胚泡埋入子宫内膜的过程，称植入，又称着床。

1. 植入的时间

植入一般于受精后 6～7 天开始，于第 11～12 天完成。

2. 植入的部位

胚泡通常植入在子宫底或子宫体上部。若植入位于近子宫颈处，在此形成的胎盘称前置胎盘，分娩时，胎盘易堵塞产道，导致胎儿娩出困难；若植入在子宫外面的部位，称宫外孕。

3. 植入的过程

植入时，胚泡的极端滋养层首先与子宫内膜接触，分泌蛋白水解酶并将子宫内膜溶解形成一个缺口，胚泡由此陷入子宫内膜，随着胚泡的陷入，缺口周围的上皮细胞增生并逐渐将缺口修复，至此胚泡完全植入子宫内膜（图 15-4）。

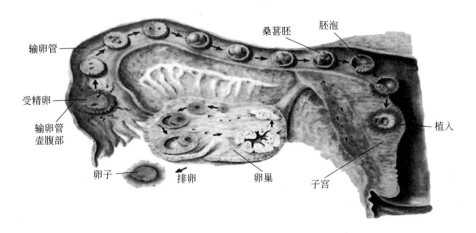

图 15-4　排卵、受精、卵裂和植入的过程

4. 植入的条件

① 子宫内膜必须处于分泌期；

② 胚泡必须按时进入子宫腔；

③ 透明带必须按时消失。

> **知识链接　宫外孕**
>
> 受精卵在子宫腔外着床发育的异常妊娠过程称"宫外孕"。以输卵管妊娠最常见。病因常为输卵管管腔或周围的炎症，引起管腔通畅不佳，阻碍孕卵正常运行，使之在输卵管内停留、着床、发育，导致输卵管妊娠流产或破裂。在流产或破裂前往往无明显症状，也可有停经、腹痛、少量阴道出血。破裂后表现为急性剧烈腹痛，反复发作，阴道出血，以至休克。检查常有腹腔内出血体征，子宫旁有包块，超声检查可助诊。治疗以手术为主，纠正休克的同时开腹探查，切除病侧输卵管。若为保留生育功能，也可切开输卵管取出孕卵。

二、蜕膜

胚泡植入后的子宫内膜功能层称蜕膜，胎儿分娩时脱落。根据蜕膜与胚胎的关系，将其分成三部分，位于胚的深面的部分称基蜕膜；覆盖在胚胎表面的部分称包蜕膜；其余部分的蜕膜称壁蜕膜（见图 15-5）。包蜕膜与壁蜕膜之间为子宫腔，随着胚胎的逐渐生长发育，包蜕膜与壁蜕膜之间的子宫腔逐渐变窄，最后直至消失。

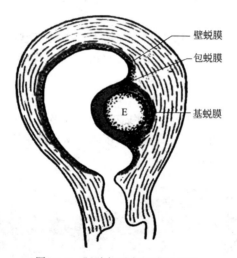

壁蜕膜

包蜕膜

基蜕膜

图 15-5　胚胎与子宫蜕膜的关系

第四节　三胚层的形成和分化

一、三胚层的形成

在第二周胚泡植入过程中，内细胞群的细胞增殖分化成两层，上方的一层柱状细胞，称外胚层；下方一层立方细胞，称内胚层。内、外胚层紧密相贴形成圆盘状的胚盘。胚盘是胎儿发生的原基。在内、外胚层形成的同时，外胚层与滋养层之间出现一个羊膜上皮围成的腔隙，称羊膜腔，内含羊水。羊膜包绕羊膜腔形成的囊，称羊膜囊。在内胚层的腹侧出现一个囊，称卵黄囊。胚胎发育至第3周，胚盘的外胚层细胞迅速增生，在中间形成一条增厚区，称原条。原条细胞继续分裂增殖，并在内、外胚层之间形成一个夹层，称中胚层。因此胚盘也由原来的两个胚层变成三个胚层（图 15-6）。

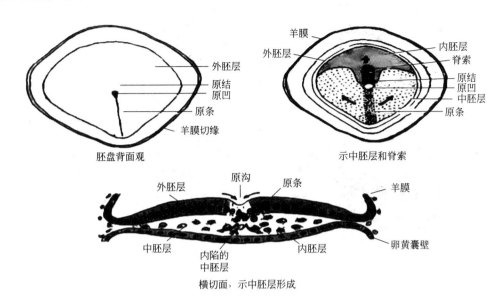

图 15-6　胚盘横截面（示三胚层）

二、三胚层的分化

在第 4~8 周，三个胚层的细胞不断增殖和分化，形成了人体各种细胞、组织和器官的原基。

1. 外胚层的分化

随着细胞增殖，外胚层逐渐增厚呈板状，称神经板。神经板中央沿长轴下陷，形成神经沟，神经沟两侧边缘的隆起，称神经褶。两侧神经褶逐渐靠拢使神经沟完全封闭，形成神经管。神经管是中枢神经系统的原基，将分化为脑和脊髓以及松果体、神经垂体和视网膜。表面的外胚层将分化为皮肤的表皮及其附属器，以及牙釉质、角膜上皮、晶状体、内耳迷路、腺垂体、口腔和鼻腔与肛门的上皮等。

2. 中胚层的分化

中胚层的细胞通常先形成间充质，然后分化为结缔组织、肌肉组织和血管等。

3. 内胚层的分化

内胚层被包围埋入胚体内形成原肠，将分化为消化道、消化腺、呼吸道和肺的上皮以及中耳、甲状腺、甲状旁腺、胸腺、膀胱等器官的上皮。

第五节　胎膜与胎盘

一、胎膜

胎膜是胎儿发育过程中的附属结构。胎儿出生时即与胎膜脱离。胎膜主要包括绒毛膜、羊膜、卵黄囊、尿囊和脐带等（图 15-7），对胚胎起保护和与母体进行物质交换的作用。本节着重介绍绒毛膜、羊膜、脐带。

1. 绒毛膜

绒毛膜是由滋养层和胚外中胚层的壁层构成的膜。随着胚胎发育，丛密绒毛膜与基蜕膜共同构成了胎盘，而平滑绒毛膜则和包蜕膜一起逐渐与壁蜕膜融合。绒毛的发育使其与子宫蜕膜

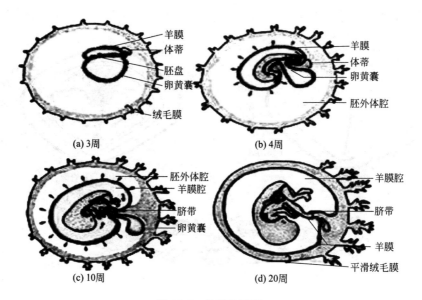

图 15-7　胎膜的演变

的接触面增大，有利于胚胎与母体间的物质交换。胚胎发育至第二周末或第三周初，胚胎中胚层逐渐伸入绒毛干内，改称次级绒毛干。约在第三周末，绒毛内的间充质分化为结缔组织和毛细血管，形成三级绒毛干。至此，滋养层和胚外中胚层已发育成为完善的绒毛膜。绒毛干进而发出许多分支，形成许多小绒毛。同时，绒毛干末端的滋养层细胞增殖并穿出绒毛干末端伸抵蜕膜组织，将绒毛干固定于蜕膜上。这些穿出的滋养层细胞还延蜕膜扩展，形成细胞滋养层壳，使绒毛膜与子宫内膜牢固连接。孕四周时，细胞滋养层壳与子宫蜕膜之间出现一层纤维蛋白物质沉淀称尼塔布赫层（Nitabuch layer），绒毛干之间的间隙，称绒毛间隙，其内充满从子宫螺旋动脉来的母体血，胚胎借绒毛吸取母体血中的营养物质并排出代谢废物。绒毛膜还有内分泌功能和屏障作用。孕 12 周时，绒毛间隙底部及固定绒毛周围的纤维蛋白样物质称罗尔纹。

2. 羊膜

羊膜为半透明的薄膜，分泌羊水。羊水充满羊膜腔，胚胎浸泡在羊水中生长发育。羊水在妊娠早期是无色透明的，妊娠中期以后，胎儿开始吞咽羊水。其消化、泌尿系统的排泄物及脱落的上皮细胞也进入羊水，羊水变得浑浊。随着胎儿长大，羊水也逐渐增多。足月分娩时约 1000ml。羊水过多（1500ml 以上）会影响胎儿正常发育，羊水过少（500ml 以下）易发生羊膜与肢体粘连。

羊水的主要功能是：①保护胎儿，免受外力的挤压与震荡；②防止胎儿肢体与羊膜发生粘连；③分娩时扩张子宫颈和冲洗产道。

3. 脐带

脐带是连于胎儿脐部和胎盘之间的条索状结构，由羊膜包绕尿囊、卵黄囊等结构构成，长约 55cm。内含两条脐动脉和一条脐静脉。脐带是胎儿和胎盘间物质交换的通道。

二、胎盘

（一）胎盘的形态结构

胎盘是胎儿的丛密绒毛膜和母体的基蜕膜共同组成的圆盘状结构（图 15-8）。足月胎儿的胎盘重约 500g，直径 15～20cm，中央厚，边缘薄。胎盘的胎儿面光滑，中央与脐带相连；胎盘的母体面粗糙，可见 15～20 个稍微隆起的胎盘小叶。胎盘小叶之间有基蜕膜形成的胎盘隔，胎盘隔之间的腔隙称绒毛间隙，其内充满母体血液，绒毛浸泡在血液之中，绒毛内毛细血管中胎儿血与母体血互不相混但可进行物质交换。

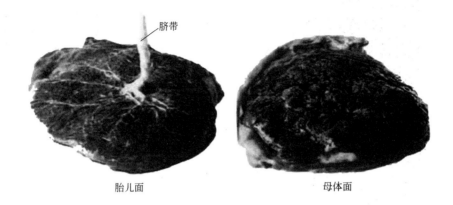

胎儿面　　　　　　　　　　　母体面

图 15-8　胚盘整体观

胎儿血与母体血在胎盘内进行物质交换所经过的结构，称胎盘屏障。胎盘屏障由合体滋养层、细胞滋养层和基膜、绒毛膜结缔组织、毛细血管基膜和内皮细胞等构成（图 15-9）。

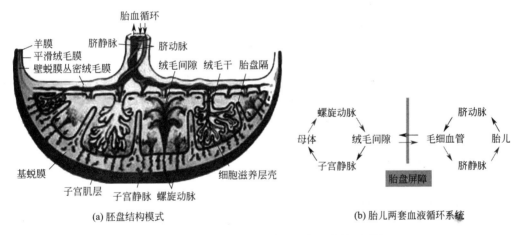

(a) 胚盘结构模式　　　　　　　　(b) 胎儿两套血液循环系统

图 15-9　胚盘结构模式和胎儿两套血液循环系统

（二）胎盘的功能

1. 物质交换

胎儿通过胎盘屏障从母体血液中获得营养物质和氧气，同时将自身产生的代谢产物和二氧化碳排到母体血液中。

2. 防御屏障

胎盘屏障具有选择通透性，胎盘屏障能阻止母体血液中的大分子物质进入胎儿体内，对胎儿具有保护作用，但对大多数药物、激素、部分病毒（如麻疹、风疹、艾滋病病毒等）和螺旋体等无屏障作用，孕妇用药需谨慎。

3. 内分泌功能

胎盘主要能分泌绒毛膜促性腺激素、雌激素和孕激素、绒毛膜促乳腺生长素等，对胎儿的生长发育起重要作用。

知识链接　葡萄胎

葡萄胎是指妊娠后胎盘绒毛滋养细胞增生，间质高度水肿，形成大小不一的水泡，水泡间相连成串，形如葡萄，亦称水泡状胎块（HM）。葡萄胎分为两类：①完全性葡萄胎，胎盘绒毛全部受累，整个宫腔充满水泡，弥漫性滋养细胞增生。无胎儿及胚胎组织可见。②部分性葡萄胎，部分胎盘绒毛肿胀变性，局部滋养细胞增生，胚胎及胎儿组织可见，但胎儿多死亡，有时可见较孕龄小的活胎或畸胎，极少有足月婴诞生。

第六节　胎儿血液循环特点

一、胎儿心血管系统结构特点

1. 卵圆孔和动脉导管

卵圆孔位于房间隔的中下部，血液可经卵圆孔从右心房流入左心房。动脉导管连于肺动脉干和主动脉弓之间，血液可从肺动脉干流入主动脉弓。

2. 脐动脉和脐静脉

脐动脉有两条，起于髂总动脉，经胎儿脐部和脐带进入胎盘；脐静脉为一条从胎盘经脐带进入胎儿体内的血管，入肝后续为静脉导管，经肝静脉注入下腔静脉回到右心房。

3. 胎儿血液循环途径

胎儿的血液在胎盘内与母体血液进行交换后，经脐静脉进入静脉导管，然后汇入下腔静脉，流入右心房。右心房的血液大部分经卵圆孔流入左心房，经左心室流入主动脉。主动脉中的大部分血液经主动脉弓的分支流入头部和上肢，少量经降主动脉流入胎儿其他部位。上腔静脉的血液流入右心房和来自下腔静脉的少量血液一起流入右心室，再流入肺动脉。因胎儿没有呼吸功能，肺动脉的血液大部分经动脉导管流入降主动脉。降主动脉中的血液一部分供应躯干和肢体，另一部分经脐动脉流入胎盘，再与母体血液进行物质交换。

二、胎儿出生后心血管系统的变化

① 卵圆孔闭锁成为卵圆窝。
② 脐静脉闭锁（腹腔内部分），形成肝圆韧带。
③ 脐动脉大部分闭锁形成脐外侧韧带，仅有近侧段通畅成为膀胱上动脉。
④ 肝内的静脉导管闭锁成为静脉韧带。
⑤ 动脉导管闭锁成为动脉韧带。

第七节　双胎、多胎和连体双胎

一、双胎

一次分娩出生两个新生儿的现象，称双胎或孪胎。双胎发生率约占新生儿的1%。见图15-10。

1. 双卵双胎

双胎来自两个受精卵，他们有各自的胎膜和胎盘，性别可相同也可不同，相貌和生理特征如同一般兄弟姐妹，仅是同龄而已。

2. 单卵双胎

双胎来自一个受精卵，性别、体态和生理特征等相同。单卵双胎形成的原因主要有以下几种情况。①受精卵分裂产生两个卵裂球，各自发育成一个胎儿；②一个胚泡内出现两个内细胞群，各自形成一个胎儿；③一个胚盘形成两个原条，各自形成一个胎儿。

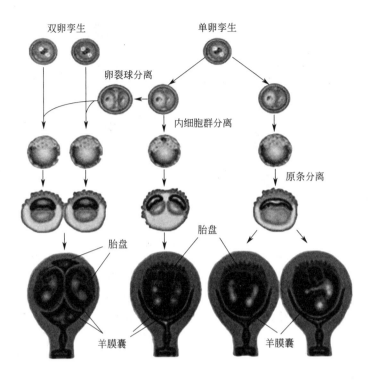

图 15-10 双胎形成机制

二、多胎

一次分娩生出两个以上新生儿的现象，称多胎。有单卵多胎、多卵多胎和混合性多胎三种类型。多胎的发生与种族、年龄及遗传等因素有关。见图 15-11。

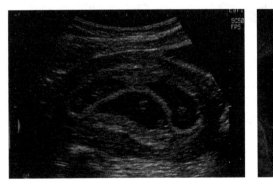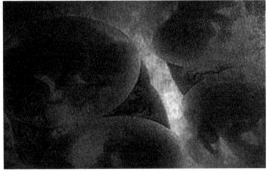

图 15-11 多胎

三、连体双胎

连体双胎指出生时有两个（或多个）胎儿未分开，一般只发生在同卵双胞胎的受精卵上，医学界认为受精卵在第 12～14 天造成不完全分裂，会形成连体婴儿，发生概率大约是 20 万分之一。常见有头连胎、胸腹连胎、臀连胎等（见图 15-12）。

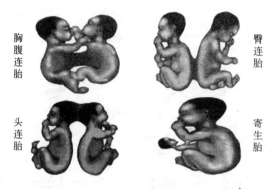

胸腹连胎　臀连胎　头连胎　寄生胎

图 15-12　连胎种类

本章小结

人体胚胎学是研究人体从受精卵发育成为新生个体的科学，包括生殖细胞的形成、受精、卵裂、植入与蜕膜、胚胎发育、胚胎与母体的关系等。本章还简述了多胎和连胎，以及胚胎发育的某些机制。

重要知识点学习指导 15

目标测试 15

参考答案 15

思政高地　感恩母亲

通过本章的教学，学习到胚胎发育过程等知识时，将思政元素专题嵌入式融入，世界上任何一个母亲都知道自己小孩的诞生日就是母亲自己的痛苦之日，每个母亲不畏十月怀胎的艰辛以及分娩的阵痛，勇敢地自信地迎接新的生命的诞生，这是母亲的无比伟大之处，我们每个人都要感恩母亲、热爱母亲。同时祖国就是我们的母亲，所以我们也要将爱国热情化成强大的学习动力，学好本领，成为祖国医药行业的能工巧匠。

参考文献

[1] 陈辉芳,易建华.高职药学专业"人体解剖生理学"课程教学中应用多种教学方法研究 [J].航空军医,2017,45(1):42-43.

[2] 陈辉芳,易建华.高职医药类专业"医学心理学"课程教学改革探讨 [J].航空军医,2017,45(20):235-236.

[3] 陈辉芳,杨凤琼,姚莉.应用微生物与免疫学教程 [M].北京:科学出版社,2019.

[4] 陈辉芳.应用微生物与免疫学实验实训教程 [M].北京:科学出版社,2018.

[5] 陈辉芳."医药微生物与免疫学"课程工学结合教改研究 [J].海峡药学,2011,23(010):160-161.

[6] 郭少三.人体解剖生理学 [M].北京:人民卫生出版社,2009.

[7] 岳利民.人体解剖生理学 [M].北京:人民卫生出版社,2007.

[8] 楚德昌.人体解剖生理学实验 [M].北京:化学工业出版社,2010.

[9] 艾洪滨.人体解剖生理学实验教程 [M].北京:科学出版社,2009.

[10] 陈辉芳.医药专业"应用微生物与免疫学"课程教学改革探究 [J].航空军医,2018(44):3-5.

[11] 陈丹丹,丘继哲,陈辉芳.人体解剖生理学实训指导及习题集 [M].上海:同济大学出版社,2019.

[12] 陈辉芳."生物制药工艺学"课程教改研究 [J].中国误诊学杂志,2018,18(5):379-381.

[13] 刘求梅,陈辉芳.人体解剖生理学 [M].北京:科学技术文献出版社,2016.

[14] 谭美芸,陈辉芳.人体解剖生理学 [M].北京:科学技术文献出版社,2015.

[15] 阮仲航,陈辉芳.基于技能培养的高职医药类专业药剂学教改研究 [J].医药卫生,2019,6:149-150.

[16] 徐峰.人体解剖生理学实验 [M].北京:中国医药科技出版社,2008.

[17] 王小红.机能实验教程 [M].西安:第四军医大学出版社,2007.

[18] 胡还忠.医学机能学实验教材 [M].北京:科学出版社,2005.

[19] 陆源.生理科学实验教程 [M].杭州:浙江大学出版社,2004.

[20] 傅建华.人体解剖生理学实验 [M].北京:中国医药科技出版社,1999.

[21] 徐叔云,卞如濂,陈修.药理学实验方法学 [M].北京:人民卫生出版社,2002.

[22] 杨宝峰.药理学 [M].北京:人民卫生出版社,2010.

[23] 鹿怀兴.药理学 [M].2版.北京:科学出版社,2008.

[24] 黄丹丹,曹华.人体解剖生理学实验操作与临床实训综合教程 [M].武汉:华中科技大学出版社,2011.

[25] 高天欣,范翠红.人体解剖生理学实验 [M].北京:北京理工大学出版社,2017.

[26] 窦肇华.人体解剖学和组织胚胎学 [M].北京:人民卫生出版社,2005.

[27] 柏树令.系统解剖学 [M].北京:人民卫生出版社,2001.

[28] 陆源,林国华,杨午鸣.机能学实验教程 [M].2版.北京:科学出版社,2010:129-131.

[29] 张志雄.生理学 [M].上海:科学技术出版社,2010.

[30] 谭美芸,唐省三,郭兵.人体解剖生理学 [M].北京:科学技术文献出版社,2015.

[31] 左明雪.人体解剖生理学 [M].3版.北京:高等教育出版社,2015.

[32] 柏树令,应大君,丁文龙.系统解剖学 [M].8版.北京:人民卫生出版社,2013.

[33] 顾晓松.系统解剖学(案例版) [M].2版.北京:科学出版社,2012.

[34] 王庭槐.生理学 [M].9版.北京:人民卫生出版社,2018.

[35] 岳利民,崔慧先.人体解剖生理学 [M].6版.北京:人民卫生出版社,2011.

[36] 朱大年,王庭槐.生理学 [M].8版.北京:人民卫生出版社,2013.